からだにやさしい
サイバーナイフ治療シリーズ

乳がん・子宮がんに負けないために

手術できない・再発・転移がんをどうするか

渡邊 一夫　堀 智勝［監修］
宮﨑 紳一郎　福島 孝徳［著］

近代セールス社

著者まえがき

日本は、国民皆保険制度と80医科大学、全国9，000余の病院により、あまねく全国民にハイレベルの医療が行き渡る、WHO世界トップレベルの先進医療国家であります。しかも、世界に類をみない低コスト医療で、CT、MRI、PET等の最先端機器検査がいつでも気楽に受けられる脳ドック、がんドック健診、予防医療システムが整っています。

しかるに、年間がん患者は100万人といわれており、年間がん死亡者数は35万人を超えます。そして、毎年のがん死亡者数は1万人ずつ増えております。男性では肺がん、胃がん、大腸がんがトップですが、女性では未だに、乳がん、子宮がんが最も多く発生しています。早期発見でも進行がんでも、乳がん、子宮がん治療の強力な武器は、定位的高精度放射線治療システム、すなわち、サイバーナイフです。

私どもの治療方法の原則は、ずっと〝サイバーナイフを用いた定位放射線治療〟という手法であり続けているのですが、治療の対象になる病状やがんは、いろいろな部位や種類に少しずつ、確実に拡がり続けているのです。サイバーナイフ治療において臨床経験8，000人を超える日本一の宮崎紳一郎先生は、私、福島孝徳の一番弟子の高弟です。宮崎先生による〝サイバーナイフ治療シリーズ〟を是非、国民の皆様全員が読まれることを期待します。

米国デューク大学脳神経外科教授

福島孝徳

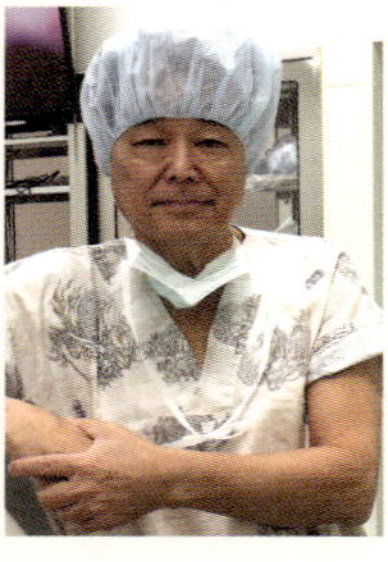

監修者まえがき　～発刊に寄せて

新百合ヶ丘に病院が開設されて5年が経過しました。この病院の大きな目標、特徴の一つが、サイバーナイフを用いた正確な高精度の放射線治療を取り入れて、がんの治療の一翼を担いつつ、新しい治療概念、治療法を提案し、地域医療に少しでも貢献しようとする試みであるといえます。幸い、関連する医療施設や患者さんの方々より、一方ならぬご協力とご支援をいただきつつ、この試みは確実な実績を残しつつ順調に成長してきたのではないかと振り返っているところであります。

今回は、乳がん、子宮がんに主題を絞って、いろいろな病態についてその治療の経験を画像を多く用いて記載いただきました。こういった病態のときには、今まではいったいどうしていたのだろうか、と考えてしまうのは私だけではないように思います。おそらく今までの治療よりもう少し、いや、格段に〝ていねい〟に一つひとつの病変を〝片付ける〟ことを集中して実行する、という表現が当たっているのかもしれません。

著者の福島孝徳教授、宮﨑紳一郎先生、両医師へのご支援を引続き切にお願いするとともに、今後とも引続き、当法人へのご指導・ご鞭撻のほど、重ねてよろしくお願い申し上げたいと思います。

2017年9月

南東北グループ
一般財団法人　脳神経疾患研究所付属　総合南東北病院
理事長　総長　渡邉一夫

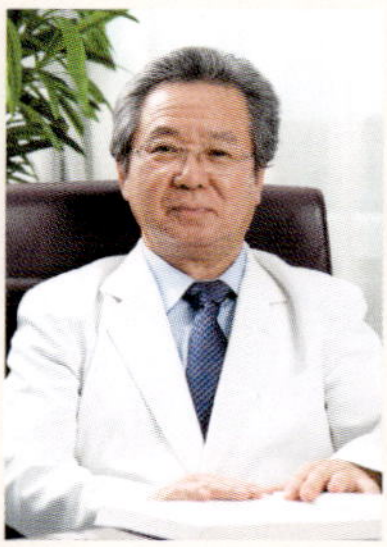

監修者まえがき　～「サイバーナイフ治療シリーズ」刊行に向けて

定位放射線治療の歴史は、1968年にラース・レクセル（故人：当時スウェーデン・カロリンスカ大学教授）らによってガンマナイフが開発されたことに端を発する。γ（ガンマ）線がちょうどその中心に収束するよう設計されており、中心部の組織に高線量が照射され、辺縁における線量勾配が急峻であるという特性を持っている。後述の専用フレームにより極めて高い精度を保持する治療機である。こうした特性から、頭蓋内病変に対し、1回大線量で治療を行って、その名の通りナイフで切り取るかのような治療効果を上げた。

サイバーナイフでは照射中心（アイソセンター）の概念を持たず、6軸の自由度を持つロボットアームの先に取り付けたリニアックを用いあらゆる方向から照射を行い、凹型状など任意の形状に対しても線量集中性が高く、線量均一性の良い照射を実現する。また、サイバーナイフでは、患者が治療中に動いても自動的に追尾して照射するため、固定フレームは不要である。

サイバーナイフは脳神経外科医アドラー（ジョン・アドラー：スタンフォード大学教授）が考案した装置であり、ある程度限局した病変を対象にするが少量分割照射ができ、脳だけでなく全身の病変に対して照射が可能である。一方、ガンマナイフは分割照射を目的とした装置ではなく、あくまでも1回照射で、限局したスポット照射が目的であり、頭部疾患の治療を目的としており、全身の照射は不可能である。

私は東京女子医科大学でガンマナイフを経験し、新百合ケ丘総合病院でサイバーナイフを経験した。ガンマナイフで聴神経腫瘍に対して良好な治療結果（林講師）を目の当たりにして、ガンマナイフの有効性に関して理解してきた。しかし、頭蓋咽頭腫では外科手術で全摘出したと思っても再発することが稀ではなく、再発症例にガンマナイフ治療をしてもさらに再発することを経験した。

頭蓋咽頭腫では腫瘍細胞は浸潤性に増殖しており、画像上全摘したと思っても再発し、ガンマナイフで限局性の治療を行っても照射周辺部位から再発すると考えられる。同病院で、頭蓋咽頭腫に対して宮﨑部長にサイバーナイフ照射をしてもらうと再発がない。

一方、聴神経腫瘍では腫瘍の全摘が手術時あるいはＭＲＩ上確認された場合には再発はない。ガンマナイフ治療を行うのは手術時あるいはＭＲＩで残存腫瘍が確認された場合か、最初から観血的治療を行わず、ガンマナイフで治療を行う場合が多く、腫瘍の大きさに制限はあるものの有効性は高い。

この頭蓋咽頭腫と聴神経腫瘍に対するサイバーナイフとガンマナイフの有効性の違いが、全身のがんあるいは転移性病変に対してのサイバーナイフの有効性につながると思われる。本書では乳がん、子宮がんに対する腫瘍病変あるいは転移性病変に対する有効性が明確に示されており、読者がお気付きのように大学病院からの紹介が非常に多いという事実が読み取れる。

現在、集束超音波装置も新百合ケ丘総合病院で着々と治験が積み重ねられている。同装置と相まってサイバーナイフによる治療も、宮﨑部長によりますます症例数が増加している。脳神経外科の治療内容も現在大きく変革の時を迎えているが、婦人科、耳鼻咽喉科、乳腺外科の治療も変革を遂げつつある。これからの宮﨑部長のこの方面での活躍を祈念しつつ、本書の推薦の言葉としたい。

新百合ケ丘総合病院客員名誉院長
堀　智勝

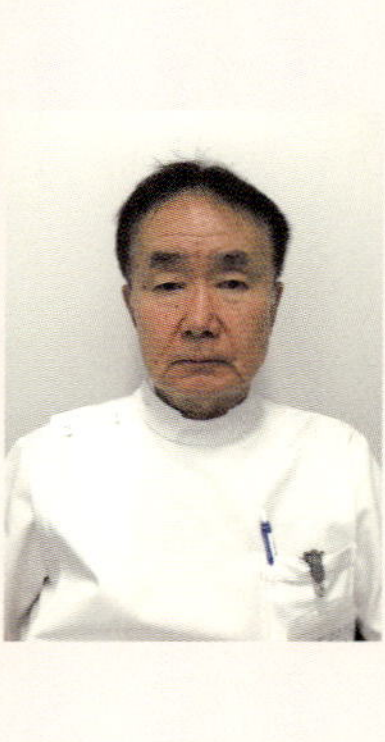

乳がん・子宮がんに
負けないために
～手術できない・再発・転移がんをどうするか

Contents

Contents

6 サイバーナイフ治療事例

第2部　サイバーナイフによる症例

1 乳がんの症例

Contents

2 子宮頸がんの症例

Contents

3 子宮体がんの症例

監修者プロフィール

渡邉一夫（わたなべ かずお）

1971年福島県立医科大学卒業。南東北病院脳神経外科病院院長、財団法人脳神経疾患研究所理事長、同南東北病院院長などを歴任し、現在、南東北グループ、一般財団法人脳神経疾患研究所付属総合南東北病院理事長・総長。

堀　智勝（ほり ともかつ）

1968年東京大学医学部卒業。東京都立駒込病院脳神経外科医長、東京女子医科大学医学部脳神経外科教授を歴任　2012年新百合ケ丘総合病院名誉院長就任。2017年４月より同病院客員名誉院長、東京脳神経センター病院院長。

著者プロフィール

宮﨑紳一郎（みやざき しんいちろう）

1978年順天堂大学医学部卒業。鍵穴手術を確立する時期の福島孝徳先生の三井記念病院で脳腫瘍、神経血管減圧術の治療にあたる。３人いる福島式顕微鏡手術免許皆伝の２人目。12年前より定位放射線治療に専従することを選択。2012年８月より新百合ケ丘総合病院放射線治療科サイバーナイフ診療部部長。

福島孝徳（ふくしま たかのり）

1968年東京大学医学部卒業後、ドイツ・ベルリン自由大学（２年間)、米国メイヨー・クリニック（３年間)。その後、東京大学医学部附属病院脳神経外科助手、三井記念病院脳神経外科部長、南カルフォルニア大学医療センター脳神経外科教授、ペンシルバニア医科大学アルゲニー総合病院脳神経外科教授などを経て、現在はカロライナ頭蓋底手術センター所長、デューク大学脳神経外科教授。頭蓋底の鍵穴手術法を確立した第一人者。

第 1 部

乳がん・子宮がんの基礎知識

1 乳がん・子宮がんとは

1 『乳がん』『子宮がん』はどんな病気？

本書を読んでいる読者の多くは、テーマである「乳がん」もしくは「子宮がん」といった、女性に特有の病気にかかった患者さんか、そのご家族だと推察されます。

なかには、一度完治したと思っていたものの、数年経って再発した、あるいは、転移性のがんを発症しているとお医者さんから告げられた、といった経験のある方かもしれません。

がんという病気は、早期に発見すれば完治するといわれていますが、初期症状がなく、部位によっては発見が遅れ、重篤な危険性が伴う場合もあります。乳がんや子宮がんも例外ではありません。

また、初めてがん治療を受けた方のなかには、手術等の治療を受け、予後が思わしくない方もいるのではないでしょうか。

私どもが勤務する病院には、こうした、がんの転移や再発等により、新たな緩和治療を求めて来院される患者さんが多数います。なかでも最近は、乳がんや子宮がんを原発とする、転移性がんにかかって来られる患者さんが増えてきました。

これまで来られた患者さんの症例をみてみると、さまざまな部位にがんが転移しているケースが散見されます。乳がんから肺や骨転移、脳腫瘍などを発症された方、子宮頸がんから骨盤転移やリンパ節に転移された方などもいます。

年齢的には、40歳代から80歳代までと幅広いですが、初めてがんに罹患した年齢は20～30歳代という方もいることから、若年層でも油断できない病気といえます。

そこで本項では、改めて乳がんや子宮がんとはどのような病気なのか、おさらいをしてみます。

図1 がんの種類

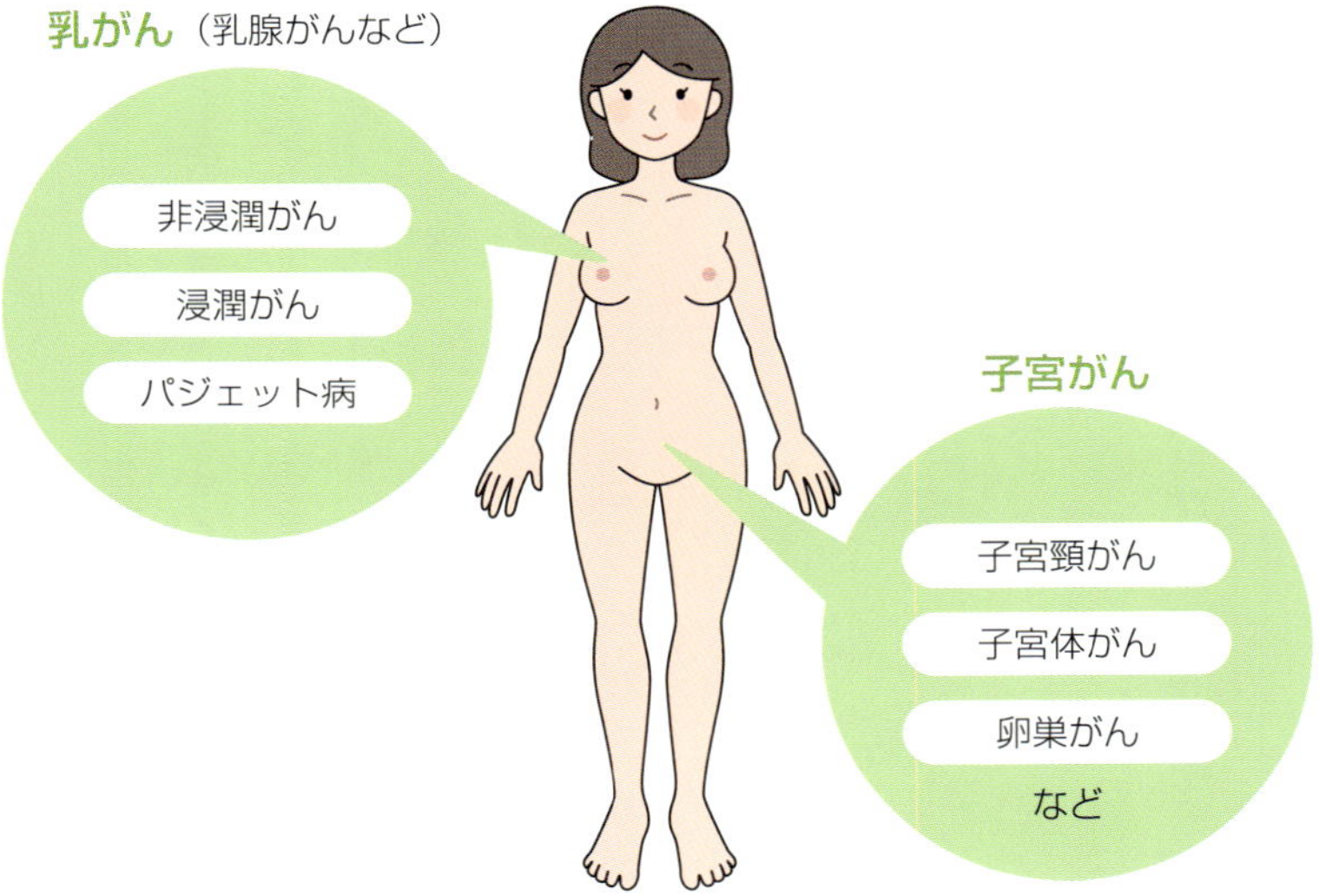

図2 乳腺の構造

乳腺は互いに独立した10〜15の乳管腺葉系から成る

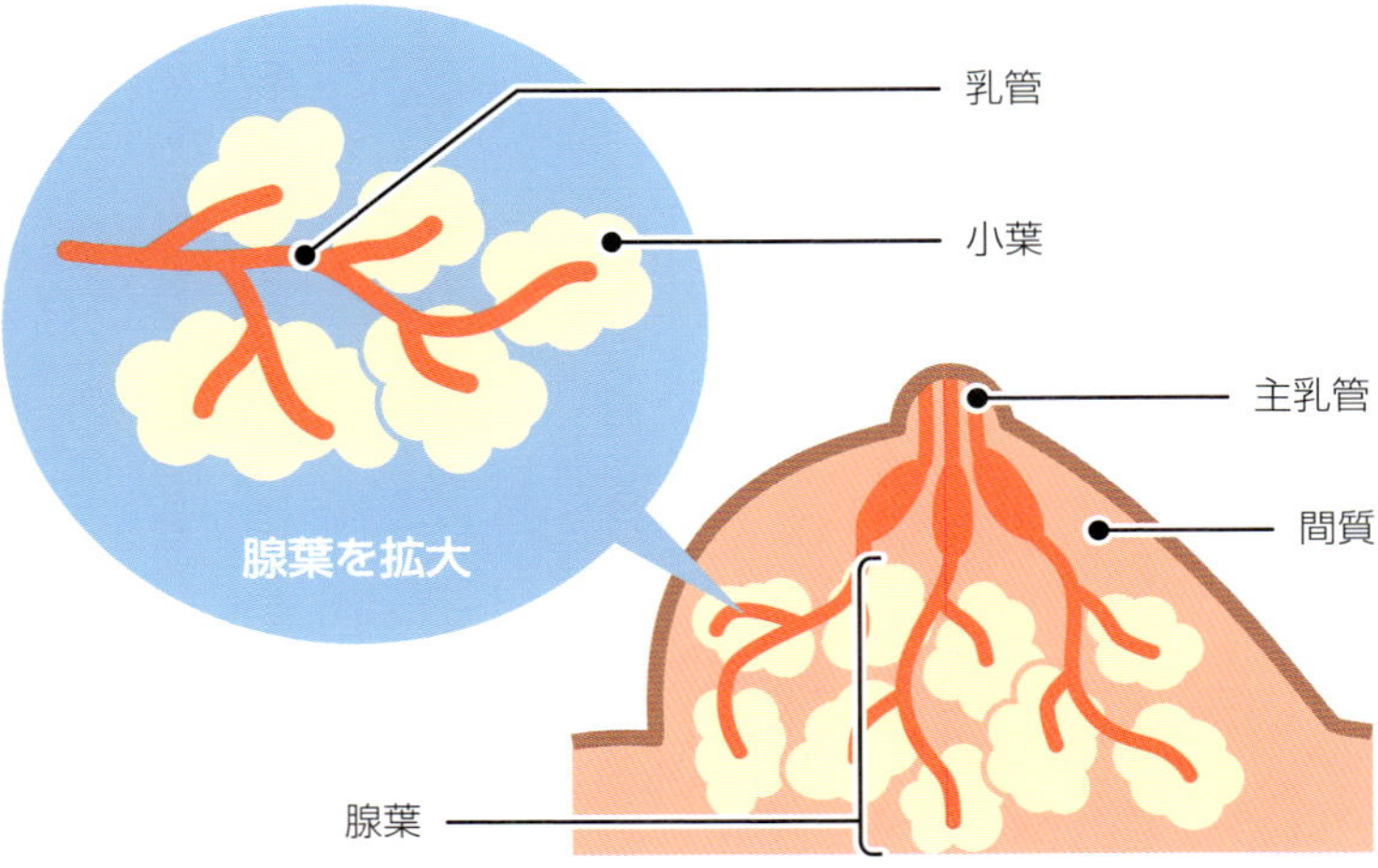

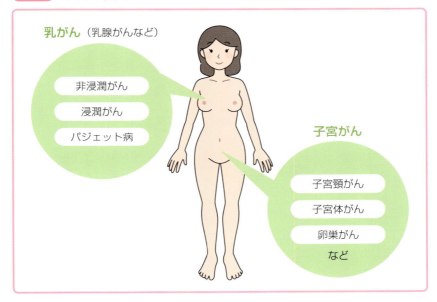

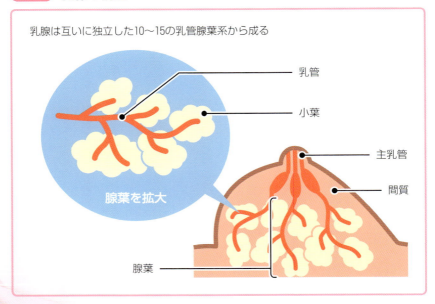

乳がん

乳がんとは、乳房等にできるがんをいいます。乳房（図3）は、乳腺と脂肪で作られており、乳腺（図2）は腺葉と乳管で形成されています。乳がんが発症するのは主に乳液が出る乳管などが多いとされています。

乳がんには、3つの種類があります（図1）。

1つ目は非浸潤がんです。非浸潤とは、がんができた部分以外に広がっていないものをいいます。乳管や乳腺などにできたがんが、そのできた部分だけに留まっている場合には、非浸潤がんと考えられます。このがんは、初期の段階とされていますので、ここでしっかりと治療をしておけば予後の確率も高くなり、良好な経過をたどることができます。

2つ目は浸潤がんです。非浸潤とは違い、乳管などからがん細胞が広がって、間質などにまでがん細胞が広がっている状態のがんをいいます。触診でしこりとして触れられる状態になっているので、もしこの状態ならば浸潤がんといっていいものです（図4）。

浸潤がんの場合、化学（薬物）療法と乳房温存もしくは切除術を行う組み合わせになります。腋窩リンパ節までがんが及んでいると、腋窩リンパ節郭清の手術が必要です。乳房を温存した場合は、放射線治療を行うのが一般的です。

そして3つ目のパジェット病は、乳頭のびらんにできるがんです。乳頭にできたがんで治りにくいと判断されますと、パジェット病を疑う必要があります。

このように乳がんは、触診するか、あるいは検査によって発見されます。触れてしこりがあると何らかの異常があると判断できますが、わからない場合もあります。

読者のなかにも、検診ではわからなかったという方もいるでしょう。それは脂肪のかたまりが大きい場合、腫瘍とみなされないというケースです。検診を受けることは大事ですが、その頻度については定期的に行うべきでしょう。

図3 乳房の構造

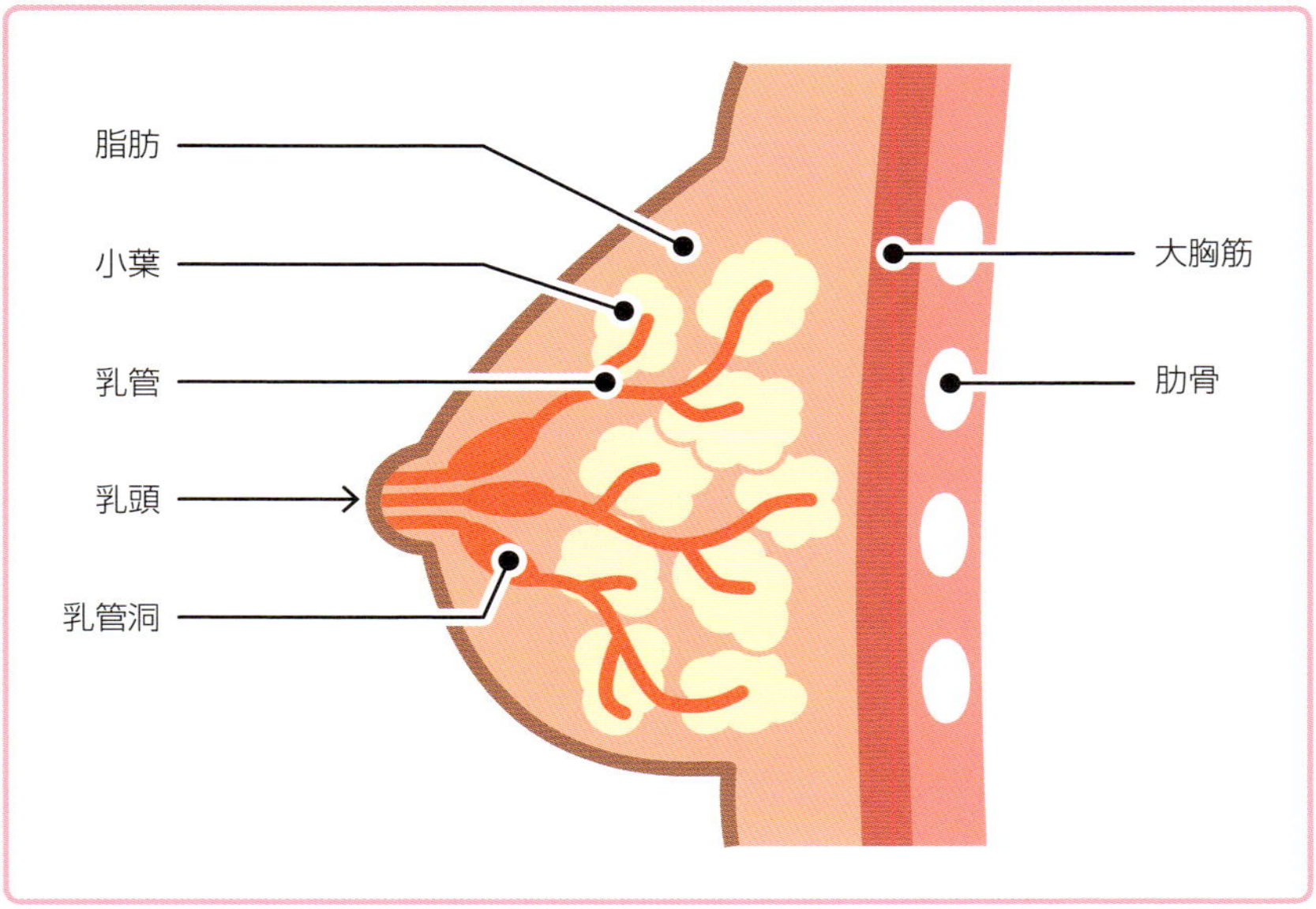

図4 非浸潤ガンと浸潤ガン

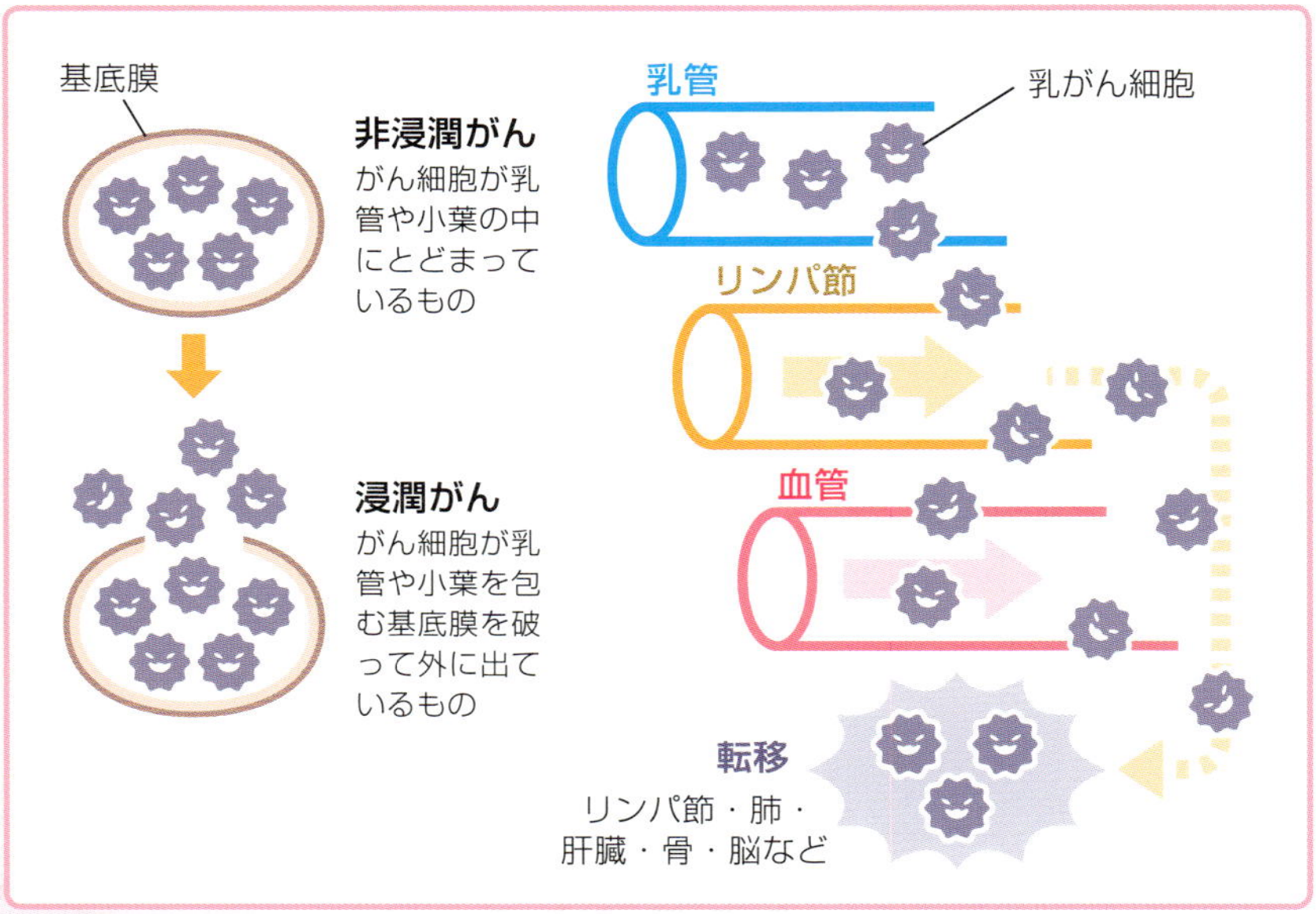

子宮がん

次に、子宮がんについてみていきます。

子宮がんには、がんができる部位によって、子宮頸がん、子宮体がん（子宮内膜がん）、そのほかの子宮がんなどに分類できます。子宮がんに罹患する人は、年間でおよそ25，200人（地域がん登録全国推計値2012年）にのぼります。内訳をみると、子宮頸がんがおよそ10，900人、子宮体がんでおよそ13，600人、これら以外の子宮がんはおよそ700人となっています。

子宮体がんの原因は、卵巣で作られるエストロゲンと呼ばれる女性ホルモンが長く作用することで子宮（図5）に影響を及ぼす場合と、エストロゲンとは無関係で起こる場合とがあります。閉経後はとくに、エストロゲンの増殖を抑えるプロゲステロンというホルモンが減少することから、ホルモンのバランスが崩れて起こりやすいといわれています。

子宮頸がんにかかる原因は、ほぼヒトパピローマウイルス（HPV）に感染していることが原因とされています。これは、性交渉によって感染する場合が多く、感染しても外に排除される場合と、排除されないで体内に残る場合とがあります。排除されずに蓄積することで、ウイルスによりがん化すると考えられています。

初期症状はとくにありません。子宮体がんの場合、不正出血が起こることがありますが、子宮頸がんは進行しないとわからないのです。

子宮頸がんはその多くが扁平上皮がんといわれています。上皮とは、体面や内臓を覆っている組織で、その部分にできたがんを扁平上皮がんといいます。このがんは主に皮膚、肺、食道、子宮頸部などにみられます（図6）。

現在、検診は2年に1回、20歳以上の女性を対象に実施していますが、検診率は20歳代では22％と、まだまだ高い数値とはいえません。

図5 子宮の構造

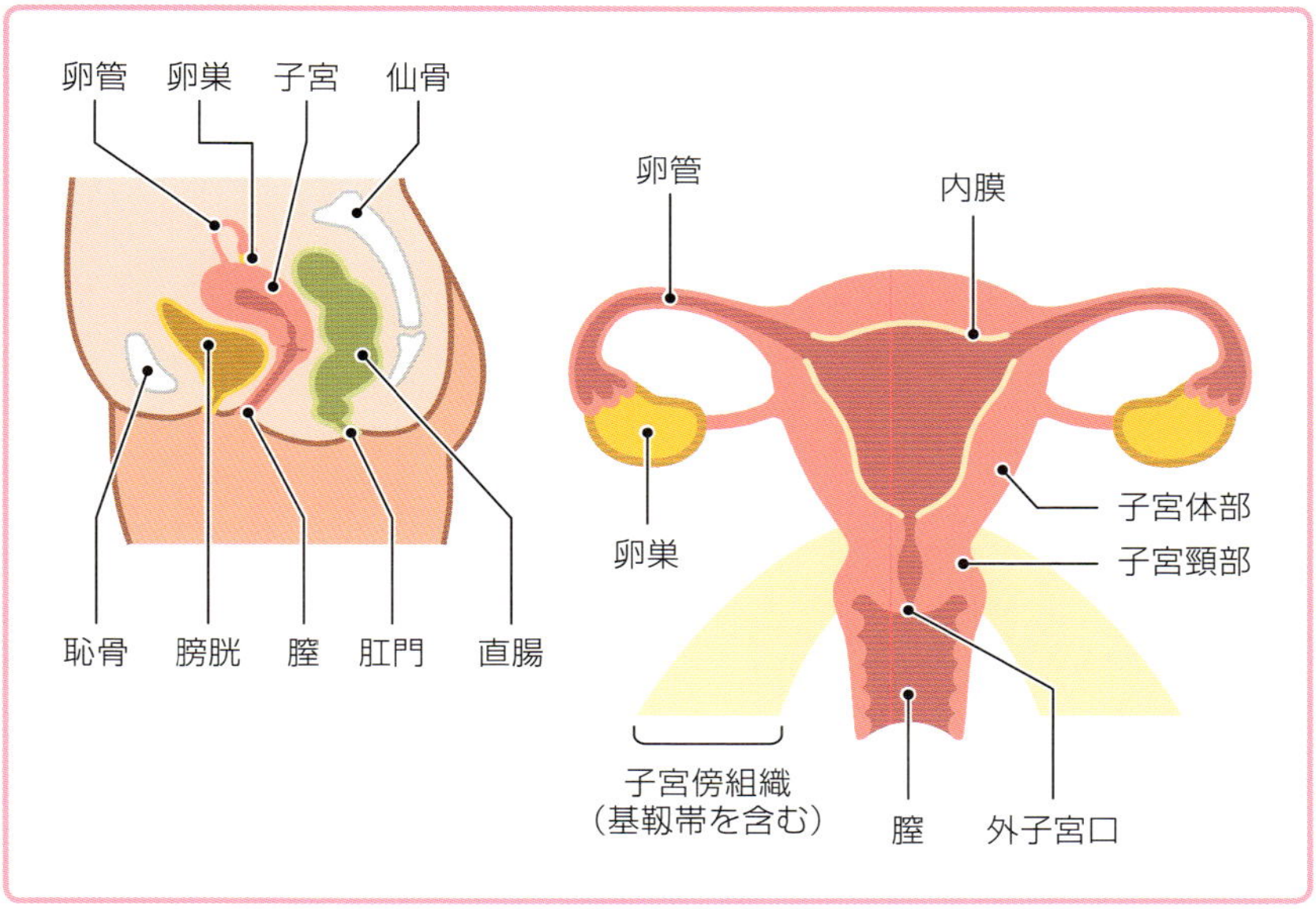

図6 上皮内新生物と扁平上皮がん

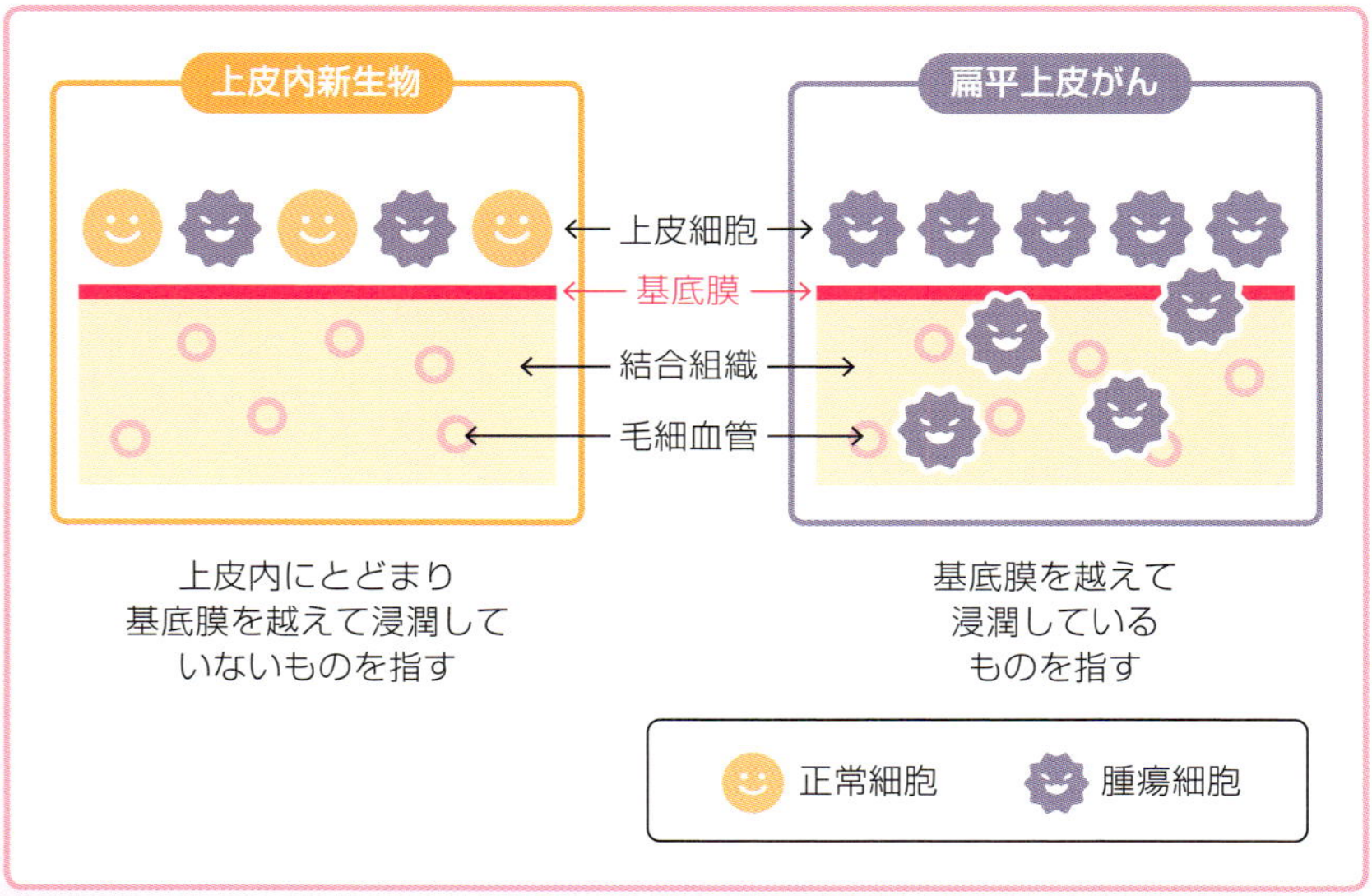

2 『乳がん』『子宮がん』の再発・転移

原発性と転移性

がんには、原発性のものと、転移性のものがあります。原発性のがんとは、臓器などにがんが初めて発生した場合です。原発巣とも呼びます。

一方、転移性のがんは原発性とはその性質が異なります。原発性のがんに侵された部位から近隣の臓器などに浸潤したり、あるいは体内を流れる血液などを経由してがん細胞が別の臓器に根付いてがんが発症したりすることもあります。これを遠隔転移とも呼びます（図6）。

がんの状態を示す方法として、病期分類（TNM分類）法を用います（図1）。

乳がんの場合、たとえば右乳房内にできた原発性がんがリンパ節などに浸潤したり、手術等で切除したあとに他の臓器に転移したりすれば、転移性のがんとなります（図2）。手術等で原発性がんを切除した近隣にできたがんは、局所転移とも呼ばれます。

転移性がんの場合、問題になるのはどの臓器からがん細胞が移ってきたのか、ということです。原発だと思って検査をしてみるとそうではなく、別の臓器が原発だった、という例は数多あります。また、原発自体がどこかわからない場合もあります。これを原発不明がんといいます。これが最も厄介ながんです。

原発であればまだ治療するにも選択肢が残されていますが、原発ではなく転移性となると、他の臓器にも転移している可能性があります。

治療法も選択肢が限られてくるほか、時間との闘いとなるおそれも出てきます。これが、原発性と転移性の性質の違いです。

乳がんや子宮がんを原発として他の臓器に転移する可能性もないとはいえません。知らないうちに乳がんや子宮がんにかかり、結果的に原発が乳房や子宮だったという場合もあります。

図1 病期分類（TNM分類）法

病 期	大きさ（T）		リンパ節転移（N）		転移（M）
0期	T0	Tis（非浸潤がん）			
Ⅰ期	T1	2㎝以下	N0	なし	なし
Ⅱ期	T2	2.1～5㎝	N1	大きさが2㎝以下でも、腋のリンパ節転移が疑われるもの	
Ⅲa期	T3	5.1㎝以上	N2	5㎝以下でも、腋の下のリンパ節への転移が強いと思われる	
Ⅲb期	T4	大きさ関係なし		しこりが胸壁固定か、皮膚に顔を出し、むくんだり、崩れたりしている	
Ⅲc期			N3	腋の下と胸骨内側のリンパ節、または同側鎖骨上下、リンパ節に転移	
Ⅳ期		骨、肺、肝臓、脳などの臓器に転移している段階			M1

乳癌取扱い規約第15版より改訂

図2 乳がんからの転移性がん

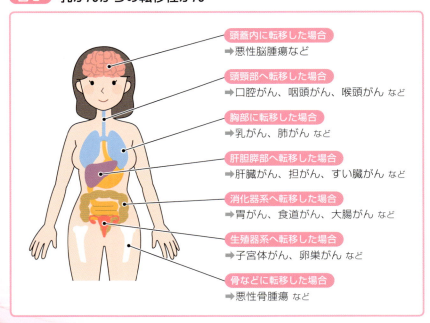

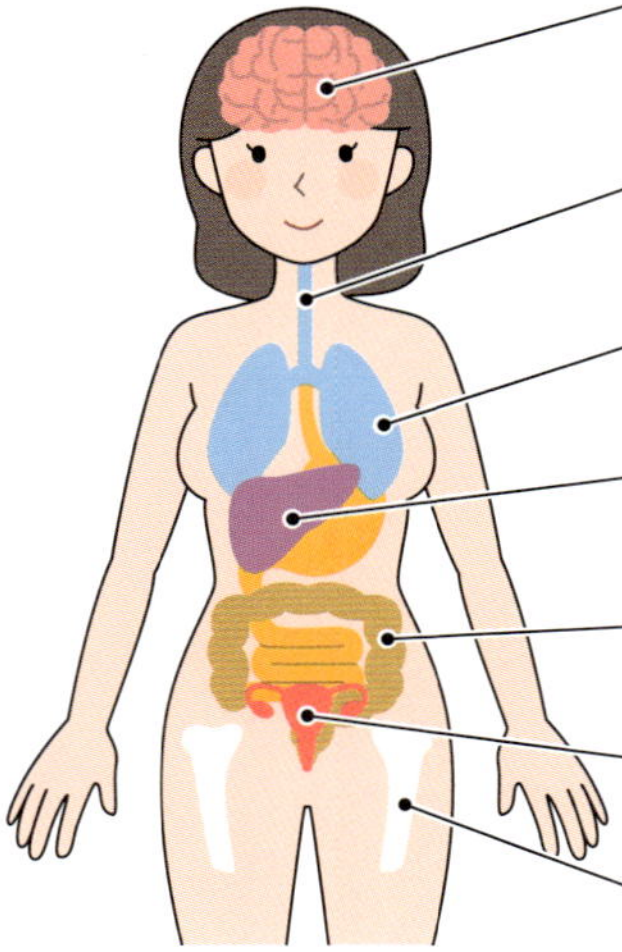

転移性の場合

乳がんや子宮がんを原発とする転移性のがんが発生するのは、原発の乳がん手術等でがん細胞を十分に切除しきれなかったり、化学療法等では十分に消退できなかった結果、転移性のがんに発展する可能性が考えられます。体内をリンパ液が流れていたり、全身を血管がめぐっているので、手術等ですりぬけたがん細胞が血液等に流れ込み、全身に移動するのです（図3）。

患者さんとしては、再発や転移という診断がされると、そのショックは大変大きいものです。転移性の場合、先述したように、処置をする方法はかなり限定的になってきます。外科手術で取り除こうとしても、全身に転移していることが考えられるため、手術で緩和することは極めて難しいといえます。

化学（薬物）療法は、がん細胞の増殖を抑える効果がありますので、手術と併行して行うことが一般的です。効果としてはあるものの、患者さんによってめまいや吐き気、食欲不振など、さまざまな副作用が生じます。なかには、副作用による負担が重く、一時的に治療を休止せざるを得ないこともあります。

そこで、最後の選択肢として放射線による治療があります。実際に当院へ来られた患者さんのほとんどは、こうした再発や転移性のがんにかかった方です。原発性のがんで治療を受けに来られる方は、例外を除いてほとんどいません。

また、初期の段階で手術等を受けた方でも、何年後かに他の臓器等に転移し、治療に来られる患者さんも多くいます。乳がんや子宮がんに罹患し、治療後しばらくして別の部位に転移した、という患者さんも少なくありません。

目にみえるがんであれば、手術で取り除くこともできますが、遠隔転移したがん細胞は、どこの部位で再発するかわかりません（図4）。再発した部位について、放射線で一つずつ治療していく作業が必要になることも考えられます。

図3 悪性腫瘍の転移（イメージ）

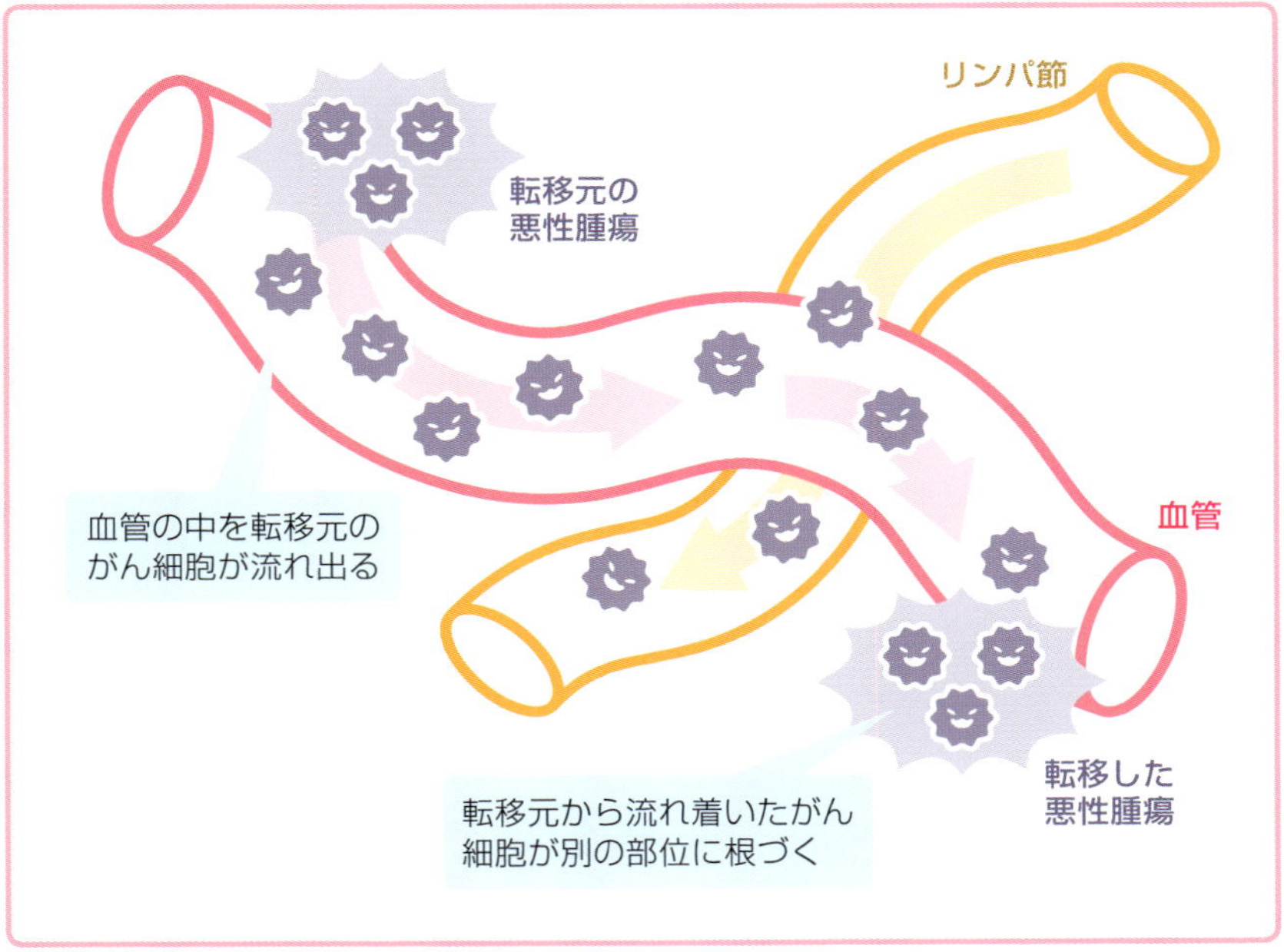

図4 血管を移動するがん細胞（イメージ）

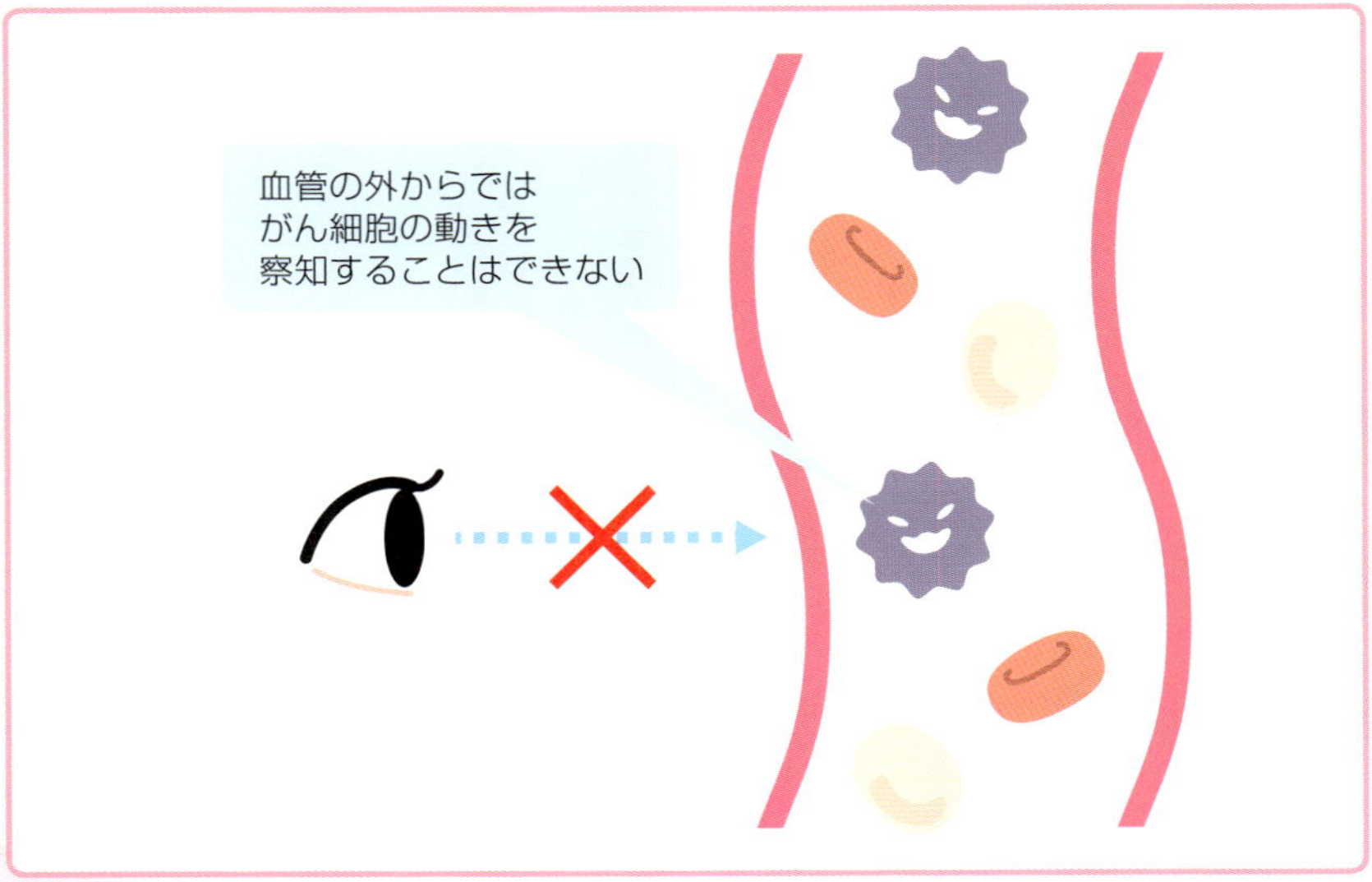

再発が局所の場合

最初に治療した部位の周辺部で再発したがんのことを、局所再発といいます。たとえば、右乳房にできたがんを手術によって取り除いたのち、再び右乳房内にがんができた場合などです（図5）。

局所再発においては、手術で取り除き、その後は化学（薬物）療法や放射線治療で対応するのが一般的です。手術後に治療した部位周辺に放射線をあて、がんの広がりを抑制します。そして、ホルモン療法などの化学（薬物）療法と併行して治療します。

このような局所転移の場合、他に転移していなければ、できた病巣を手術で切除すれば問題ないかもしれません。しかし、他の臓器に転移していることも視野に入れたほうが賢明といえます。

当院へ来られた患者さんに事情を聴いてみると、高齢で、局所転移であったとしても、手術自体を受けるのが体力的にむずかしいという方や、局所転移といわれたが、他の臓器に複数転移している可能性もあるので、しっかりと調べたほうがいいといわれた方もいます。

このように、再発・転移にもさまざまな症状があることから、症状に合った適切な対応をすることが求められるといえます。

いくつかの症例のなかで、乳がんや子宮がんを原発として、骨転移などによって痛みがひどくなり、化学（薬物）療法だけでは治療が困難だと判断された方もいます。このような患者さんについて、サイバーナイフによる治療を行ったことがあります。

疼痛が伴うのは、患者さんにとって最もつらいことです。この痛みを和らげるには、手術や化学（薬物）療法だけでは難しいこともあるようです。

このように、患者さんの状態、転移や再発の状況などを十分に検討され、そのうえで治療を受けたいと申し出る患者さんが多いのが、サイバーナイフ治療の特徴といえます。

図5 局所再発の場合

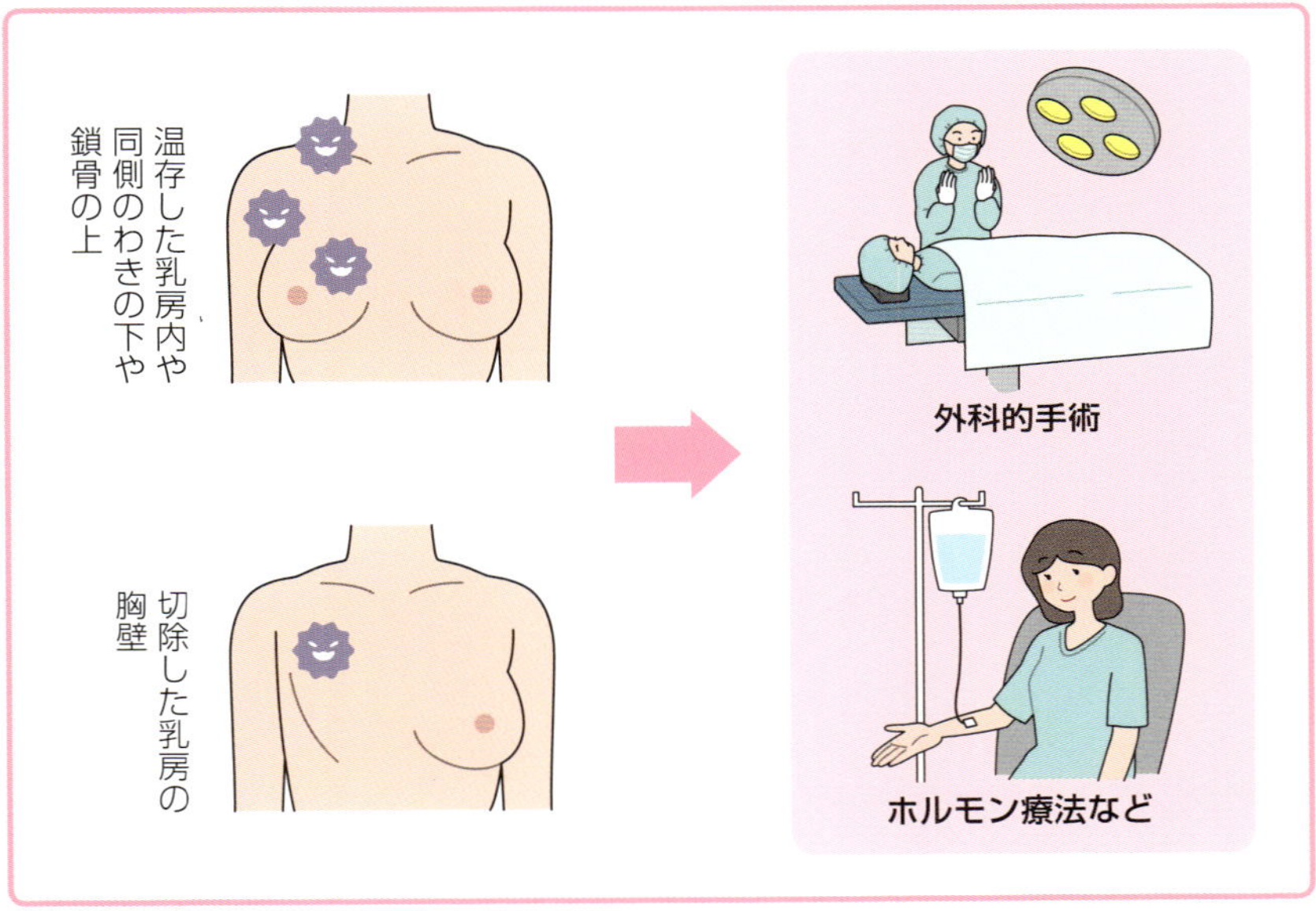

図6 遠隔転移の場合

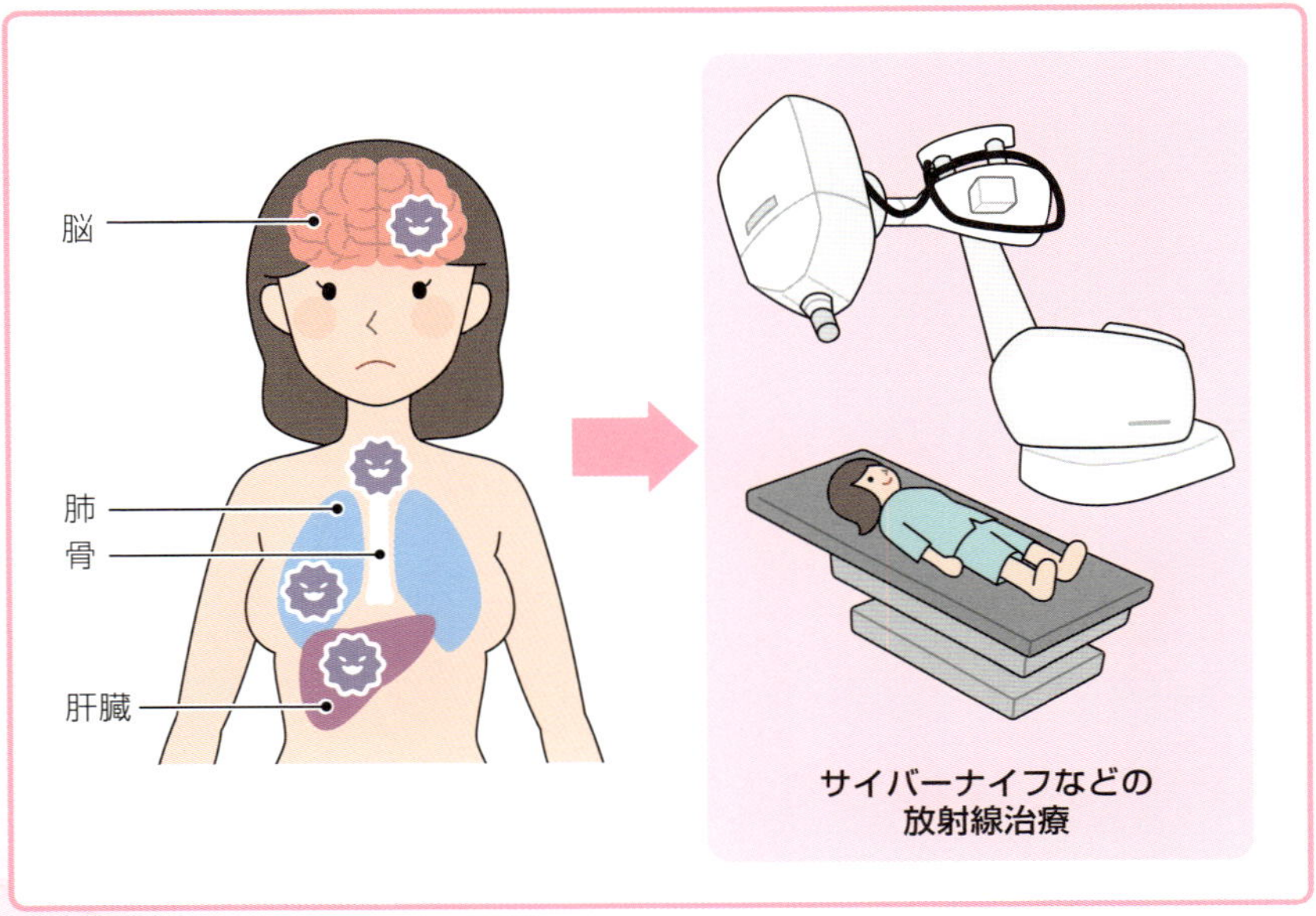

3 データでみる『乳がん』『子宮がん』

これまで、乳がんや子宮がんなど女性に多く発生する悪性腫瘍等についてみてきました。

現在、こうした病気にかかっている人のデータはどのようになっているのかについて、以下にみていきます（データは、厚生労働省および国立がん研究センターに準拠）。

なお、これらの病気を主要因としながらも、転移等によって別な部位にがんが発生し、死亡した場合については含めないことにします。また、以降のデータについてはすべて女性とします。

まず、乳がんや子宮がんに罹患した年齢や死亡率について、部位ごとにみていきます。

乳がんの死亡者数および罹患数

乳がんによる死亡者数は、およそ13，000人（2015年）で、罹患数は2015年のデータによるとおよそ89，400人（全国推計値）となっています。

2011年のデータと比べると、罹患数は72，500人だったところが、数年の間に1万人以上も増えていることがわかります。年齢階級別の死亡率（図1）でみると、85歳以上が最も多く、60～84歳まではほぼ横バイとなっています。

乳がんに罹患する（罹患率）年齢の推移をみると、年齢階級が20歳頃から少しずつ増え始め、30歳代から増加が顕著になり、40歳代の後半から50歳代の前半にピークとなっています。その後、60歳頃まで横ばい傾向が続き、65歳頃を過ぎた頃から徐々に減ってくるという特徴がみられます（図2）。

死亡率や罹患率が60歳前後から一定数を保ったままの状態になる理由としては、閉経などが影響しているとされていますが、84歳を過ぎたあたりから死亡率が急激に増加するのは、加齢による免疫力の低下などが要因として考えられます。

図1 乳がんの死亡率（2015）

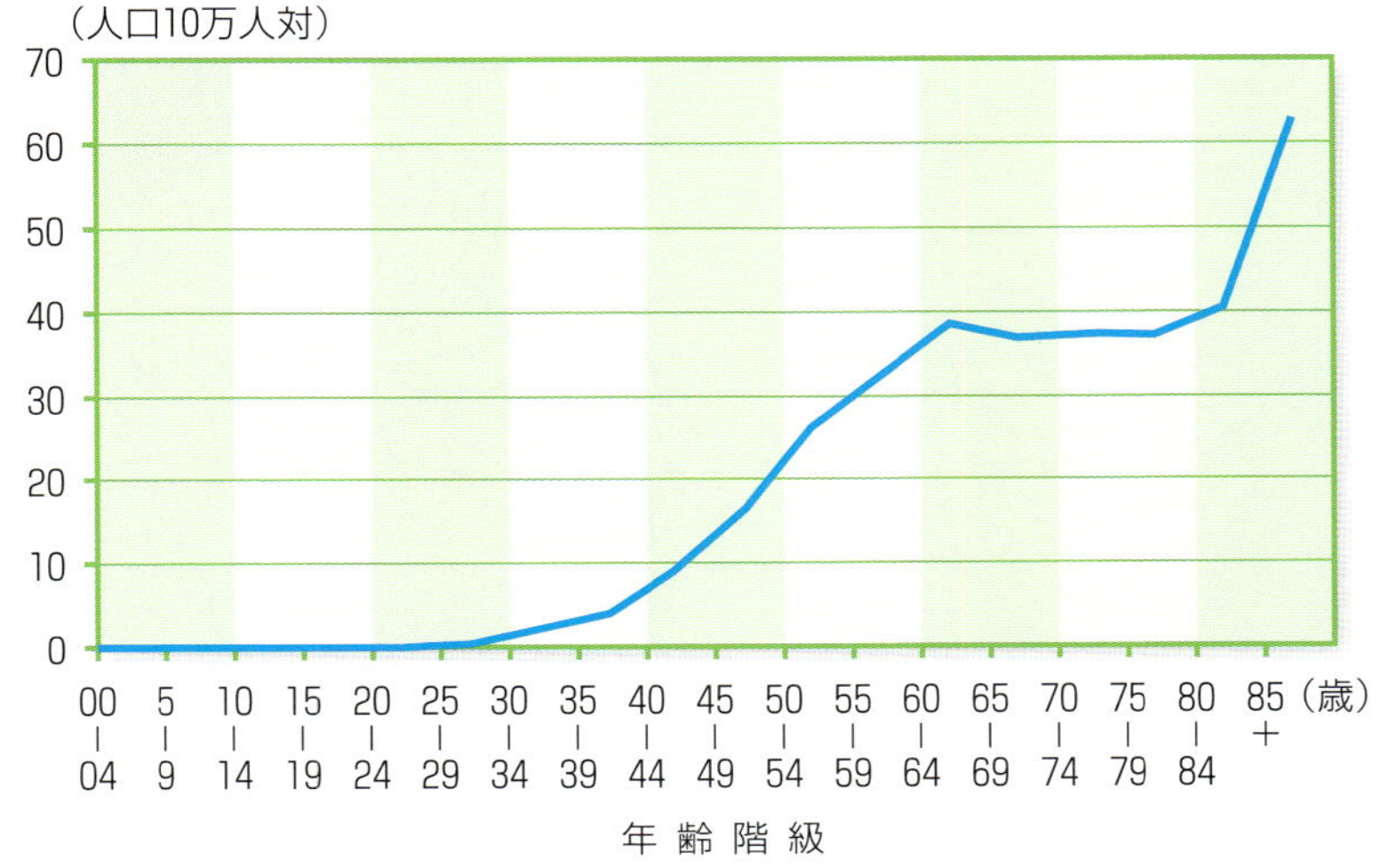

資料：国立がん研究センターがん対策情報センター
Souce：Center for Cancer Control and InformationServices, National Cancer Center, Japan

図2 乳がんの罹患率（2015）

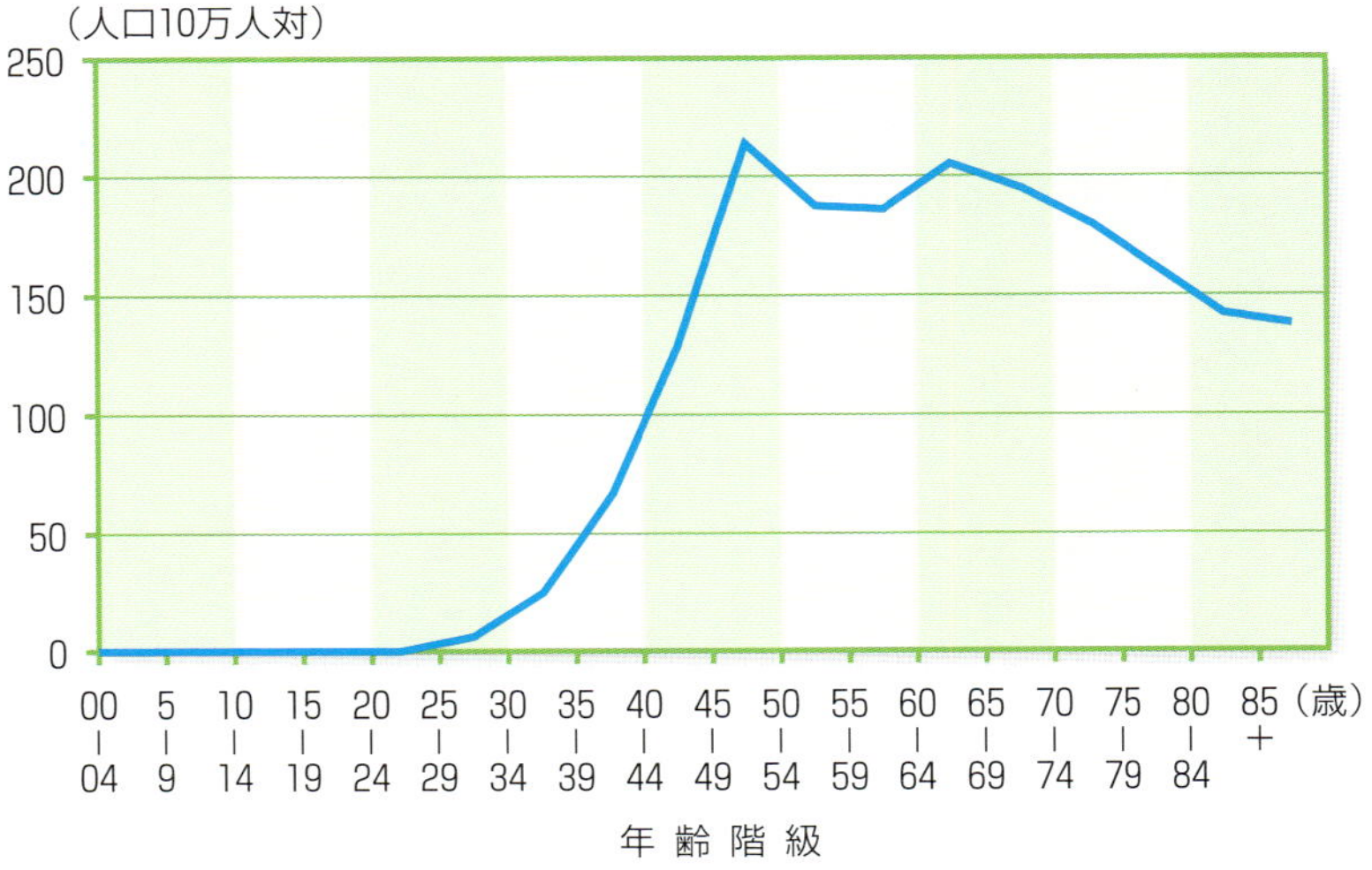

資料：国立がん研究センターがん対策情報センター
Souce：Center for Cancer Control and InformationServices, National Cancer Center, Japan

子宮がん・子宮頸がんの死亡者数および死亡率

次に、子宮がんに罹患した人のデータをみていきます。

子宮がんは、がんができる部位によって、子宮頸がん、子宮体がん、そのほかの子宮がんなどに分類できます。

子宮がんに罹患する人は、年間でおよそ25，200人（地域がん登録全国推計値2012年）となっています。内訳をみると、子宮頸がんがおよそ10，900人、子宮体がんはおよそ13，600人、前記以外の子宮がんはおよそ700人という結果が出ています。

子宮がんによる死亡者数をみると、年間におよそ6，400人となっています。内訳は子宮頸がんがおよそ2，900人、子宮体がんはおよそ2，200人、そのほかの子宮がんによる死亡者数は、およそ1，300人（人口動態統計2014年）となっていて、子宮頸がんによる死亡者数が多いことがわかります。

子宮がんで死亡する年齢の推移（死亡率）をみると、45歳代の後半から60歳代の前後まで増加傾向がみられ、その後は横ばいとなります（図3）。そして80歳代になると死亡率が上がります。欧米などの先進国では子宮体がんが多いのに対し、日本は子宮頸がんが割合高くなっているのが特徴的です。

図4は子宮頸がんによる死亡率ですが、50歳から55歳まででピークがあり、その後、84歳を超えたあたりから高くなっているのがわかります。この傾向は子宮がんと変わりません。

女性の死亡者数が多い部位をみると、最も多いのが大腸、次いで肺、胃、すい臓と続き、5位に乳房が入ります（人口動態統計2014年）。

また、婦人科系がんに罹患する女性のなかで最も多い部位をみると、1位が乳房、次いで、大腸、胃、肺、5位に子宮となっています（地域がん登録全国推計によるがん罹患データ2012年）。

図3 子宮がんの死亡率（2015）

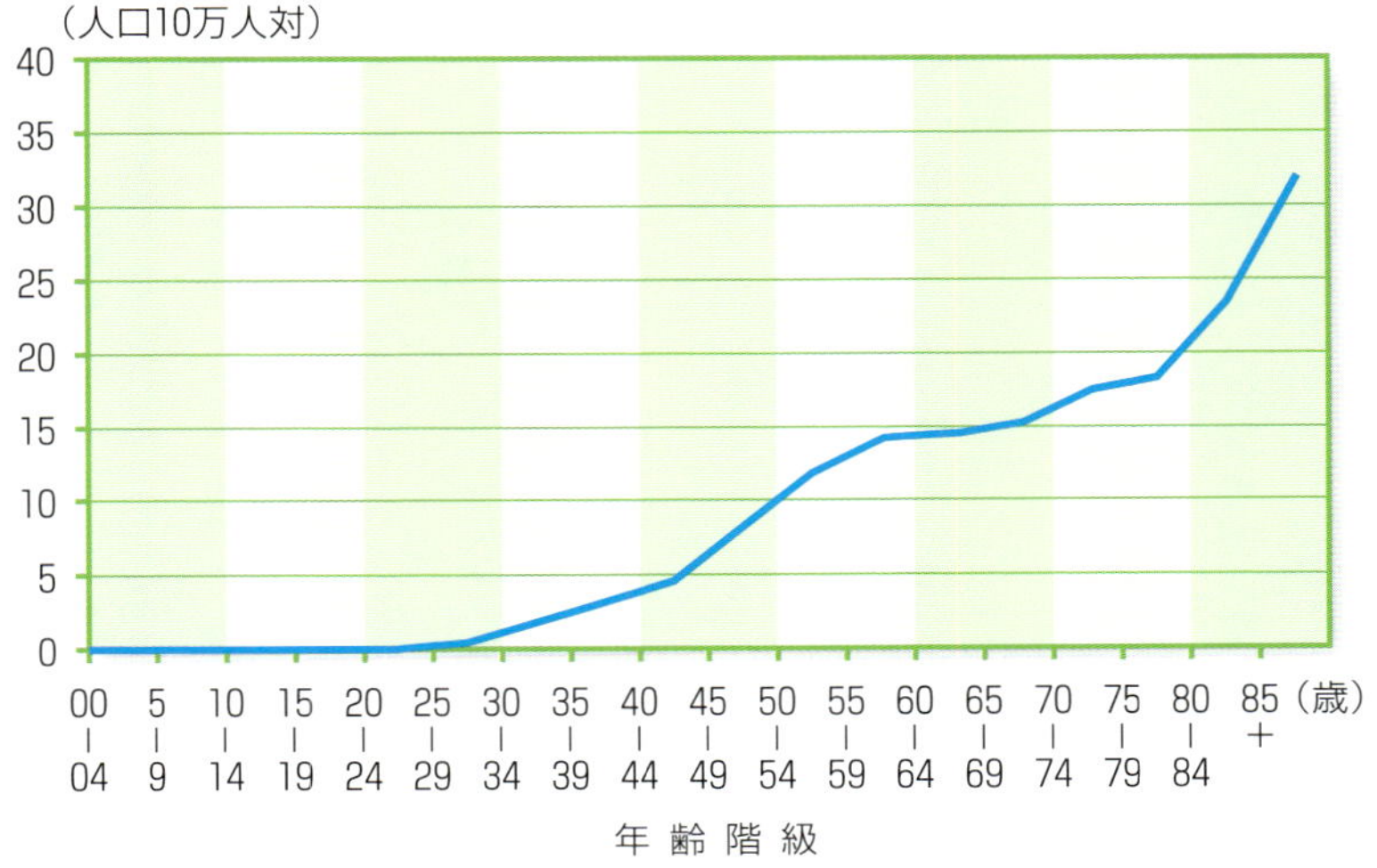

資料：国立がん研究センターがん対策情報センター
Souce : Center for Cancer Control and InformationServices, National Cancer Center, Japan

図4 子宮頸がんの死亡率（2015）

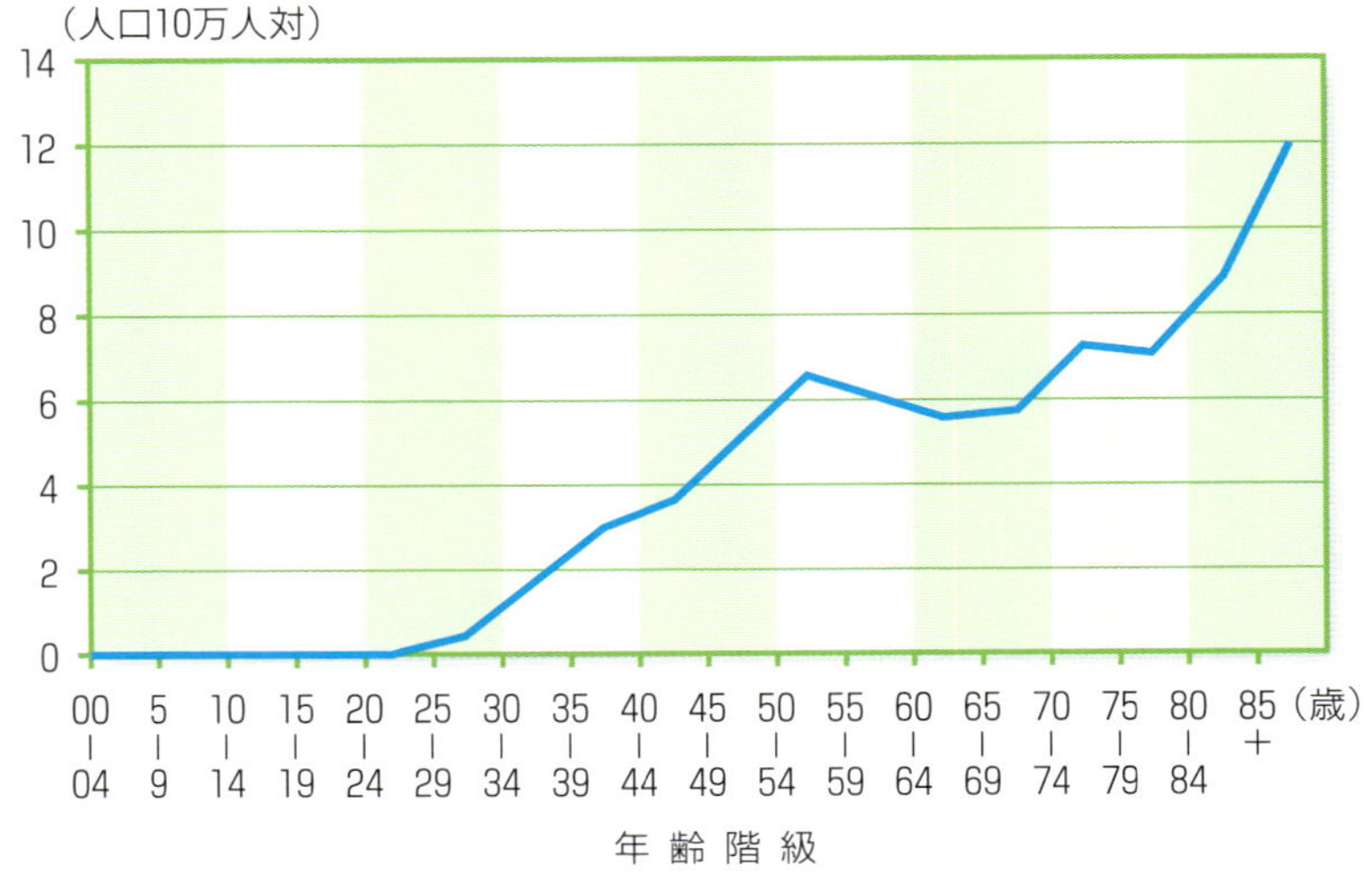

資料：国立がん研究センターがん対策情報センター
Souce : Center for Cancer Control and InformationServices, National Cancer Center, Japan

2 乳がん・子宮がんの標準治療

1 『乳がん』『子宮がん』の標準治療と現状

乳がんや子宮がんの標準治療には、一般的ながん治療と同じく、「外科的手術」「化学（薬物）療法」「放射線治療」の3つがあります（図2）。

外科的手術

がん治療でもっとも多いのが、外科的手術です。外科的手術は、がんの切除、がんが浸潤しているであろう部位の部分的・全体的切除などがあります。外科的手術をすると、患者さんにとっては病巣を切除したことによる安堵感が得られるメリットがあります。

乳がんの手術には、乳房を温存する乳房温存手術と、部分的な切除術があります。また、がんの浸潤度合いによって乳房自体を切除する乳房切除術が一般的に行われています（図1）。

子宮がんの場合、年齢や妊娠・出産を考慮して、初期のがんであれば、手術ではなく、化学（薬物）療法と放射線治療を行うこともあります。

初期のがんであれば、病巣の周辺部位までを切除することで、ほぼ完治に近い状態にまで回復することが望めます。しかし、病状の進行具合が、Ｓｔａｇｅ（ステージ）がⅡ以上になると、手術で完治を目指すのは難しくなります。

がん細胞というのは、顕微鏡などでなければわからない細部にまで浸潤している場合があることから、みた目は健康な細胞のある臓器まで切除しなければなりません。

しかし、女性にとって乳房は大事な部位であり、その切除を決心することは並大抵のことではありません。今では、かなり高度な再建手術も行われるようになりましたが、がん患者であっても、女性らしさを残したい気持ちはよくわかります。

図1 乳がんの手術

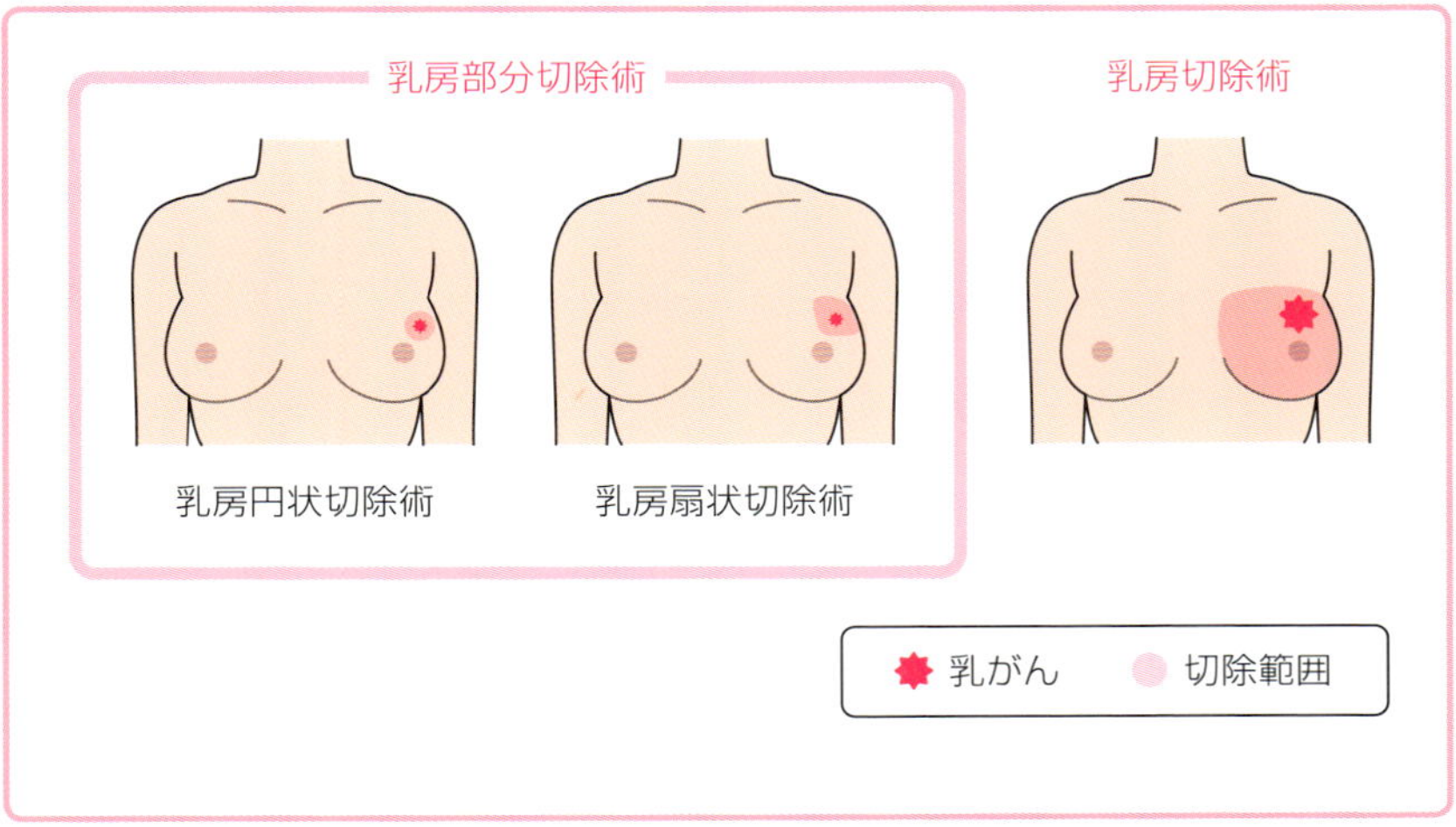
乳房部分切除術
乳房切除術
乳房円状切除術
乳房扇状切除術
乳がん
切除範囲

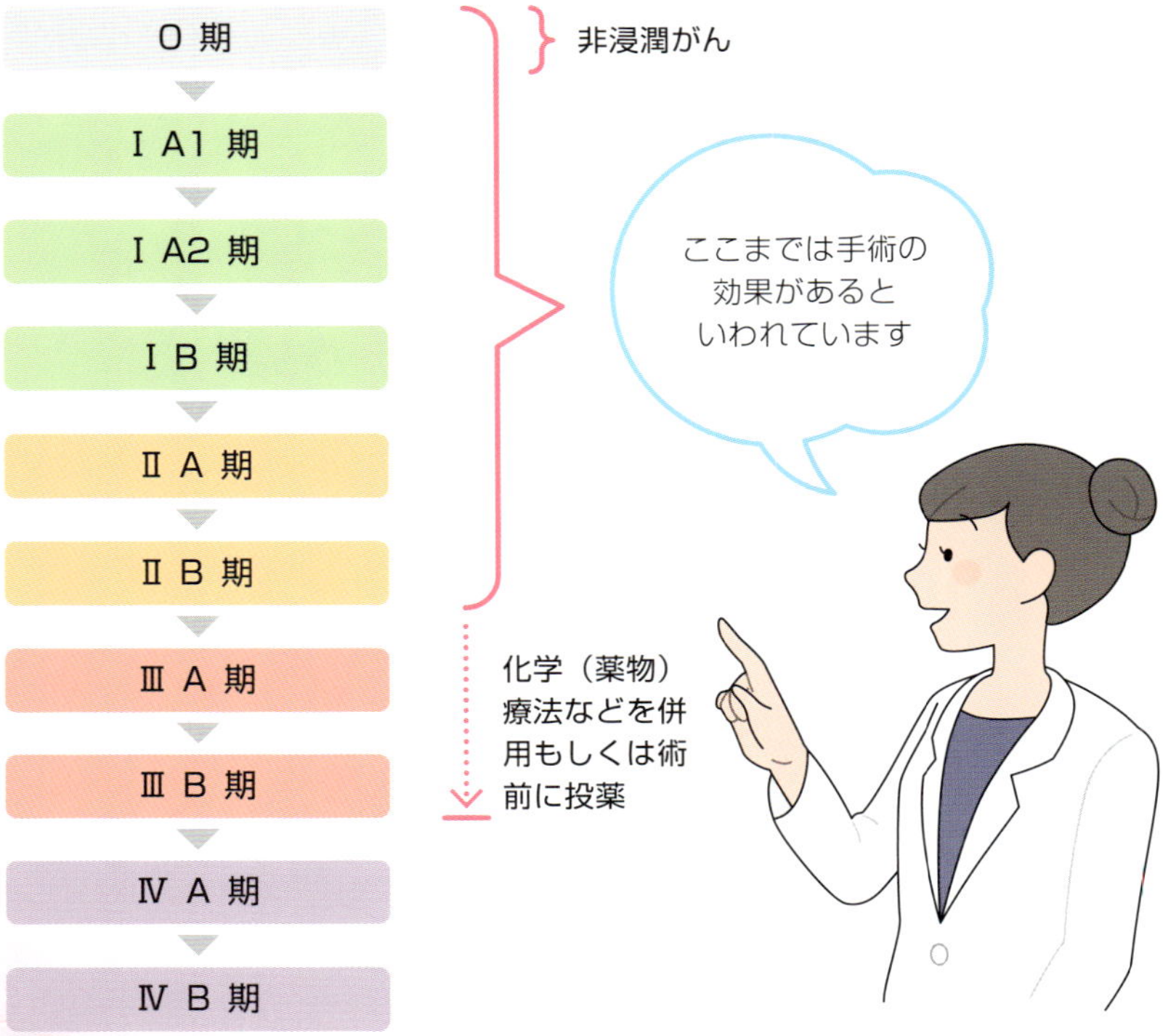
0 期
I A1 期
I A2 期
I B 期
Ⅱ A 期
Ⅱ B 期
Ⅲ A 期
Ⅲ B 期
Ⅳ A 期
Ⅳ B 期
非浸潤がん
ここまでは手術の
効果があると
いわれています
化学（薬物）
療法などを併
用もしくは術
前に投薬

化学（薬物）療法

乳がんや子宮がんの治療にあたっては、手術による治療と併行して化学（薬物）療法を用いることがあります。乳がんにおける化学（薬物）療法には、内分泌（ホルモン）療法、分子標的療法、抗がん剤投与といった治療法があります。

乳がんの発生原因の一つであるエストロゲンという女性ホルモン異常を抑制するために、内分泌（ホルモン）療法がとられることが多いようです。しかし、患者さんの年齢、がんの進行具合、病巣の部位など、諸事情を考慮してどの化学（薬物）療法を用いるか、主治医と相談のうえで決めることになります。

放射線治療

乳がんや子宮がんの治療において、手術や化学療法と併行して行われる治療法が、放射線治療です。手術あるいは化学（薬物）療法と併行して行うことで、がん細胞の増殖もしくは再発等を抑制する目的により放射線治療を行うことが通例です。一般的には手術等ですべて取り除けなかったがん細胞を、放射線治療でカバーするというイメージが定着しています。

私どもの患者さんでも、がんと診断されて、サイバーナイフ治療を申し出る方はあまり見受けられません。本書の症例でも紹介していますが、患者さんの多くは手術、もしくは化学（薬物）療法による治療を経てから、当院へ来られる方が多いのです。

最近はサイバーナイフやリニアックなどの定位放射線治療装置や、ＩＭＲＴ（強度変調放射線治療）といった先進医療装置の開発・稼働によって、治療目的による放射線治療装置が充実してきています。また、陽子線や重粒子線といった先進技術を使用する治療方法もあります。

今後はがんの発見時期にもよりますが、他の治療法と同じような選択肢の一つとして放射線治療を積極的に選び、活用することもあるかもしれません。

図2 がん3大標準治療

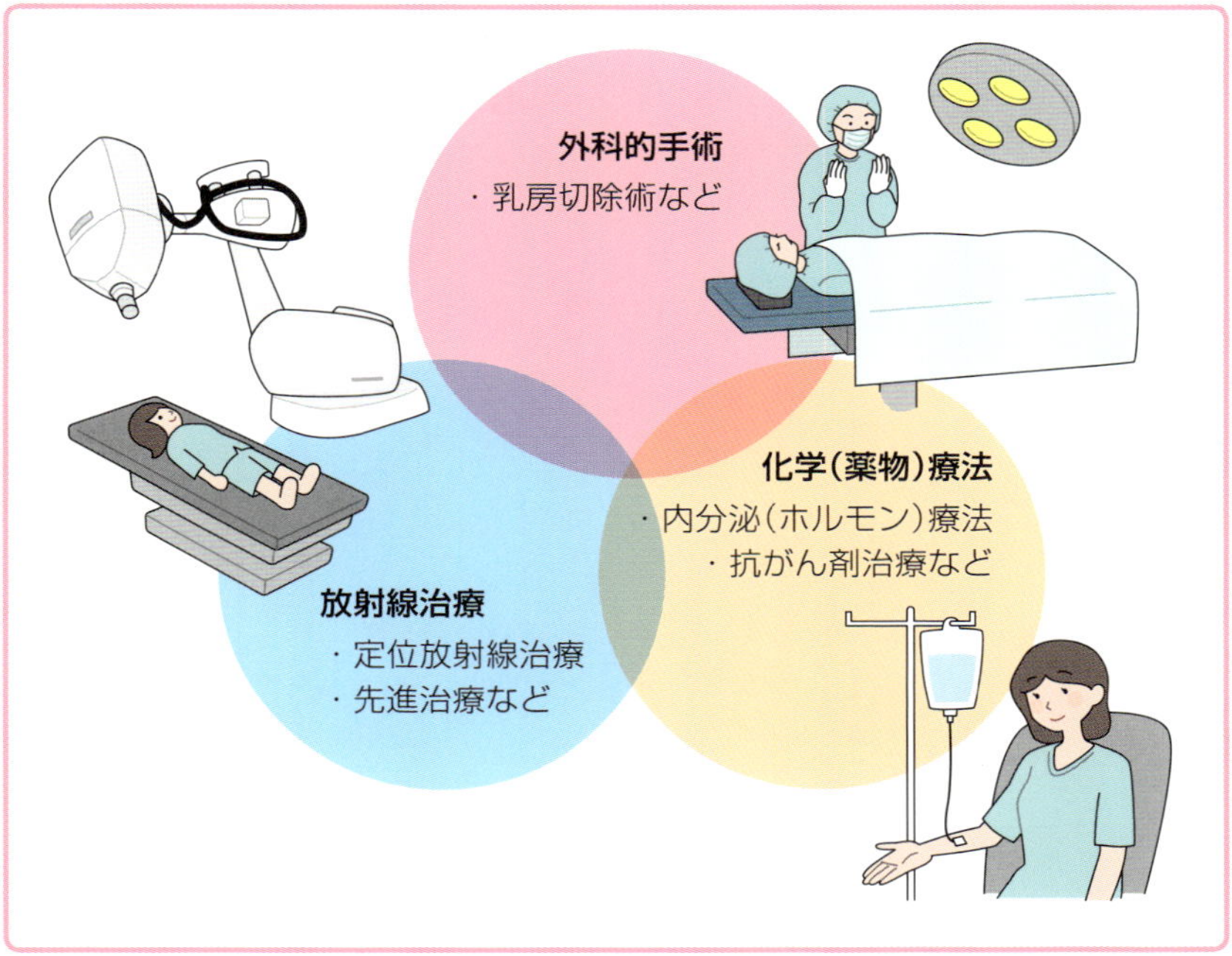

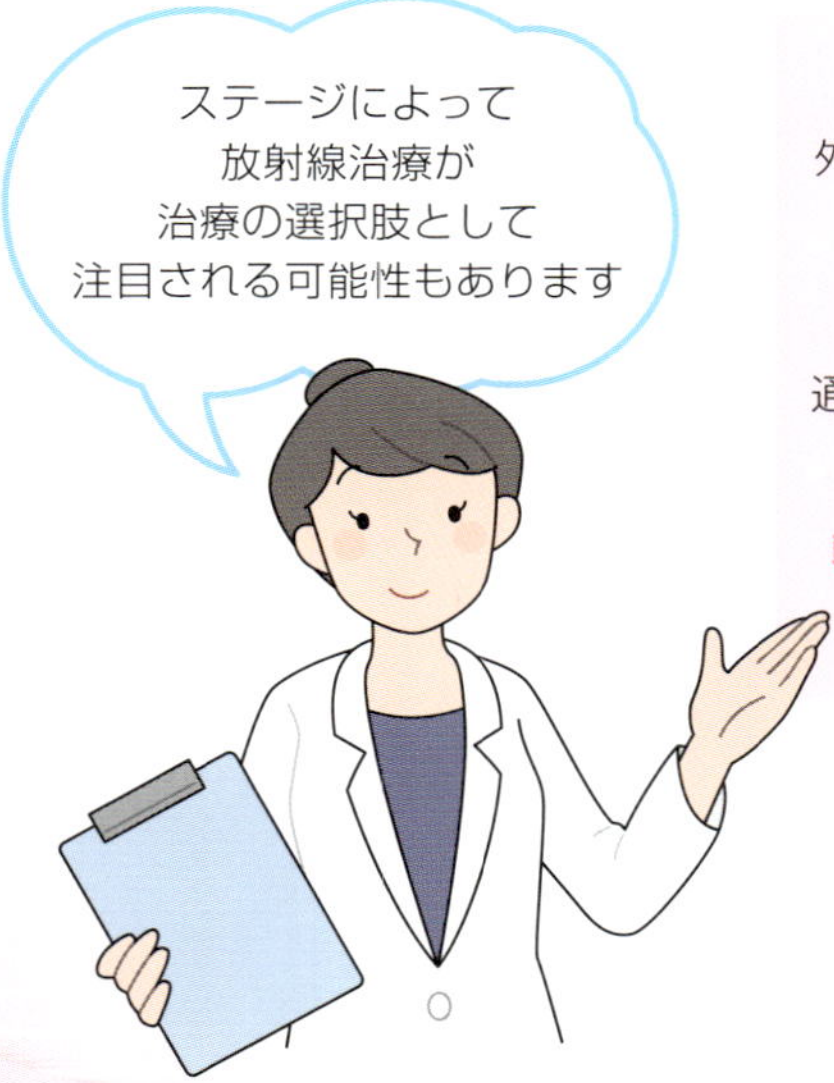
ステージによって
放射線治療が
治療の選択肢として
注目される可能性もあります

標準治療の流れ

外科的手術→化学(薬物)療法→放射線治療

原発性の乳がんや子宮頸がんの場合

通常は外科的手術もしくはホルモン療法

転移性のがん、ステージ3以上の場合

放射線治療という選択肢もある

2 標準治療と緩和治療

■標準治療の流れ

読者のなかには、現在もなおがん治療を続けている方もいると思われます。いつまで治療が続くのか、不安を抱いている方もいることでしょう。

当院へ来られる患者さんのなかにも、かなり重篤な状態で来られる方が多くいます。なかには、主治医から余命数ヵ月と宣告を受けた患者さんも来られたりしています。

乳がんや子宮頸がんなどだけではありませんが、先述したように、がん治療のプロセスとして、日本では①外科的手術→②化学（薬物）療法（抗がん剤治療など）→③放射線治療という流れが一般的です。

外科的手術で十分に取り切れなかったがん細胞を、化学（薬物）療法（抗がん剤治療）によって死滅もしくは抑制させ、併行して放射線治療を行うことでがん細胞の発生を防ぐというのが、現在の日本におけるがん治療の標準プロセスといえます（図1）。

ところが、がんのステージによって、手術をすることで根治できる場合もあれば、がん細胞をすべて取り除くことができず、結果的に再発・転移を余儀なくされるケースもあります。

こうした患者さんの場合、手立てとして残された方法は、化学（薬物）療法か放射線治療といった選択肢になります。

しかし、化学（薬物）療法も放射線治療も、決して万能ではありません。いくつかの治療をミックスして、患者さんに適正な治療を行うことが大事だと思います。

放射線治療については、X線や粒子線、ガンマ線など放射線を用いることから、放射能障害を危ぐする声も聞かれます。こうした不安を取り除くことが、患者さんに放射線治療を認識いただくうえで必要不可欠と考えます。

図1 標準治療の流れ

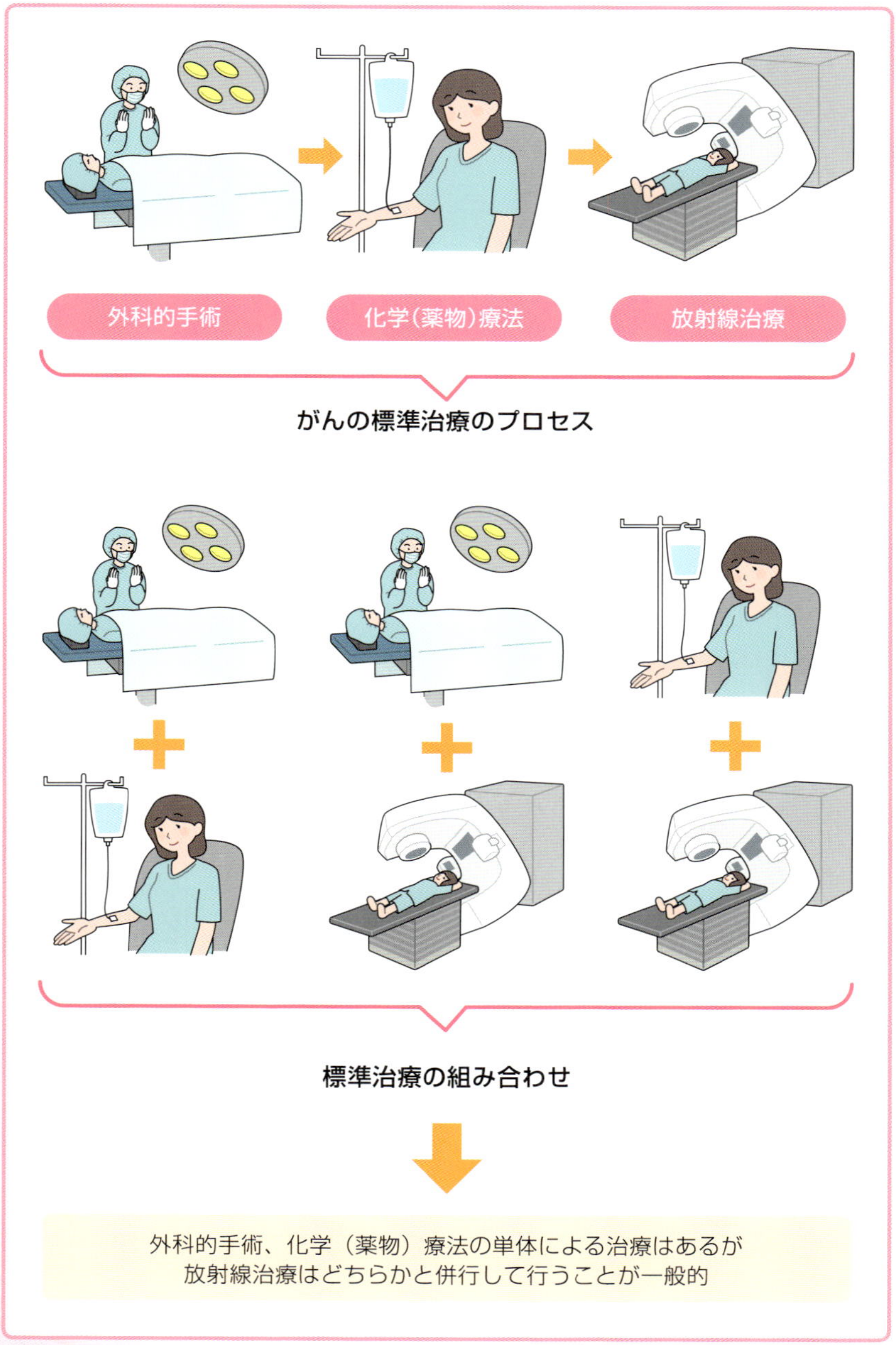
外科的手術
化学（薬物）療法
放射線治療
がんの標準治療のプロセス
標準治療の組み合わせ
外科的手術、化学（薬物）療法の単体による治療はあるが
放射線治療はどちらかと併行して行うことが一般的

緩和治療という概念

がん治療に限ったことではありませんが、医療行為は完治もしくは根治を目的とするところがあります。がん治療に取り組む医師たちも、日々、さまざまな治療法を用いて、完治もしくは根治させることを目的に治療を続けています。

確かに、完治させることは究極の目的といえますが、がんという連中を体内から完全に締め出すことは、容易なことではありません。

先述したように、どの部位であれ、がんができてしまうと、体内に血管がめぐっているので、何らかの理由でがん細胞が体内に流れてしまう可能性は否定できないのです。

もちろん、原発以外の部位に転移もしくは再発しないこともあります。ただし、リスクは常につきまとうのではないでしょうか。

そこで、こう考えてみてはどうでしょうか。

日本人の平均寿命は女性で86・99歳、男性で80・75歳となっています（厚生労働省第22回生命表　平成28年度調査）。この数字を短く感じるか長く感じるかは人それぞれですが、平均寿命は年々伸びているというのが実情です。

この平均寿命をどう生きるか、どう人間らしく生きるかを考えることで、何か治療に関するヒントがみつけられるのではないでしょうか。

一般的に、がん治療の世界において「緩和」というと、ホスピスのような終末ケアを想像する人が多いと思います。ホスピスのイメージは、「死」を前提として、最後までできるだけ人間らしい生き方を考えたケアをすることとされています。

しかし、もう少し広義でとらえるならば、緩和治療とは、こうした終末ケアによるものだけではないといえないでしょうか。

医療現場においては、常に「緩和」という言葉がよぎります。とくに、私の行っているサイバーナイフによる放射線治療においては、完治もしくは根治という考え方と併行して、患者さんのつらい現状をいかに「緩和」してあげられるか、といった視点に立って治療をしていると感じます。

サイバーナイフという治療装置は、がん細胞ができると治療し、また別の部位にできると治療するという、がん細胞を〝モグラたたき〟のように退治することができる装置です。

たとえば、がんが骨に転移すると疼痛が伴うことから、痛みを和らげるために使うことができるのです。また、病巣が大きくて他の臓器に影響を与えるような場合には、病巣を少しでも小さくするために使うことで、患者さんの体の負担を軽減することにも役立てています（図1）。

根治と緩和、とても難しい課題ですが、これも患者さんの人間らしさを考えたうえでの治療法としてみると、サイバーナイフという治療装置は大いに活かせるように思えます。

図1 がん罹患に伴う緩和治療という考え方

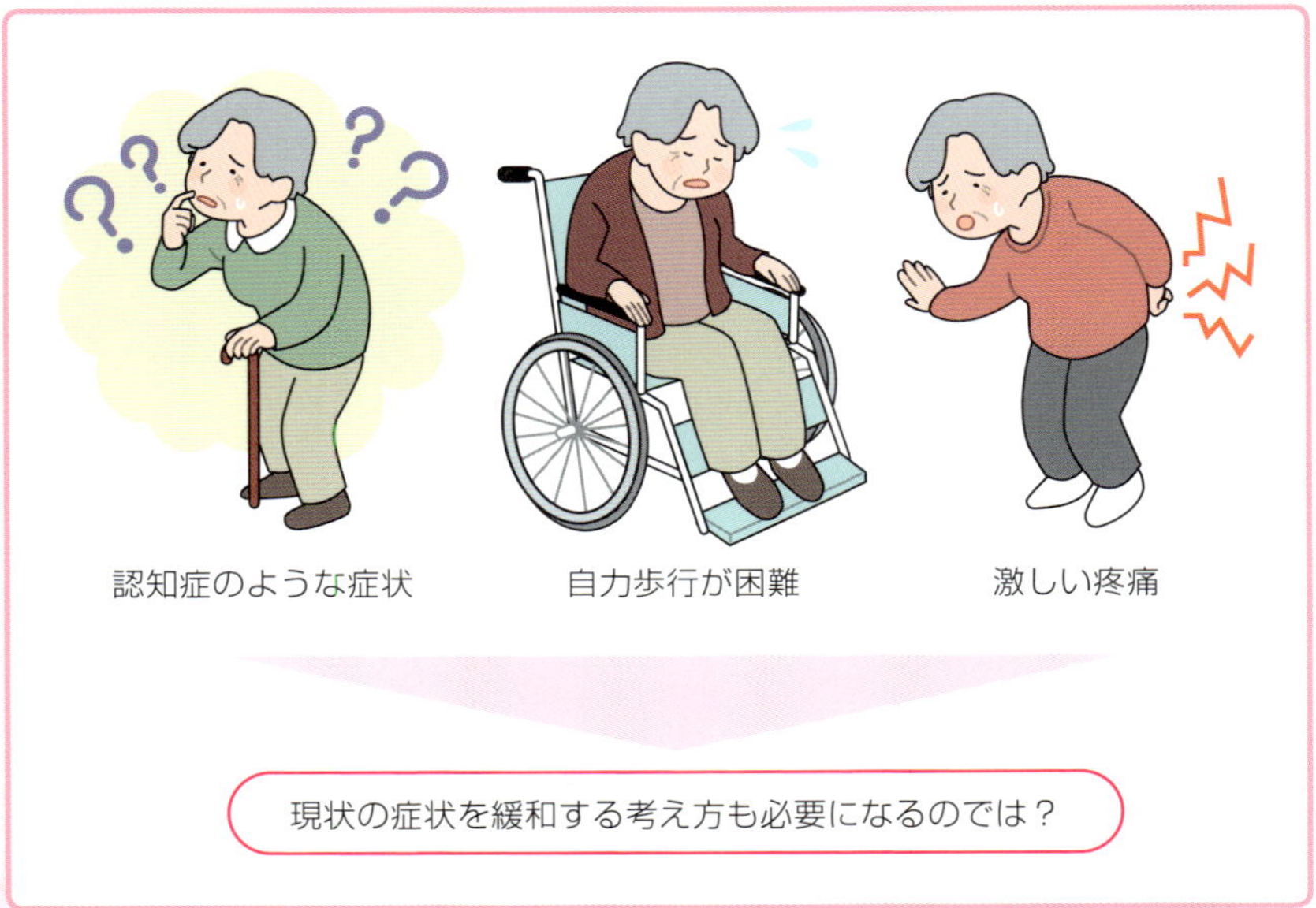
認知症のような症状
自力歩行が困難
激しい疼痛
現状の症状を緩和する考え方も必要になるのでは？

3 乳がん・子宮がんの標準的検査

■乳がんの場合

乳がんの標準的な検査には、マンモグラフィ、エコー、病理検査、CT、MRI、PETCTなどがあります。

ここでは主に、マンモグラフィ、エコー、病理検査について簡単に紹介します。

〈マンモグラフィ検査〉

一般的に広く知られているのは、マンモグラフィ検査です（図1）。乳房を圧迫して撮影するために、少々痛みが伴う検査ですが、圧迫することによって乳房内の乳腺など、微細な部分にある小さなしこりを発見することができます。

最近は、高濃度乳房と呼ばれる、乳腺の密度が極めて高い乳房の場合、マンモグラフィだけではわかりづらいといわれています。そこで、こうした乳房をお持ちの方は、エコー検査を受けることでカバーすることができます。

〈エコー検査〉

超音波を使って内臓の状態をみる検査方法です（図2）。妊娠されたことのある方は定期的に胎内の状態をみるために使われますので、比較的なじみのある検査方法といえます。

〈病理検査〉

マンモグラフィやエコー、CTなどの装置では病巣に対する疑いが払しょくできない場合、最終的に病巣の一部を採取して、顕微鏡や薬剤を使って検査する方法が病理検査です（図3）。

この検査では細胞レベルでの検査が可能になることから、病変が悪性か、それとも良性かの判断を具体的に行うことができます。

その他、CTやMRI、PETCTなども併行して利用されます。

図1 マンモグラフィ検査

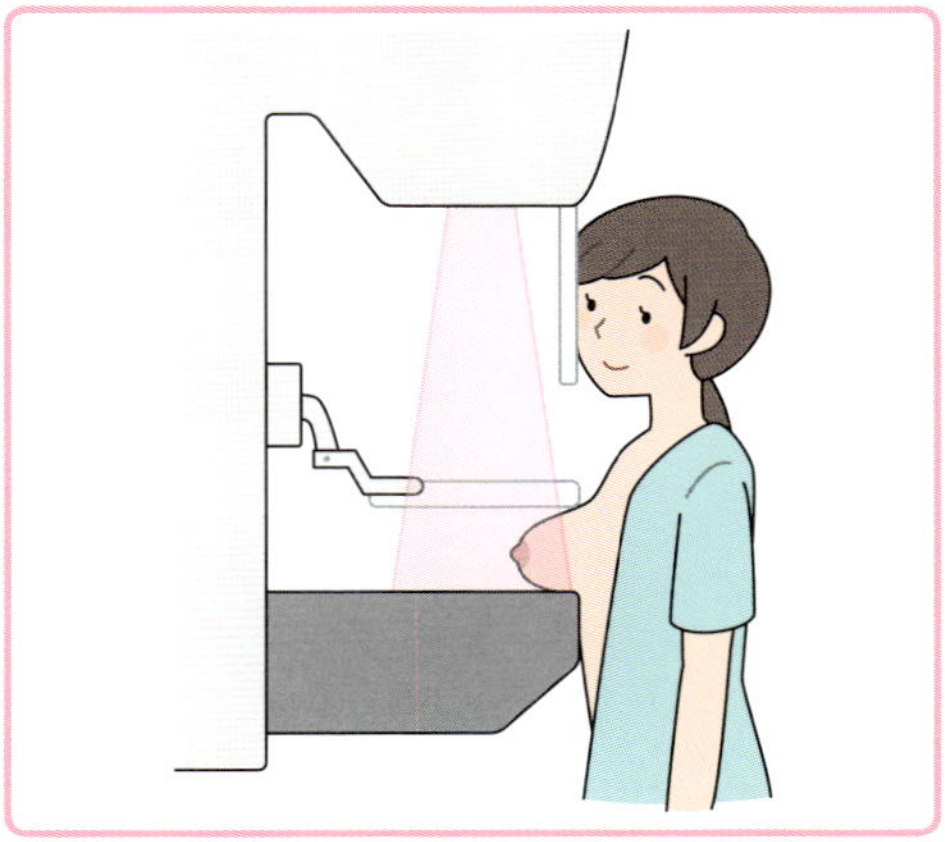

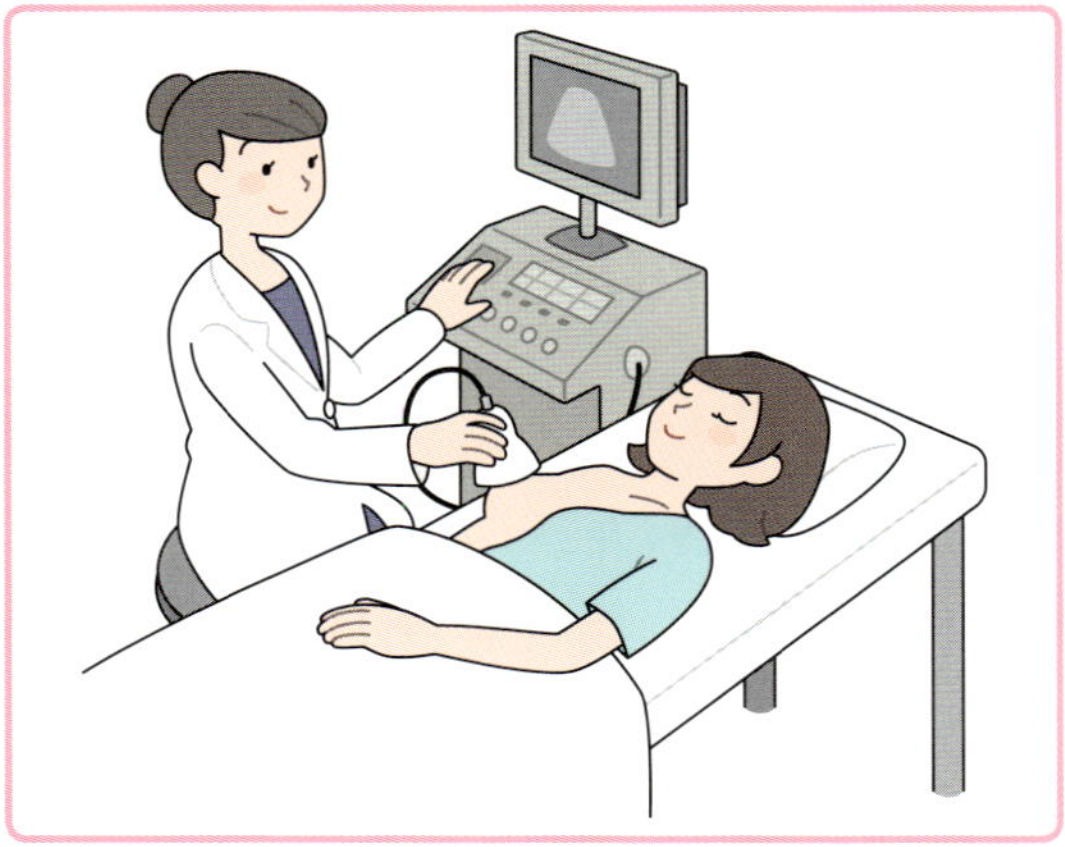

図2 エコー検査

図3 病理検査

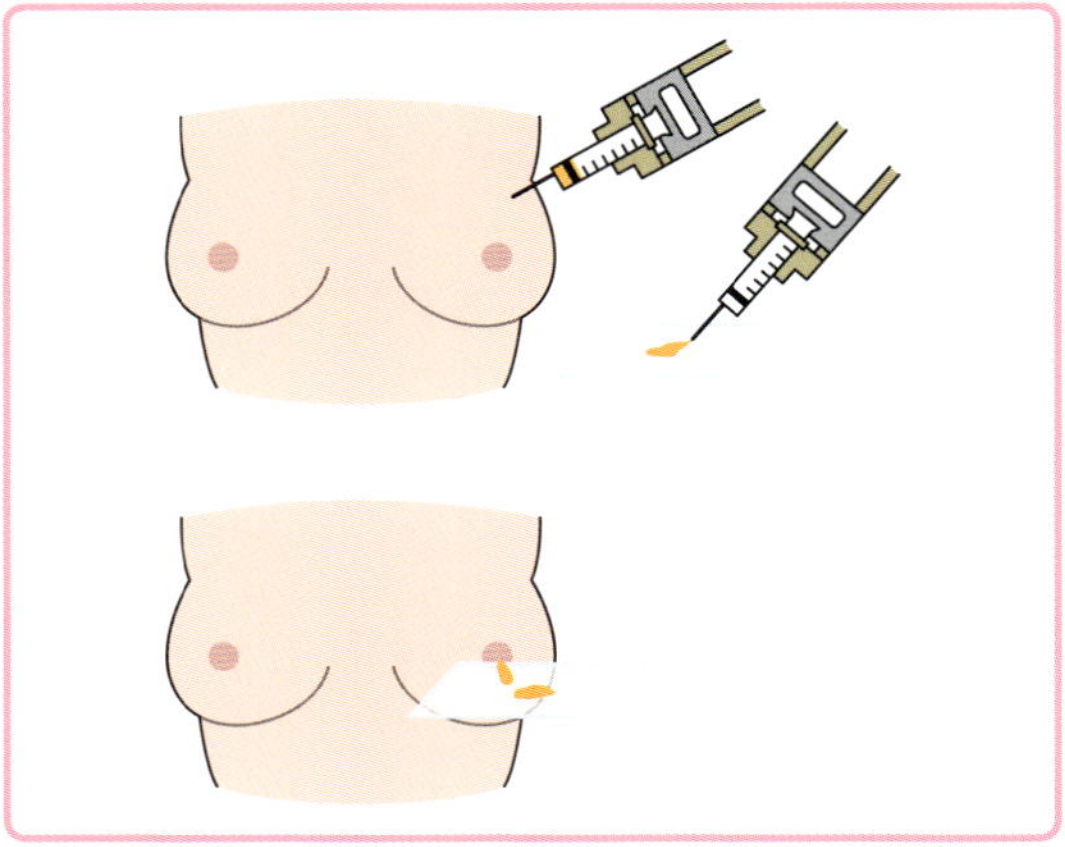

■子宮がんの場合

子宮がんは、問診、視診、そして細胞診という順序で検査していきます。問診では年齢や月経周期、妊娠歴、閉経などを聞きます。次に視診では膣鏡などを使って子宮頸部や子宮内部の様子を確認します。

もし、この時点で精密検査が必要になると、細胞診という検査が行われます。これにはコルポスコープと呼ばれる検査機器を使ったコルポ診と、細胞診があります。コルポ診はライトが備わった膣拡大鏡というスコープを使い、膣内から挿入して子宮頸部や膣壁部分を拡大し、詳しくみる検査方法です。ここでもし異常が発見されると、次は細胞診になります。

細胞診は子宮頸部や子宮内部の細胞を採取し、試薬によってがんかどうかを判断する方法です。

たとえば、子宮頸部は子宮の入り口部分にあたることから、検査用のブラシを使って疑わしい部分をやさしくこすり、そこから細胞を採取します（図4）。痛みはほとんどなく、短時間で済みます。

採取した細胞は2種類の方法で検査します。

一つは従来法といって、採取した細胞をスライドガラスに取り、試薬により染色して最終的にスクリーニング判定します。

もう一つは液体検体法（液状検体細胞診：Liquid-based cytology LBC法）という方法です。従来法と同じように、子宮頸部からブラシに細胞を採取したのち、いったん専用の試薬につけ、細胞浮遊液を作ります。この浮遊液をスライドガラスに取り、あとは従来どおりの工程を経て、スクリーニング判定することになります（図5）。

子宮体がんの場合、細胞診で異常があると、組織診といって掻爬《そうは》によって内膜を採取することもあります。このほか、超音波（エコー）検査やCT、MRといった検査装置などで調べます。

細胞診の結果は、病変の状態に応じてクラスⅠからⅤまで5段階に分類します。

図4 擦過による細胞採取（子宮頸がんの場合）

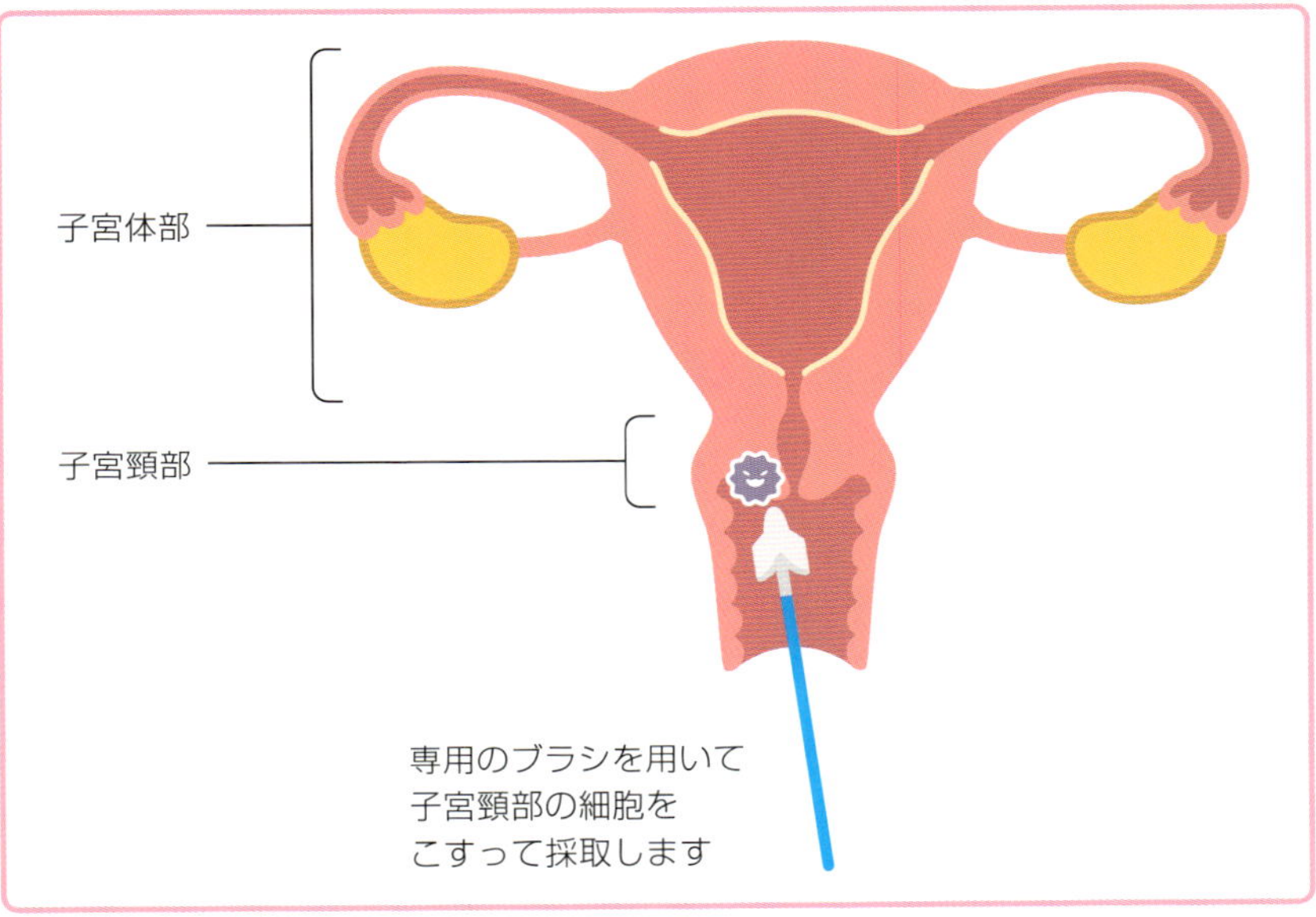

図5 従来法と液状検体法

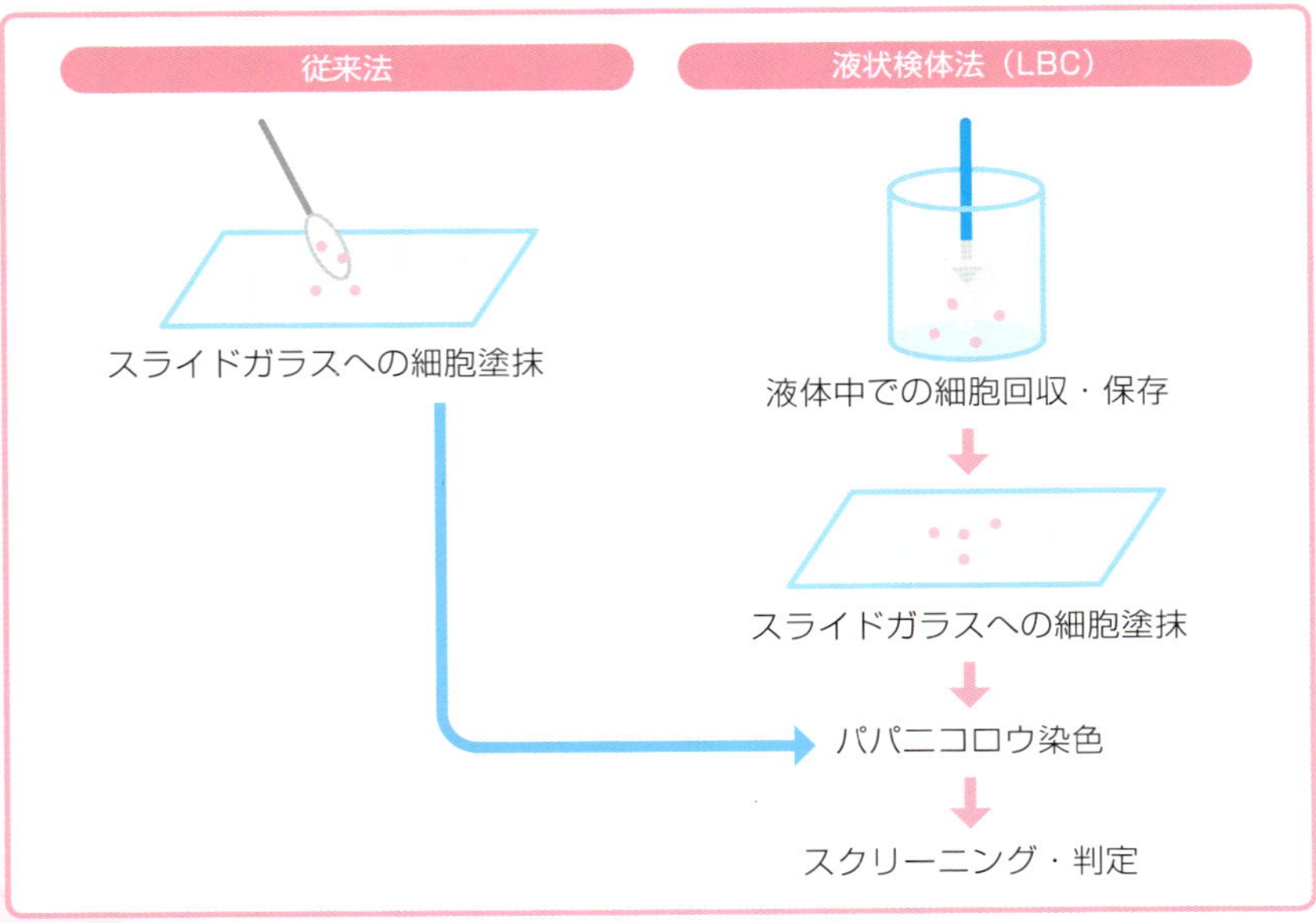

4 定位放射線治療とPETCT

1 PETCT検査とは

がん治療における効果的な検査方法の一つとして、ここでは図1のPETCT(陽電子放出断層撮影)について取り上げます。サイバーナイフによる定位放射線治療においては、最先端のPETCTという検査方法は切っても切れない関係にあります。

PETCTの特徴

PETCTは、PET(positron emission tomography)と呼ばれる検査方法と、CT(computed tomography)を合体させた検査装置です(図1)。

PETは、核医学検査とも呼ばれ、体内に微量の放射線同位元素を含んだ薬剤を投与し、その薬剤の集まる状態を画像診断によって探る方法です。言い換えると、生体機能の「はたらき」をみる検査といえるでしょう。

一方、CTは、X線を使って体の状態、つまり内臓の「かたち」を画像化します。この2つの機能が合体した装置が、PETCTです(図2)。

PETCTで撮影すると、全身の状態が1回で把握することができます。つまり、体の「はたらき」と「かたち」が同時に確認できるわけです。これが、この装置を使う最大のメリットです。

この方法で撮影した画像には、がんの部分は赤く表示されます。膀胱や腎臓など水分の多い部位や、脳や心臓といった活発に動く臓器は赤く表示されますが、必ず赤く表示される臓器はわかりますので、それ以外の赤い部分ががん化した病巣といえます。

画像診断の先進国である米国では、「PET First」(ペットファースト)といって、PETで診断することが何よりも大事であるという考え方が定着しています。

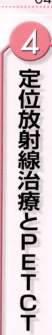

図1 PETCT

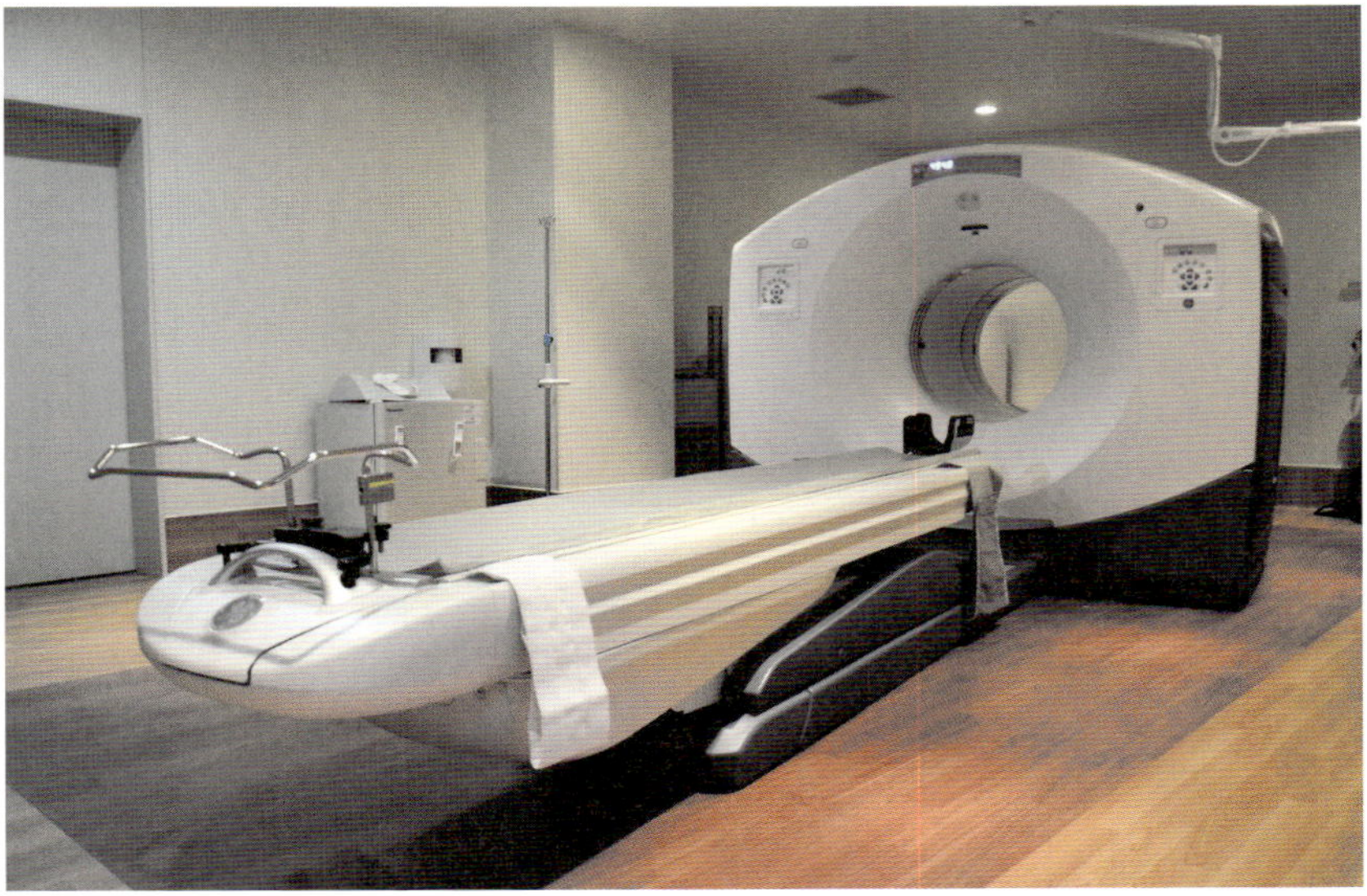

PETとCTがセットになっている

図2 PETCTの仕組み

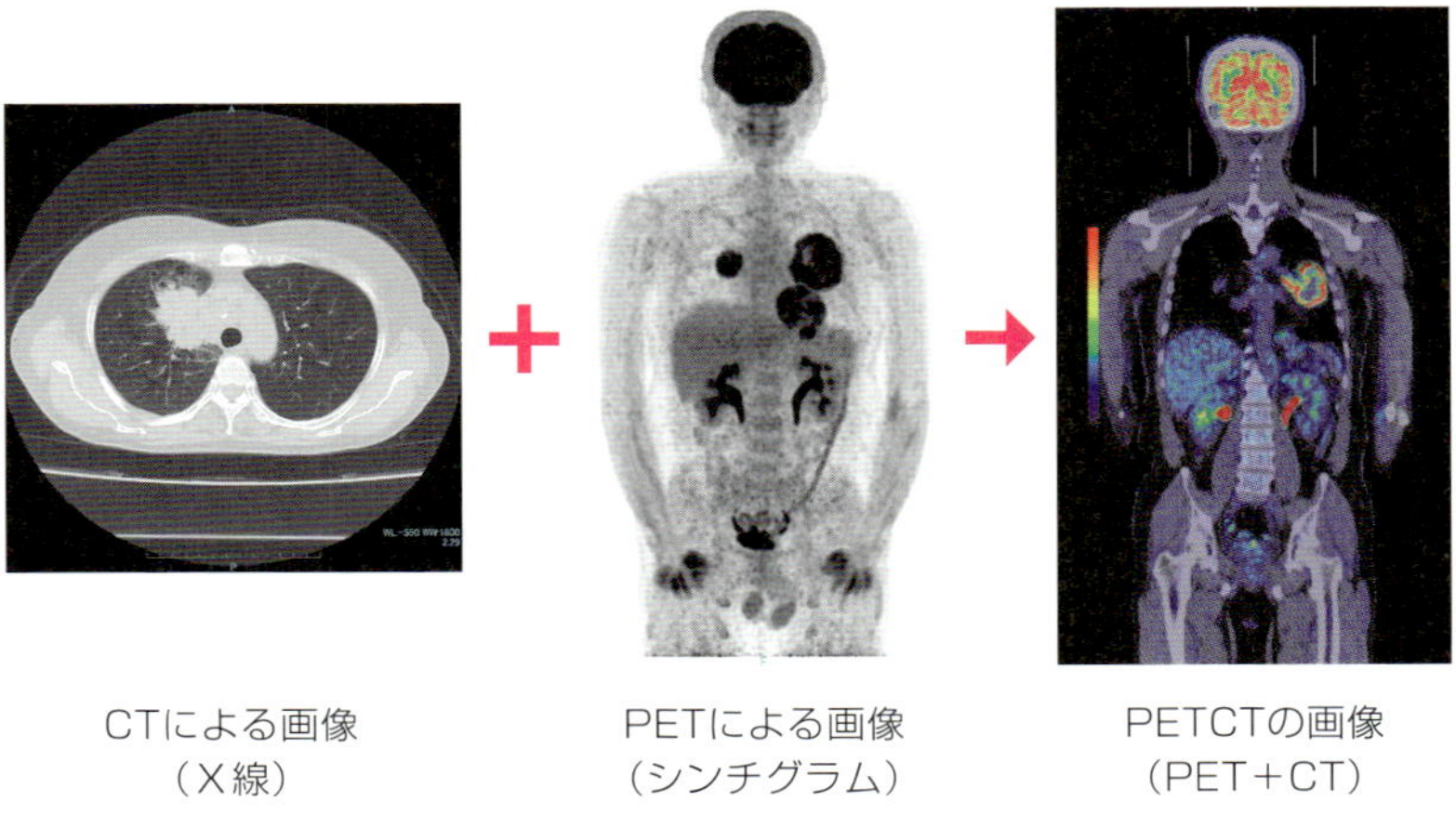

CTによる画像
（X線）

PETによる画像
（シンチグラム）

PETCTの画像
（PET＋CT）

放射線量の問題

PETCTをすすめる理由は、PETとCTを分割して検査するのではなく、一度に全身の状態をすべて確認できることにあります。

PETには、一方向から放射線を照射して病巣のできた部位を測定するSPECT（single photon emission tomography）と、放射線を二方向から照射するPET（positron emission tomography）があります。どちらも、RI（ラジオアイソトープ）の分布を測定し、画像化する診断方法です。現在では後者のPETを用いることが多いです。

CTは、体が輪切りにされた画像を目にする機会があると思いますが、X線を照射して体内を縦横輪切りで捉える方法です。

CTはX線を使用して検査を行いますので、被ばくを心配する患者さんもいると思われます。実際にCTによる被ばく量は、1回あたり約4ミリシーベルトとされています。この放射線量は、普段、私たちが日常生活を営むなかで浴びている放射線量の2・4ミリシーベルトと比べてみても、高度な線量でないことがわかります（図3）。

サイバーナイフの治療にあたっては、このような検査結果をもとに、治療データを作ります。ですから多くの例で、PETCTを受けていただくことになります。ただし、PETCTも万能ではありません。実は、病巣を測定できない部位や、病変の状態によってうまく画像化できないこともあります。たとえば、胃や膀胱といった部位は、病巣をみつけづらいとされています。

そのため、より精密に検査するために、細胞を採取して病理検査をしたり、MRなどの検査装置を用いて、病巣の特定をしたりするようにしています。

妊婦の場合は、胎児にX線の影響を受けることもありますので、もし妊娠している場合には、主治医と相談するのがよいでしょう。

図3 放射線量と体内への影響度

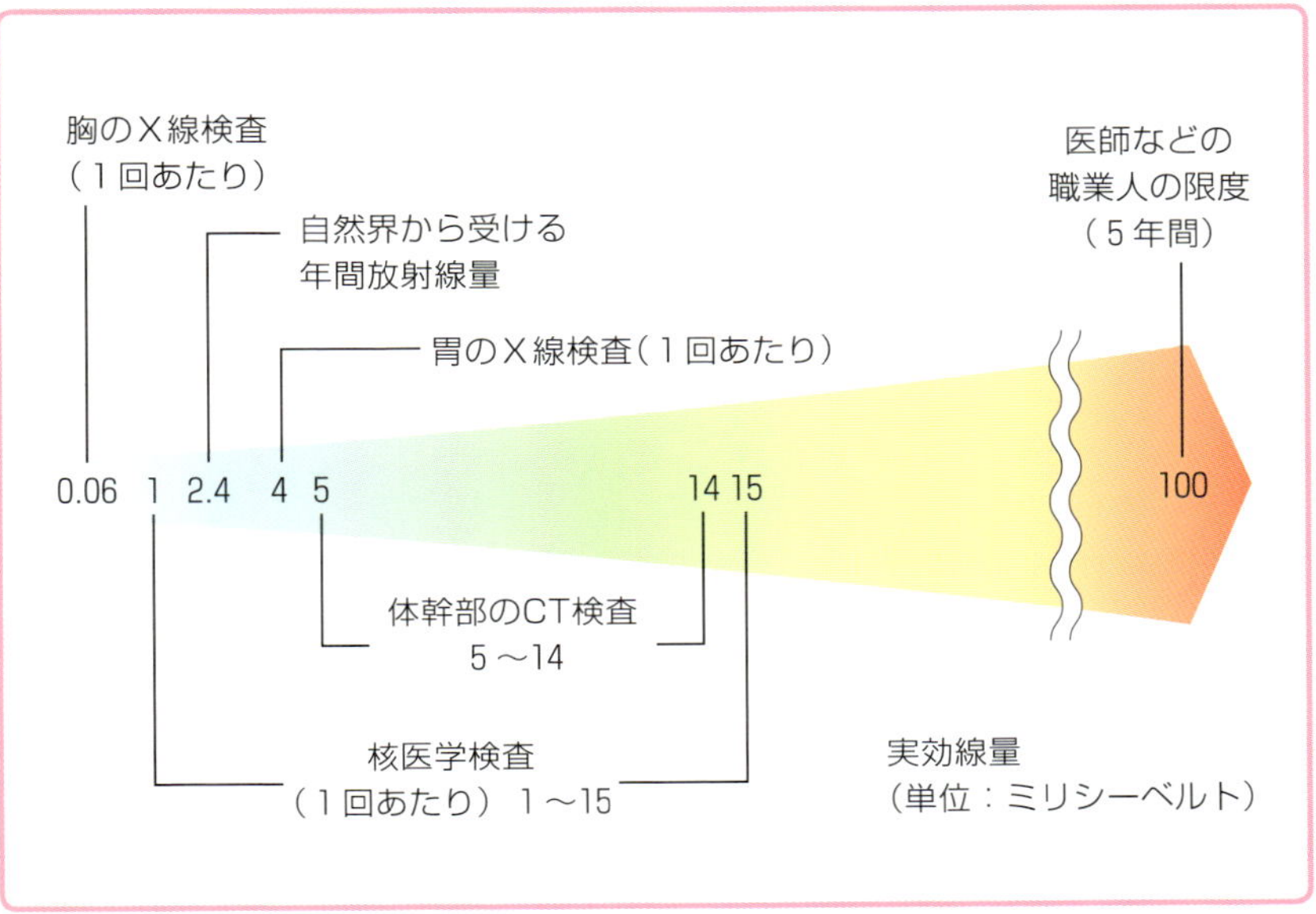

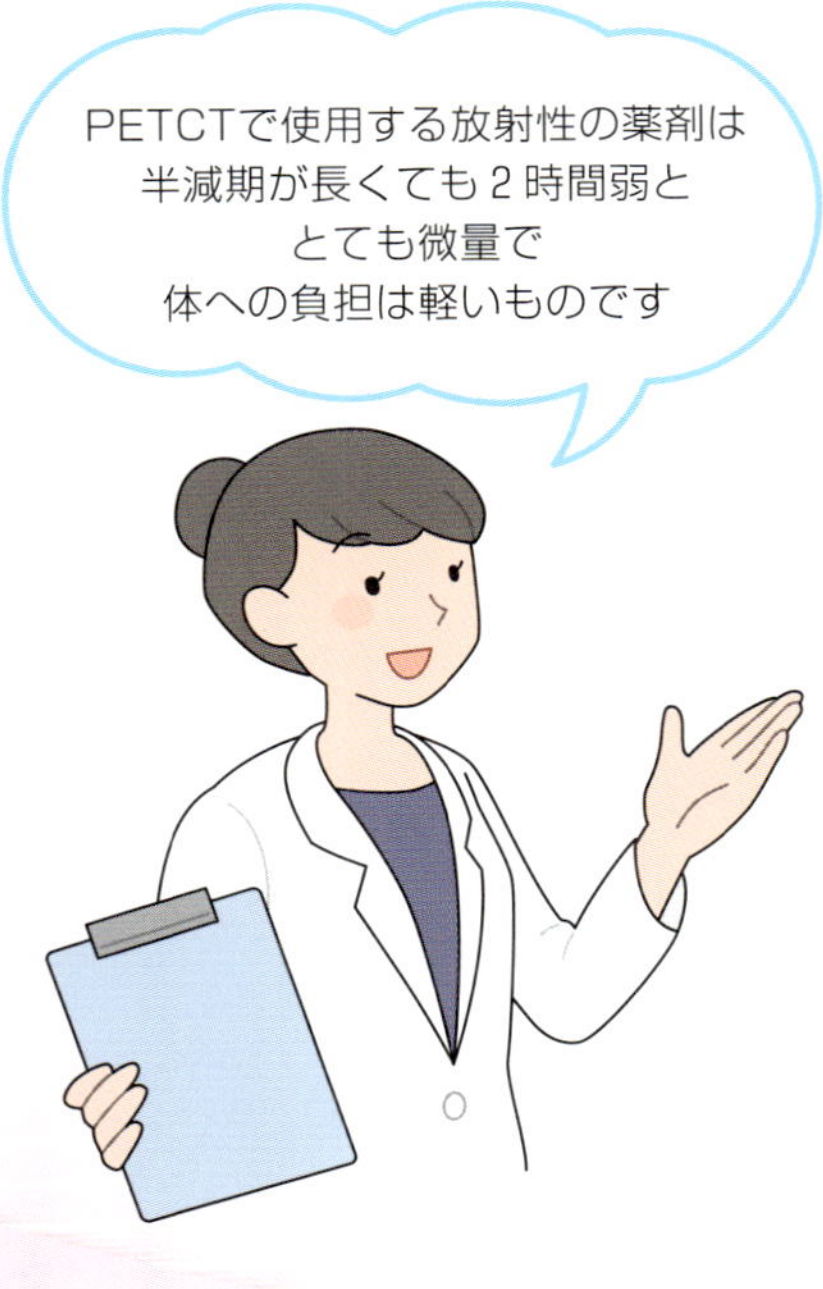
PETCTで使用する放射性の薬剤は
半減期が長くても2時間弱と
とても微量で
体への負担は軽いものです

名　称	半減期
^{11}C　（炭素）	20分
^{13}N　（窒素）	10分
^{15}O　（酸素）	2分
^{18}F（フッ素）	110分

2 定位放射線治療におけるPETCTの有用性

定位放射線治療に有効なわけ

サイバーナイフは、定位放射線治療という放射線治療法の一つです。全身に転移したがんを一つひとつつぶすには、サイバーナイフは大変有効な治療方法とされています。

サイバーナイフがその機能を発揮するのは、再発・転移性のがんに対してです。原発性のがんなら外科的手術や、化学（薬物）療法との併行治療は有効といえますが、転移性のがんなどは定位放射線治療が最も効果を発揮する治療方法ではないかと思われます。

転移性がんが発生する理由については、全身に血管があり、血管にがん細胞が入り込んでしまうと、全身のどこにがん細胞が定着するかわからないのです。乳がんを原発として、原発部位である乳房以外の肝臓や肺などに再発がみつかった場合、それ以外の臓器などにも遠隔転移している可能性が十分に考えられます。そのまま放置しておくと、がん細胞がさまざまな臓器に転移してしまい、結果的に最悪の状態に陥ることもあります。

そこで、サイバーナイフ治療にあたり、全身の状態を把握できるPETCTによる検査を行うことにより、サイバーナイフを有効に活用することができるわけです（図1・2）。

これまで、数多くの患者さんを診察し、サイバーナイフによる治療にあたってきましたが、PETCTにより別な部位にがんが見つかったケースは珍しくありません。

前述したように、米国では「PET First」という考え方が定着しているほど、PETの有用性が高く評価されています。

がんの発生した部分だけを治療するので、全体がどうなっているのか把握することが必要なため、PETCTが必要なのです。

図１ PETCTによる検査

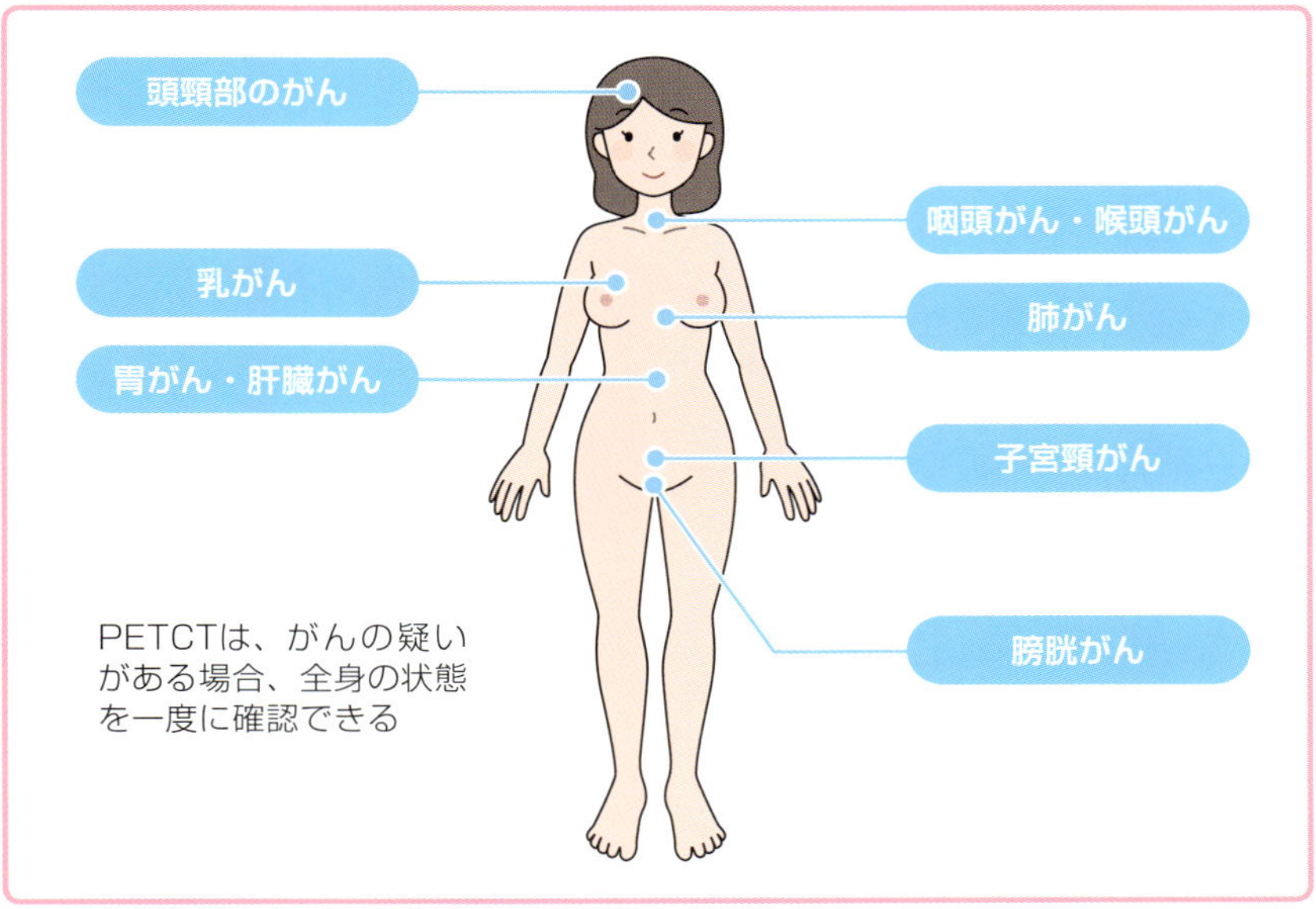

図２ 定位放射線治療におけるPETCTの有用性

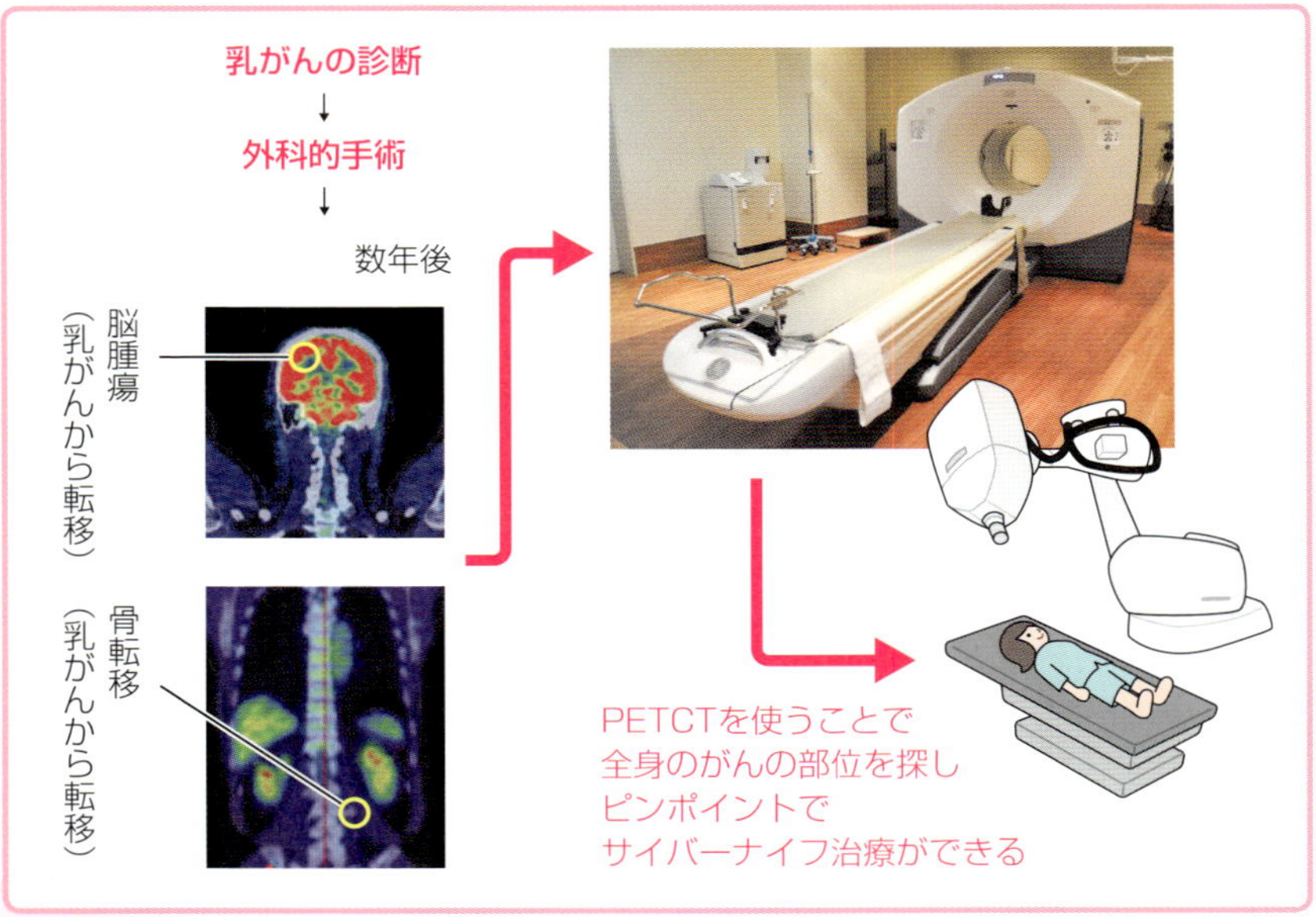

5 サイバーナイフ治療の有用性

1 サイバーナイフ治療とは?

ここからは、当院におけるがん治療で使っている、放射線治療機器の一つ、サイバーナイフについて解説します。

サイバーナイフとは、放射線治療装置の一つで、定位放射線治療（stereotactic radiotherapy：SRT）という治療に使われています。定位放射線治療とは、文字通り病変の〝位置〟を正確に定めて（確定して）、その位置にある病変だけを、集中的にしかも正確に放射線を照射し、壊滅（もしくは死滅）させる方法です。

定位放射線治療を行うための装置にはサイバーナイフのほか、ガンマナイフ、リニアックといった放射線治療装置があります。

サイバーナイフには、4つの大きな特徴があります。それは、

①低侵襲性であること
②高性能であること
③治療自由度があること
④フレキシブルに対応できること

ということです（図3）。

サイバーナイフという名称から、「コンピュータを使ったナイフのこと?」と思われる人もいるでしょうが、この名称からだけでは理解するのが難しいでしょう。

実際の治療ではメスを使うことはありません。コンピュータを使って治療計画図を作成し（図1）、がん細胞に対してどの方向から、どの程度の放射線を照射するかという計算をします。

ナイフという名称を使っていますが、この治療は放射線による超極細なビームを放出し、がん細胞をやっつけるというイメージです（図2）。

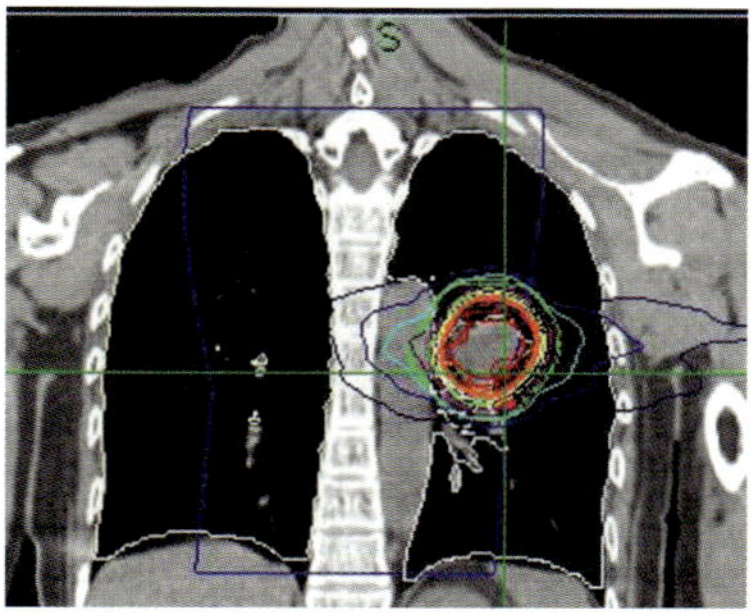

図1

CT治療計画図

左の気管分岐部に赤い線で囲まれている部位が治療の標的になる腫瘍病変を示す

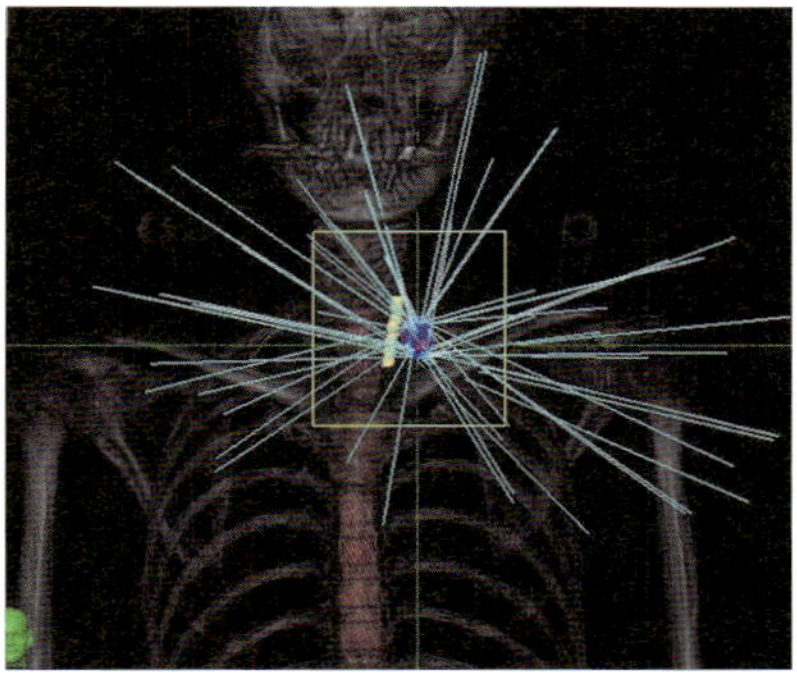

図2

サイバーナイフの照射イメージ図

サイバーナイフの治療は、治療計画図で指定された標的（腫瘍）の部位にだけ、周囲の大切な組織を守りながら、１本１本は細く大変弱い線量の放射線を、いろいろな方向から標的を目がけて集中して照射する。集光照射とも呼ばれている

図3 **サイバーナイフ４つの特徴**

低侵襲性である
痛みが伴わず
治療もつらくない

高性能である
追尾追跡システムによる病変部を的確にとらえるシステムを搭載

フレキシブルに対応できる
1,200もの方向から照射できるロボットアームを使用

治療自由度がある
数日間の分割による照射が可能

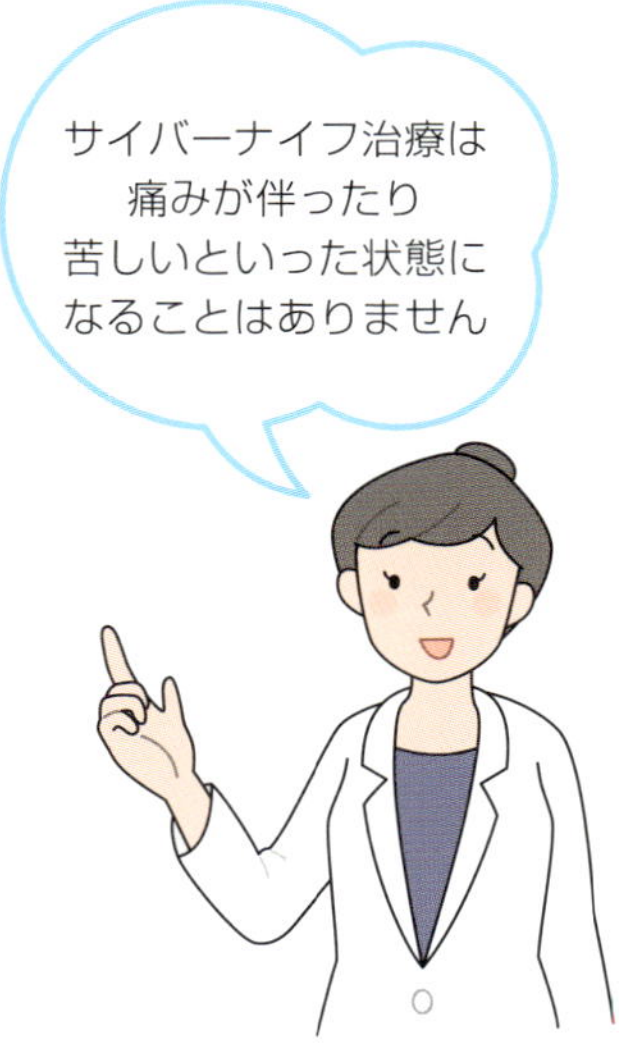
サイバーナイフ治療は
痛みが伴ったり
苦しいといった状態に
なることはありません

サイバーナイフの構造

サイバーナイフ（図4）は、いくつかの構造物で構成されています。

サイバーナイフ本体は、自動車などを製造する工場で使われているようなロボットアームと呼ばれる機械の先端に、放射線（X線）を照射する直線加速器がついています。この先端から放出する放射線の太さは、病巣のある部位や大きさ、質量などによって変えることができます。直線加速器の先端にコリメータと呼ばれる放射線の太さを調整できる機器がついていて、こちらで太さを調整します（図5）。

患者さんは、設置されたベッドに横になるだけで、あとはサイバーナイフが治療計画図にもとづいて、データどおり病巣に対して放射線を照射します。

サイバーナイフはとても細いペンシルビームを病巣に放射します。もし仮に病巣からずれても、確実に病巣部に照射するために、天井に2つのエックス線の装置が設置され、床にある画像検出器で病巣の位置を測定し、位置データを認識できるようになっています。

治療の最中に体が動いたとしても、サイバーナイフには病巣を自動的に追尾できる追尾機能システムが備わっていますので、病巣から大きく外れる心配はありません。

また、治療の前に患者さんの病巣近くに金マーカーを埋め込む場合もあります。このマーカーを追尾し、がん細胞に向かって確実に放射線をあてるわけです。

治療中は放射線技師が室外で作業をしていますので、室内は患者さん一人になります。室内はいたって静かで、サイバーナイフの動く音しか聞こえません。

サイバーナイフは、放射線治療装置ですから、痛みを伴うことはありません。また、1回の治療時間も30分程度で済みます。

頭頸部などに病巣がある場合、患者さんが動かないようにプラスチック製のガードを取り付けますが、とくに息苦しいとか、痛みを伴うことはありません。

図4 サイバーナイフ

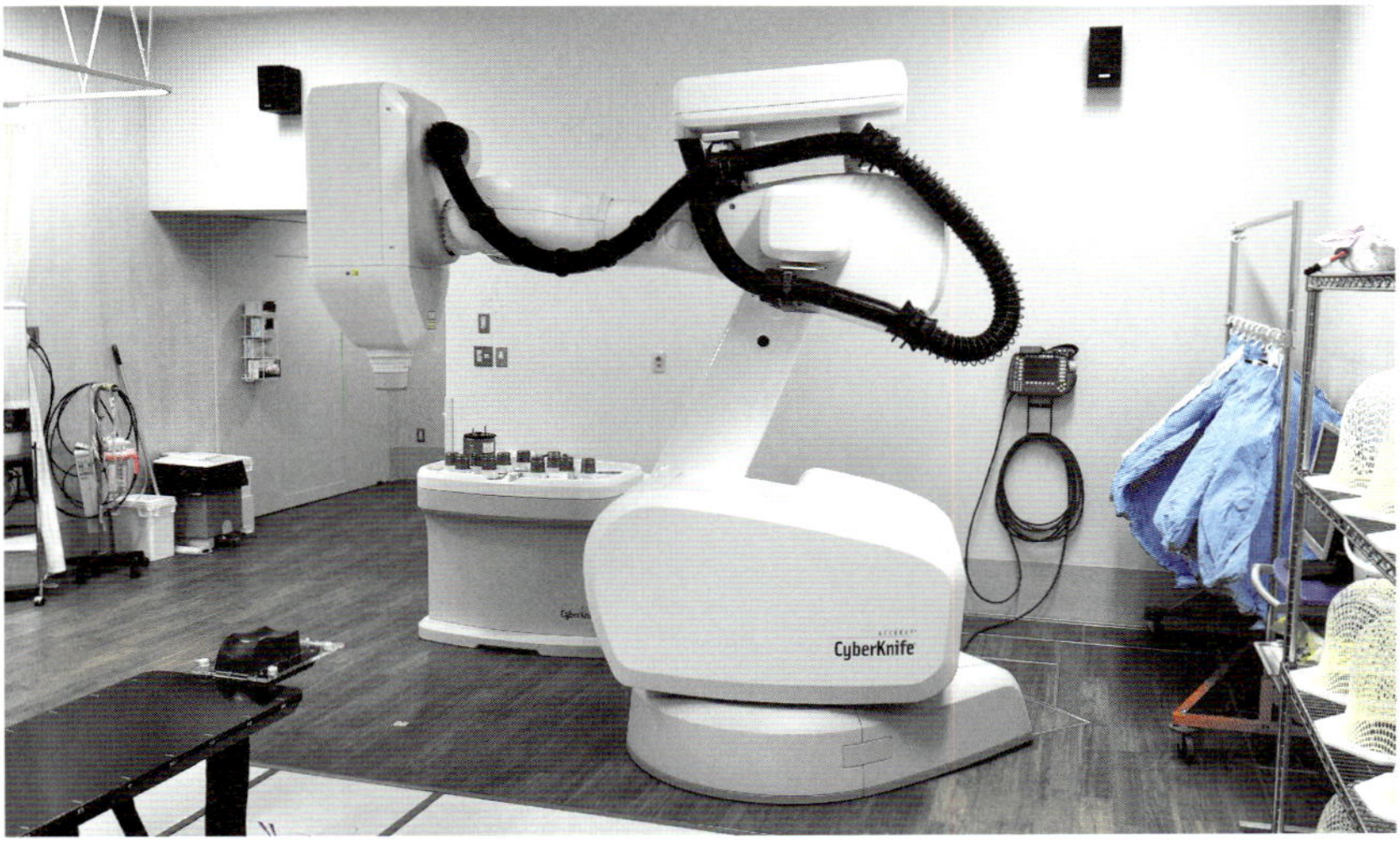

図5 サイバーナイフの主な構造

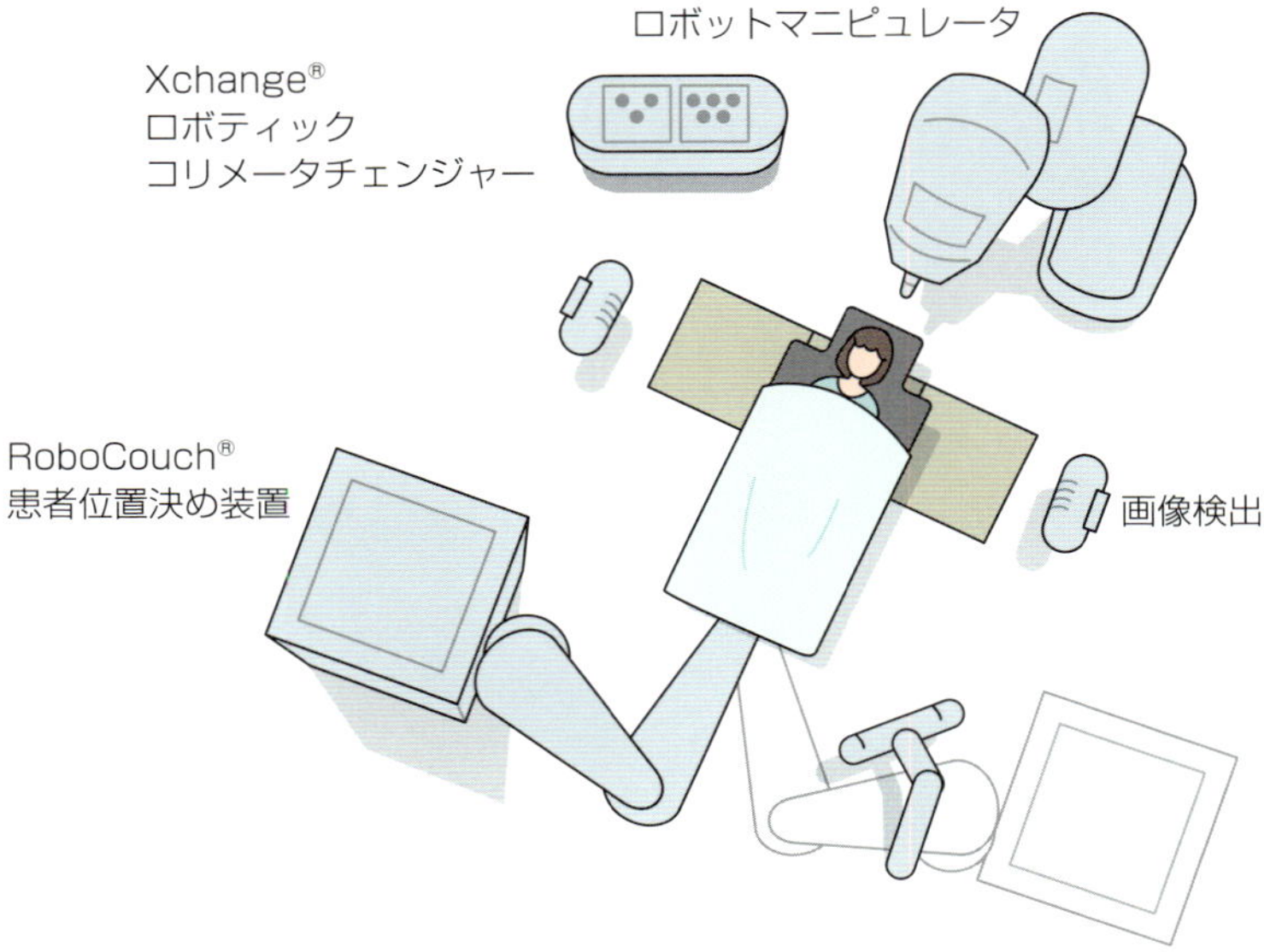

2 サイバーナイフが対応できる部位

保険適用は限定されている

サイバーナイフは米国人でスタンフォード大学名誉教授のジョン・アドラー博士が考案・開発しました。アドラー博士の専門は脳神経外科で、当初は頭蓋内や頭頸部といった部位の治療装置として使用されていました。その後、頭蓋内や頭頸部以外の体幹部の治療においても使われるようになり、その有効性が次第に注目されるようになりました。

現在、日本では、頭蓋内および頭頸部の腫瘍、5㎝以下の原発性および3個以内の転移性による肝がんや肺がん、脊髄動静脈奇形、前立腺がんについては、保険適用によりサイバーナイフの治療を受けられるようになりました（図1）。

定位放射線治療を受けたい患者さんは、こうした部位のがん治療には保険が適用されますので、治療を受けやすくなったといえます。これ以外の部位については、一般的に保険外による治療になります。保険適用外であっても、体幹部についての治療実績も年々、着実に積み上がっています。

当院における5年間のサイバーナイフ治療の状況をみると、最も多く治療をした病変は疼痛を伴うことの多い骨転移（1，502＋96＝1，598例）と各種リンパ節転移（1，458例）でした（図2）。その割合は、この2つで半数弱（47・4％）を占めています。脳神経、頭頸部、肺・気管・縦隔、肝・胆・膵などの原発の病変の治療も少なくないのですが、本書のテーマである乳がん、婦人科腫瘍も含めて、原発病変そのものよりは、骨転移やリンパ節転移などの転移病変が多いことがわかります。

定位放射線治療の費用は、1つの病気に対する一連の治療が63万円です。したがって、保険適用の場合は、3割負担で約19万、1割負担では約6万円で受けることができます。

図1 定位放射線治療における保険適用範囲

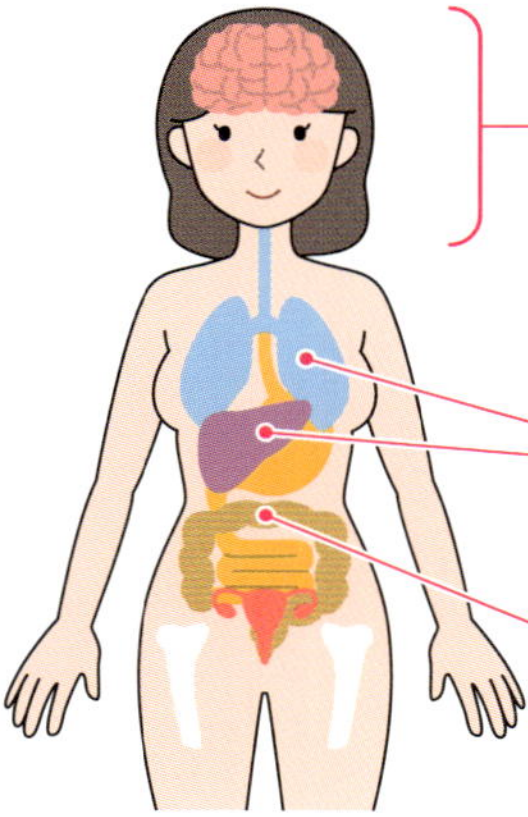

頭頸部など
- 頭頸部腫瘍（頭蓋内腫瘍を含む）および脳動静脈奇形
  ※個数および大きさ、原発および転移等の状態は問われない
- 原発性の肺がんおよび肝がん
  （直径5㎝以内で転移性がない）
- 転移性の肺がんおよび肝がん
  （直径5㎝以内で3個以内、他に病巣がない）
- 脊髄動静脈奇形
  （直径が5㎝以内）

など

図2 当院における治療実績

部位別集計（2012.8.1～2017.8.31）

	症例数	総件数（分割照射数）				症例数	総件数（分割照射数）		
		入院	外来	合計			入院	外来	合計
脳・髄膜・脳神経	1,655	2,485	1,545	4,030	泌尿器系腫瘍	59	197	360	557
眼および付属器	17	49	34	83	後腹膜・腹膜	33	97	121	218
頭頸部	316	1,362	851	2,213	副腎	36	61	151	212
食道	15	135	52	187	造血器・リンパ系腫瘍	1,458	2,749	3,715	6,464
消化器（食道を除く）	25	98	136	234	軟部組織	110	180	231	411
肝・胆・膵	219	648	882	1,530	皮膚	14	17	44	61
肺・気管・縦隔	731	1,618	2,626	4,244	骨（体幹）	1,502	2,884	2,171	5,055
乳房	54	112	210	322	骨（四肢・肩甲骨）	96	151	99	250
婦人科腫瘍	36	108	167	275	その他	77	234	218	452
					合計	6,453	13,185	13,613	26,798

症例数

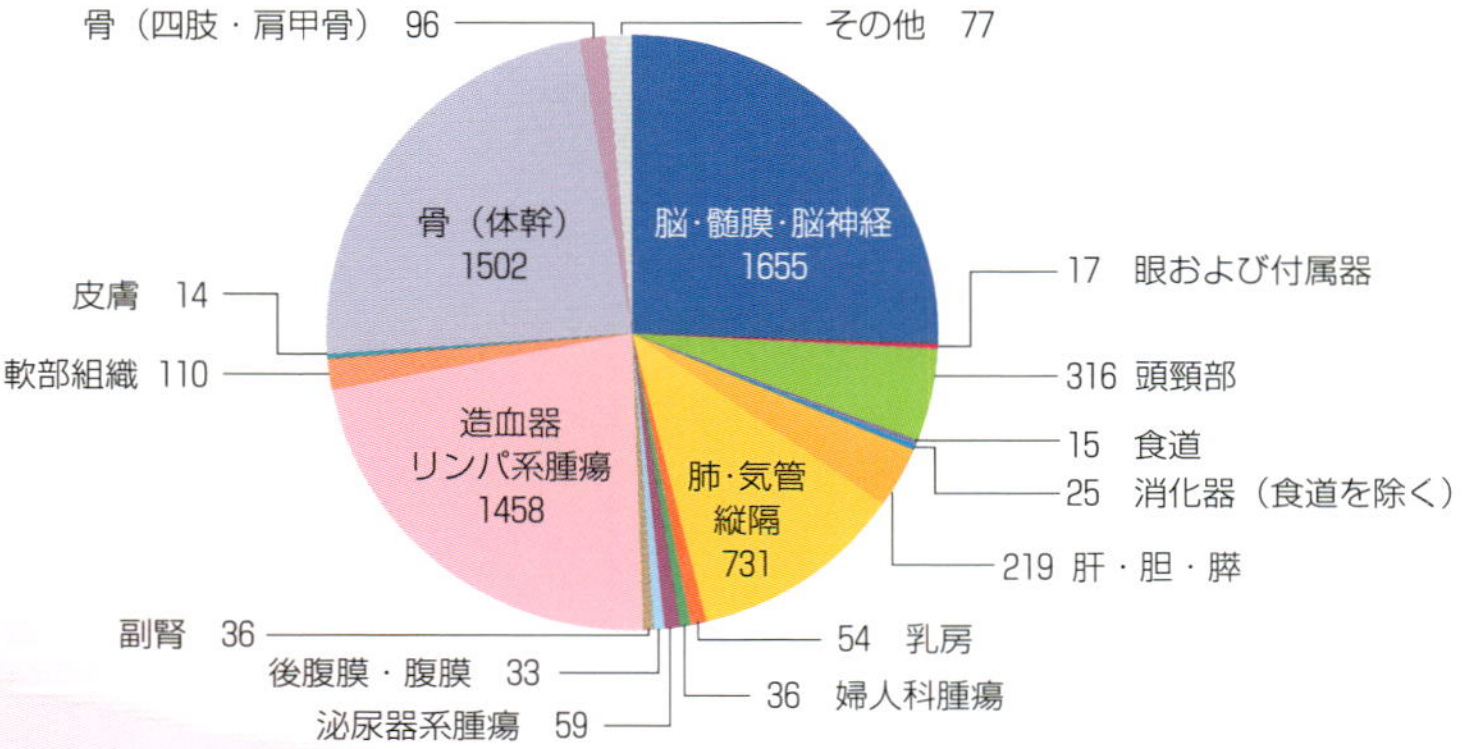

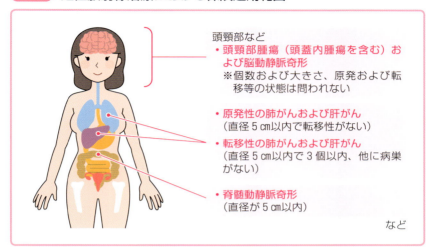

■他の放射線治療との違い

よく、「サイバーナイフと他の放射線治療とは何が違うの？」という疑問を耳にします。確かに、放射線治療にはさまざまな種類があるので、どういった基準で治療方法を選択したらよいのか、わからないかもしれません。

わかりやすく説明すると、放射線治療には、体内から治療する内部放射線治療と、外部放射線治療に大別できます。さらに、外部放射線治療は粒子線を使う場合と、光子線（X線、ガンマ線など）を使う場合とがあり、サイバーナイフはX線を使う装置なので光子線に該当します。これには、サイバーナイフ（図3）のほか、ガンマナイフ（図4）やリニアック（図5）なども含まれます。

なかでもサイバーナイフは、高精度放射線治療の一つになります。高精度放射線治療とは、ＩＴ技術やコンピュータによって、健康な細胞への影響を最小限にとどめ、病巣に対して正確に放射線を照射することができる、高度な知識と医療技術を駆使した治療をいいます。

この高精度放射線治療には、サイバーナイフのほか、三次元原体放射線治療（３Ｄ-ＣＲＴ）、強度変調放射線治療（ＩＭＲＴ）、画像誘導放射線治療（ＩＧＲＴ）といったものがあります。

サイバーナイフの特徴は前項で説明したとおりですが、他と違う主なところは、少数回の分割照射ができること、ペンシルビームで正確に照射できること、低侵襲であることなどがあげられます。

また、サイバーナイフに取り付けたアームは、全方位２７０度にわたり自由に動かすことができます。病巣を的確に、元気な細胞や血管等にできるだけ影響を与えない角度からX線を照射できることも、大きな特徴です。

どのような装置を使って治療するかは、主治医とよく相談し、検討することが必要です。

図3 サイバーナイフ

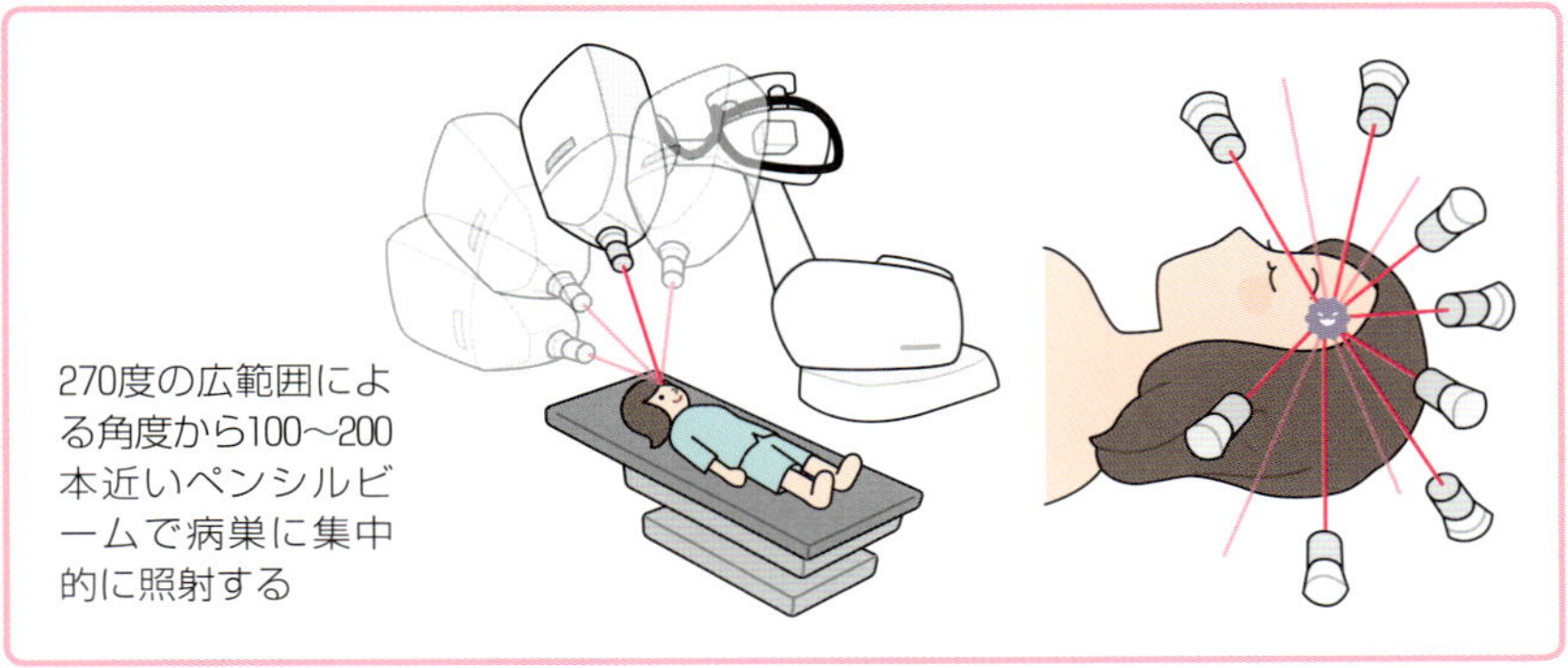

270度の広範囲による角度から100〜200本近いペンシルビームで病巣に集中的に照射する

図4 ガンマナイフ

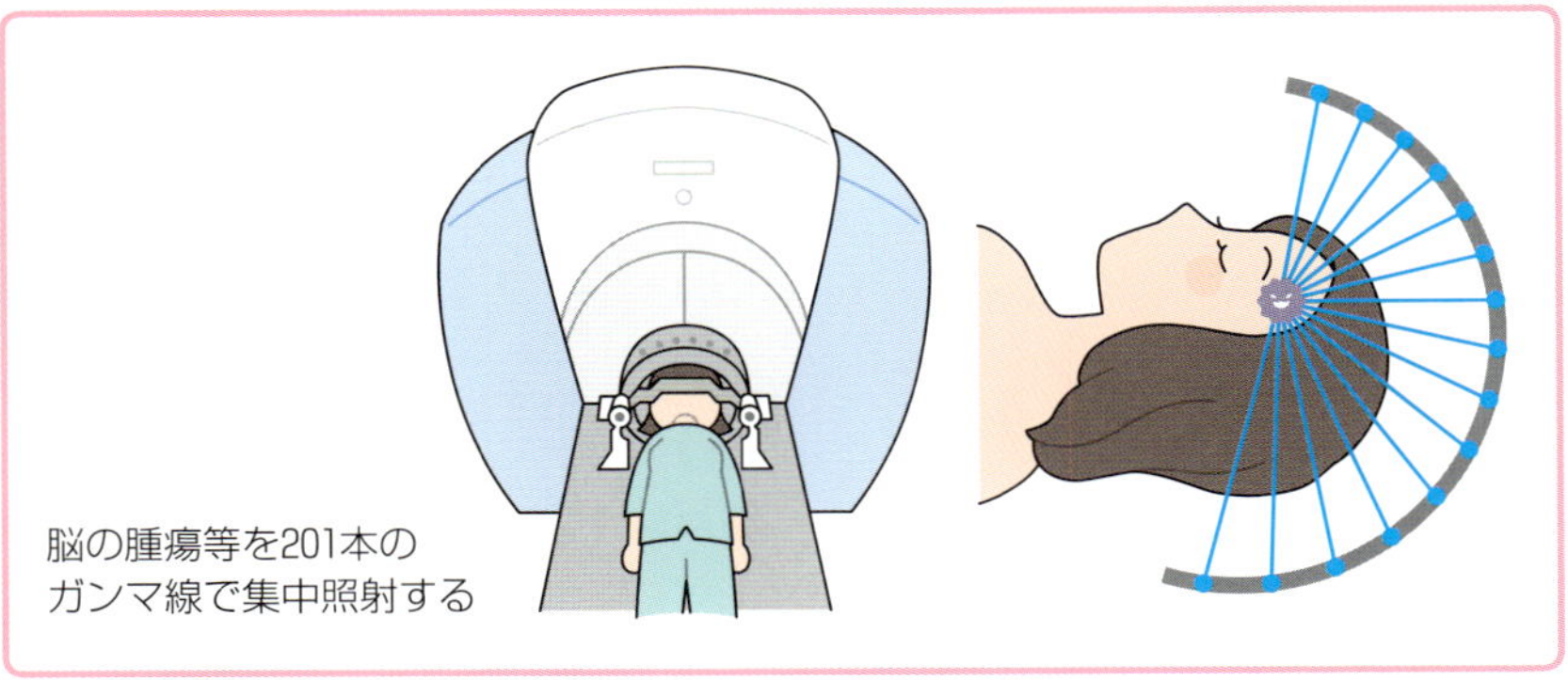

脳の腫瘍等を201本のガンマ線で集中照射する

図5 リニアック

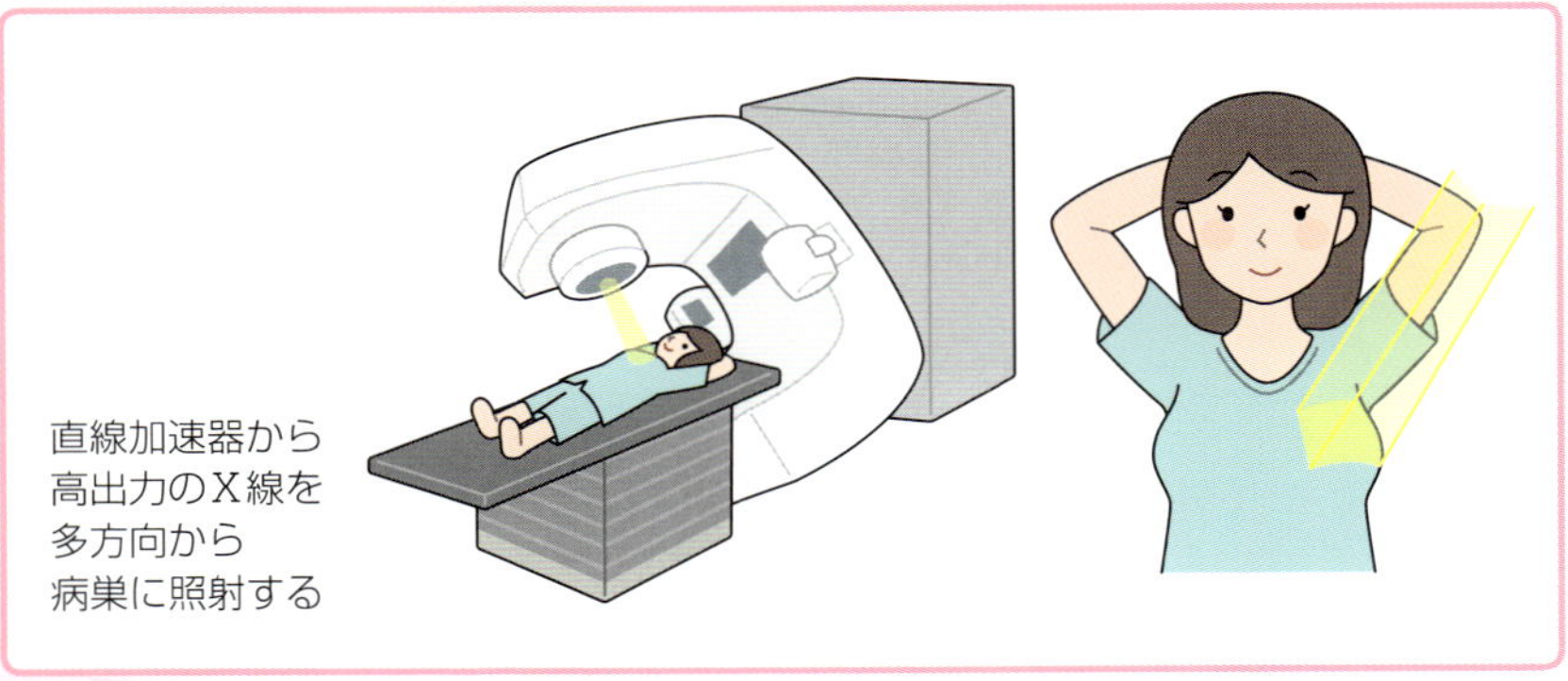

直線加速器から高出力のX線を多方向から病巣に照射する

6 サイバーナイフ治療事例

1 乳がんの治療事例　70歳代

病名：乳がん、大きな脳転移

症状

Iさんは10年前に、都内の総合病院で右乳がんと診断され、手術治療を受けました。摘出した乳がん標本の組織検査の結果、ホルモン反応性の乳がんであるとの診断結果が確定しました。

そのため、術後の9年間はホルモン治療が続けられ、同院で経過をみていました。

乳がんの手術から9年が経過して、特に乳がんによる再発や症状もなかったことから、続けていたホルモン治療をいったん、やめることになりました。

ところが治療をやめてほどなく、昨年の12月頃より、Iさんはよく頭痛を訴えるようになりました。加えて、言葉が出にくくなり、話しづらそうにしていたIさんでしたが、次第に会話ができなくなってきました。

言葉の障害とともに、周辺の物事や人物を認知することも難しくなり、まるで認知症のような症状を現すようになってきました。

さらに、1人での歩行は可能ではあるものの、右半身、とくに上肢の麻痺が軽度ながらみられるようにもなってきました。

年が明けた1月、総合病院の脳神経外科を受診し、MRにより検査をしたところ、大きな多発する脳腫瘍がみられました。診断結果は、転移性の脳腫瘍ということでした（図1）。

Iさんは、脳腫瘍の治療を受けるため、当院のサイバーナイフ外来に家人に連れられて、車椅子に乗って来院されました。

図1 症状の経緯

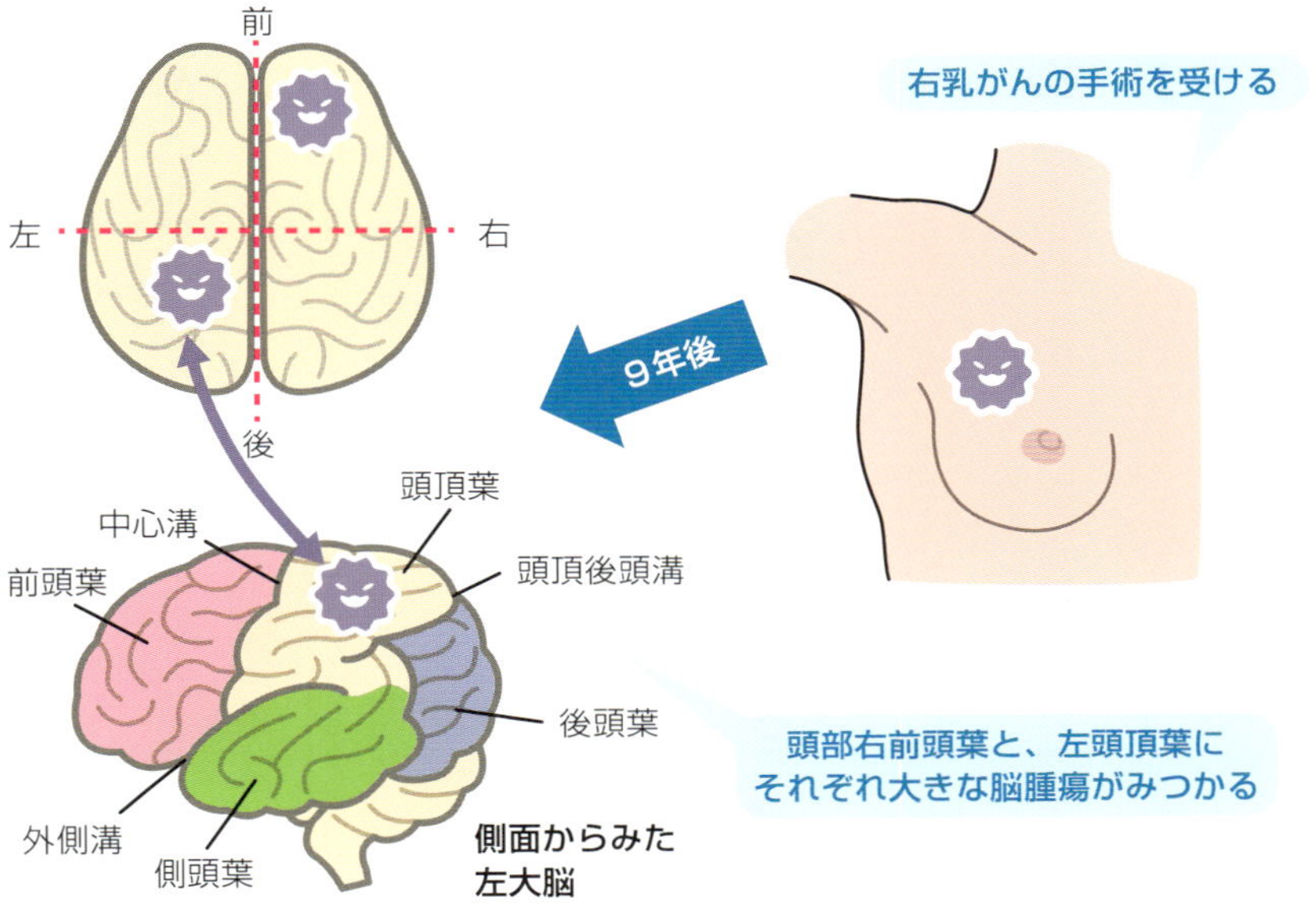

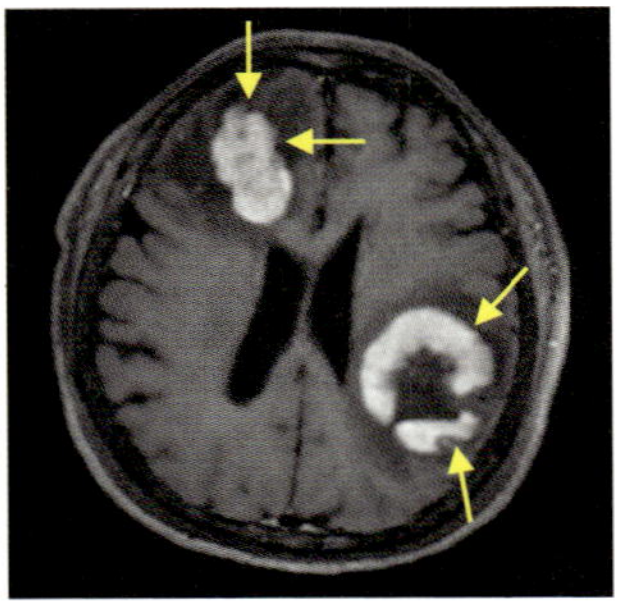

図2
治療前のMR（軸断像と冠状断像）。右の前頭葉と左の頭頂葉に周辺に脳浮腫を伴う大きな転移性脳腫瘍がみられる

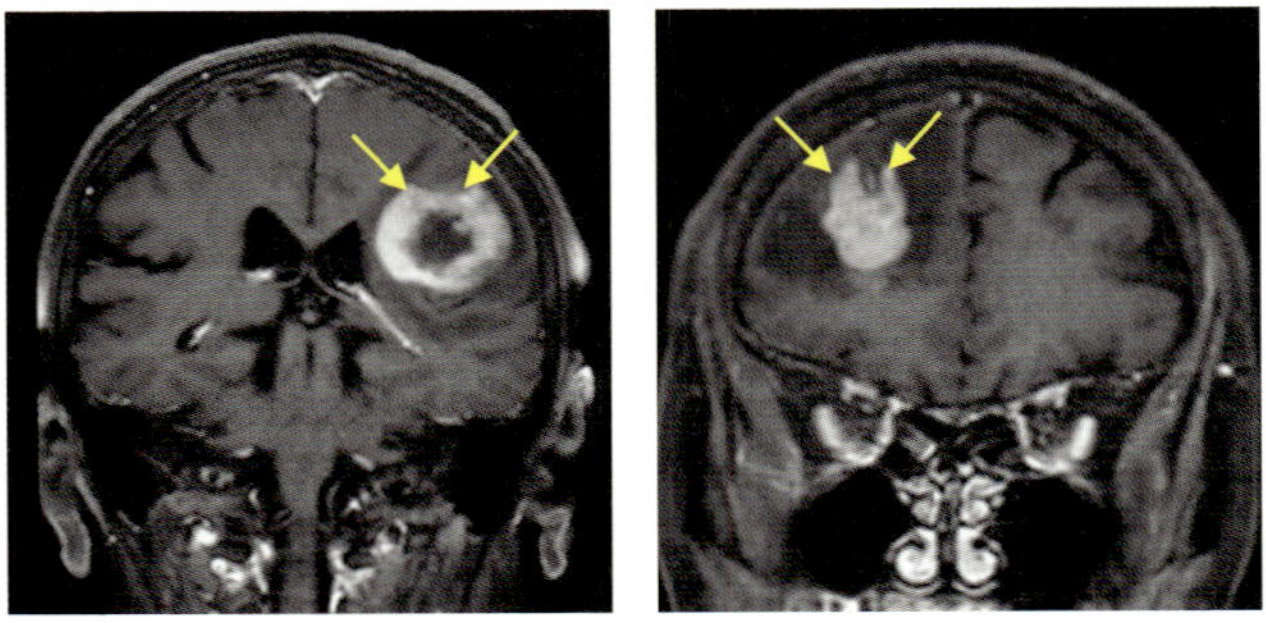

治療経過

診察をしたところ、Iさん本人は言葉が自発的に出てこない運動失語症のほか、明らかな認知機能低下を伴っており、意味のある会話が困難な感覚失語症の状態に陥っていました。

右の下肢に強く、また上肢にも半身不全麻痺がみられました。Iさんは、書くことがうまくできない失書、計算ができない失算、右左がわからない左右失認、指の名前が認識できない手指失認と、4つの症状が揃う、いわゆる「ゲルストマン症候群」であることも確認できました。

脳神経外科の診断に沿ってまず、脳転移の治療を実施するべく、MR（図2）とCT（図3・4）を実施しました。その結果、右の前頭葉と左の頭頂葉に大きな転移性腫瘍がみられ、それぞれに強い脳浮腫が伴っていました。

CTとMRを用いて治療計画図を作成して、左の頭頂葉にある約33ccもの体積の転移性脳腫瘍は5日間5分割で、右の前頭葉の約12ccの体積の転移性脳腫瘍を3日間3分割で、それぞれ治療を実施しました。

治療計画図には、いくつもの線が描かれています。赤い線で囲んだ部分が腫瘍の主たる部位です。それ以外の外縁も放射線の影響を受けることから、患部に対してどの方向から照射すべきかを、治療ソフトを使って計算し、作成します。

また、サイバーナイフの治療と併行して、全身の乳がんの状態を確認するために、PETCT（図5）を撮りましたが　脳転移以外に原発の乳がんの再発、転移はみられませんでした。

ゲルストマン症候群

脳内の角回および縁上回と呼ばれる部分に病変がある場合に起こる、4つの特徴的な症状のこと。4つの症状の特徴は、失書、失算、手指失認、左右弁別障害と呼ばれる症状が同時に現れる。通常、この症状が現れるのは、脳内で何からの疾患が原因として起こっていることが考えられる。

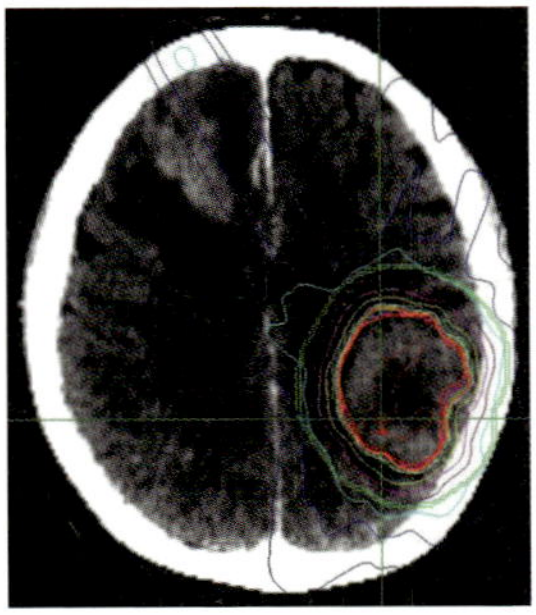

図 3

CT治療計画図（軸断像と矢状断像と冠状断像）。赤い線で囲まれている部位が正確に放射線を照射する標的の左頭頂葉の脳転移を示す

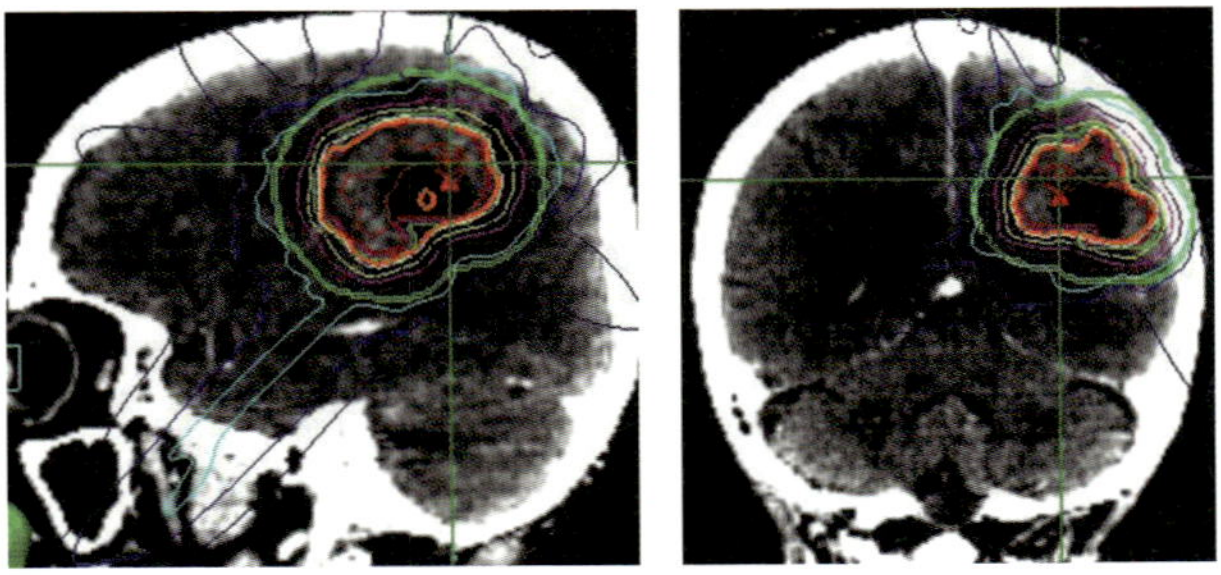

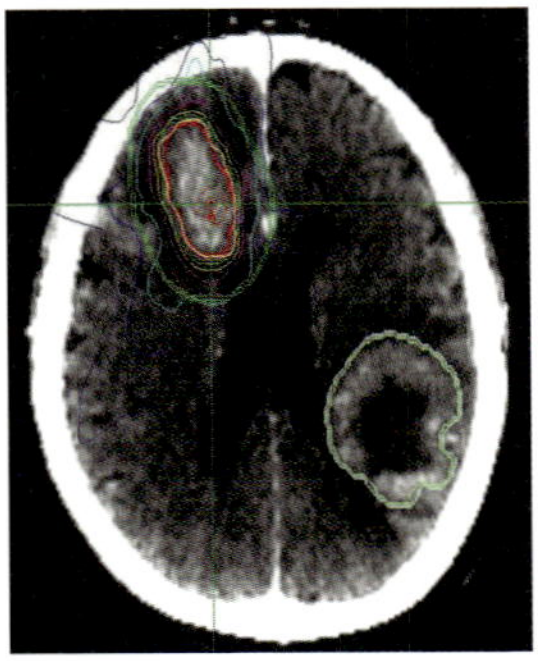

図 4

CT治療計画図（軸断像と矢状断像と冠状断像）。赤い線で囲まれている部位が正確に放射線を照射する標的の右前頭葉の脳転移を示す

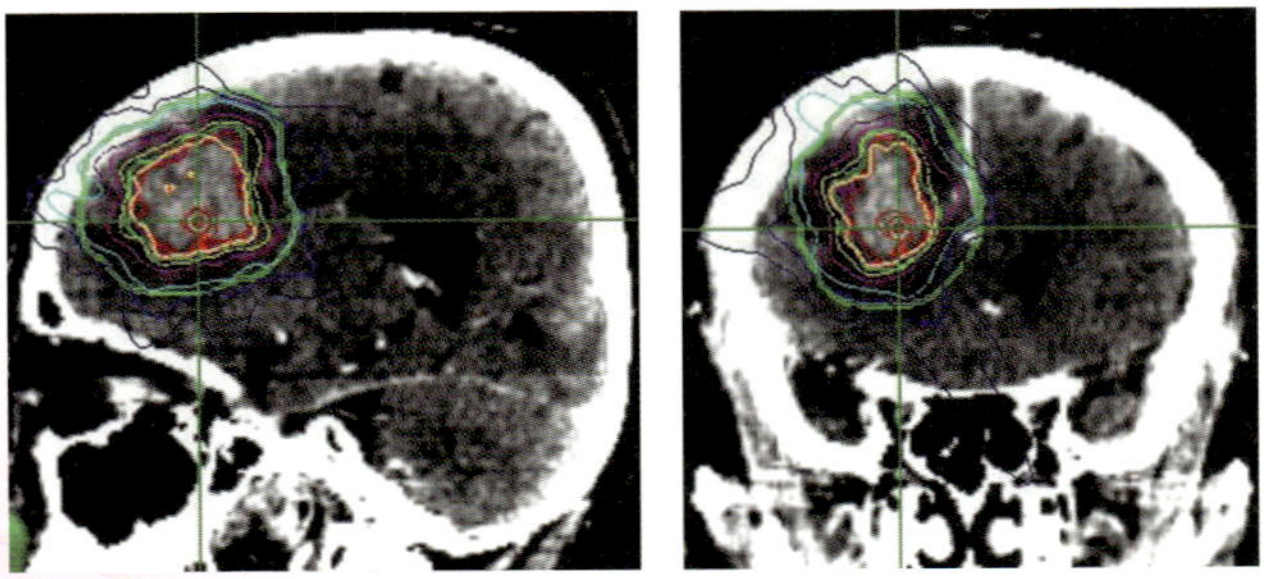

治療後

Iさんは、自宅から通院することが困難なことから治療後も入院してもらい、治療を終えてから約1ヵ月の間、運動麻痺や言語機能のリハビリテーションを行いました。

リハビリを始めて約1ヵ月を経過した頃より、Iさんは運動や言語、さらに認知機能について明らかな回復をみせ始めたので退院となり、自宅療養することになりました。

治療から4ヵ月が経過したときに外来で来院したIさんの状態をMR（図6）で撮ったところ、治療前の大きな左右の脳転移やそれに伴う脳浮腫は、消退しているのが確認されました。

現在は、乳腺外科医の診察や腫瘍マーカー測定（参考）も異常はみられないことが確認されています。

今後も定期的に通院してもらい、関係各科が経過を観察する予定になっています。

参考　乳がん・子宮がんに関係する主な腫瘍マーカー

病名	略称	腫瘍マーカー名	基準値
乳がん	CA-125	糖鎖抗原125	35.0U ／ml以下
	CA15-3	CA15-3	25.0U ／ml以下
	CEA	癌胎児性抗原	5.0ng／ml以下
	NCC-ST-439	NCC-ST-439	7.0U ／ml以下
子宮頸がん	βHCG	ヒト絨毛性ゴナドトロピンβ分画コア定量	非妊婦女性：3mIU／ml以下 妊娠4週　：1,100mIU／ml 妊娠9週　：91,500mIU／ml
	SCC	扁平上皮癌関連抗原	1.5ng／ml以下
	STN	シアリルTn抗原	45.0U ／ml以下
子宮体がん	βHCG	ヒト絨毛性ゴナドトロピンβ分画コア定量	同上
	SCC	扁平上皮癌関連抗原	〃

＊腫瘍マーカーとは、体内でがん細胞などが発生した場合、がん細胞から生じたり、がん細胞に影響を受けて正常細胞から血液中に流れ出したりする、特異性の高い物質のこと

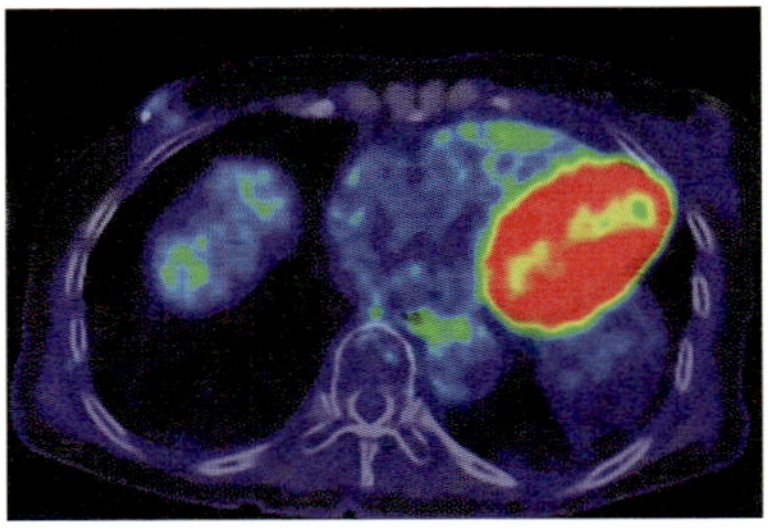

図5

PETCT（頭部の軸断像、矢状断像と胸部の冠状断像）。PETCTは脳転移の治療と併行して全身の原発がんの状態をみるべく実施されたが、脳転移以外に全身のがん再発はみられなかった

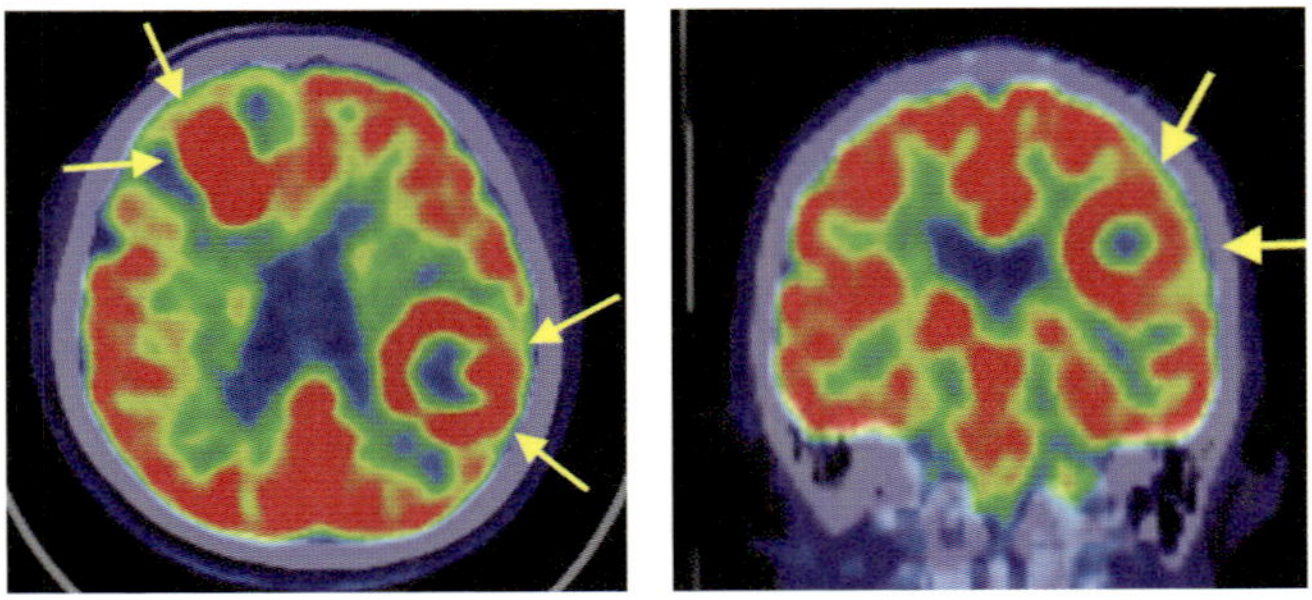

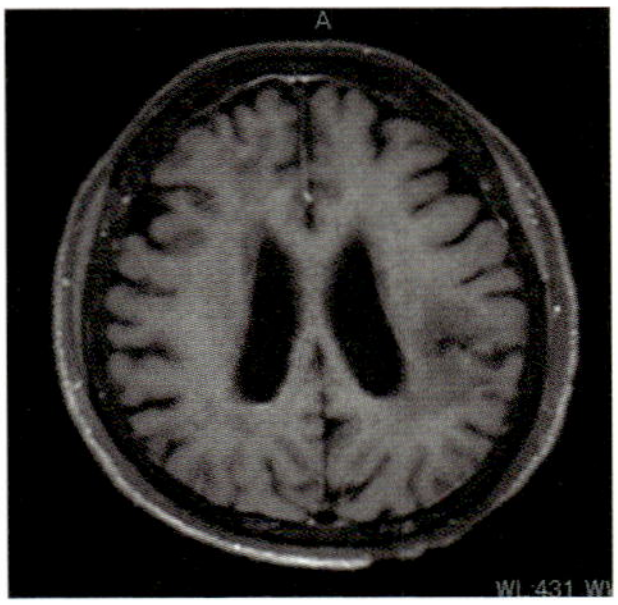

図6

治療から4ヵ月後のMR（軸断像と冠状断像）。治療前にみられた右前頭葉と左頭頂葉の大きな転移性脳腫瘍や脳浮腫はほぼ消退した

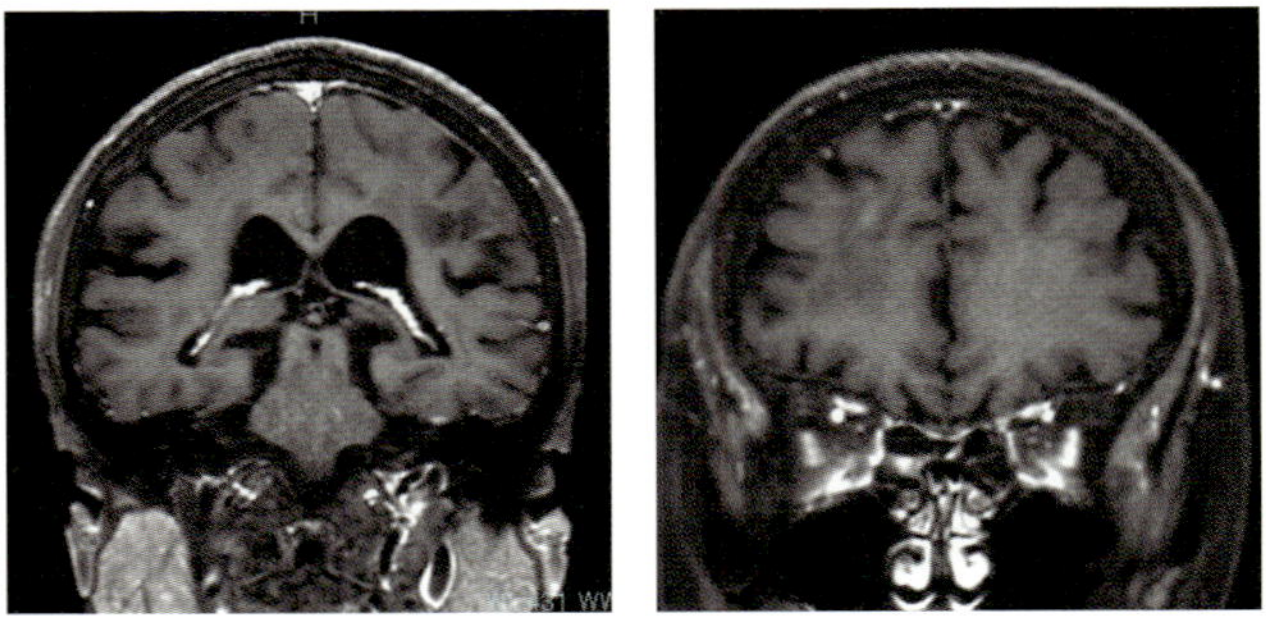

2 乳がんの治療事例 50歳代

病名：手術摘出した対側の乳がん再発

症状

Nさんは元気な主婦で、4年前に左の乳腺腫瘤に自分で気づき、近所の総合病院の乳腺外科を受診しました。検査をしたところ乳がんの診断が確定したことから、近隣の国立病院の乳腺外科において左乳房全摘とセンチネルリンパ節(図1)の生検手術を受けました。

摘出した標本の組織検査では、ホルモン剤とHER2タンパクに反応する乳がんであることが確認されたため、引続きホルモン剤による定期的な治療を受けることになりました。しかし、手足のしびれや不眠などの副作用がつらくなり、ホルモン治療を継続することがどうしてもできなくなったことから、Nさんは数ヵ月でこの治療をやめざるを得ませんでした。

ところが乳がんの手術から7ヵ月後のCT検査で、がんが肺転移しているのがみつかったことから、Nさんは主治医から強くホルモン剤と抗がん剤による治療をすすめられ、再度、治療を開始しました。このホルモン剤と抗がん剤の治療は約6ヵ月間続けたものの、その後、肺転移のがんがさらに増大したことから、新たな抗がん剤治療の検討が必要になりました。

最初の手術から1年4ヵ月後、Nさんは抗がん剤治療がつらくなり、どうしても治療の継続を受け入れられなくなったことから、この治療に代わる方法を検討する必要が出てきました。そこで、サイバーナイフの放射線治療ができないかどうか、主治医の紹介状など資料を持って当院へ来院されました。

センチネルリンパ節生検

乳房内のがん細胞が最初にたどりつくリンパ節が、センチネルリンパ節と定義されている。センチネルリンパ節にがん細胞があるかどうかを顕微鏡等で検査することを、センチネルリンパ節生検という。

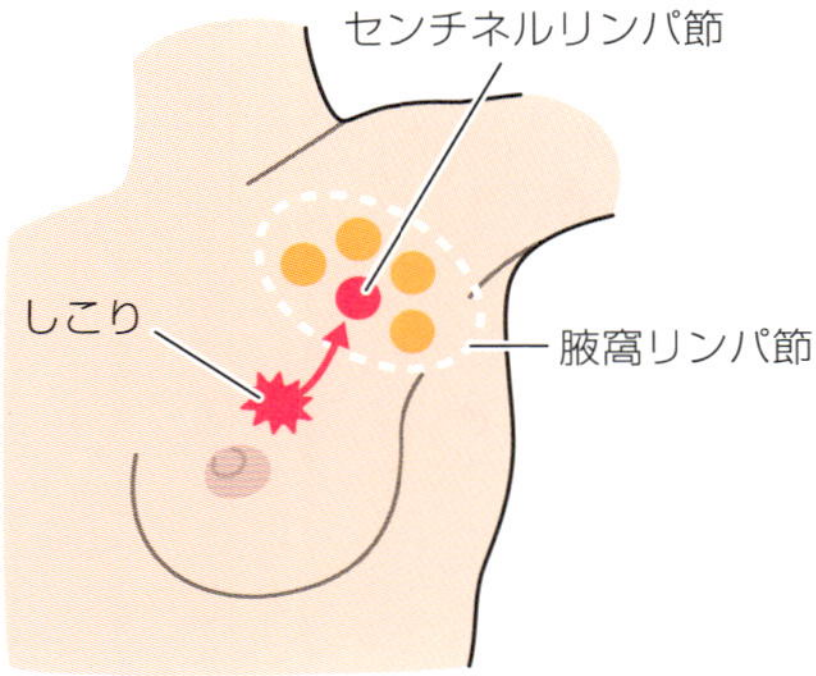

図1
センチネルリンパ節のイメージ図

図2
乳がんの手術治療から1年4ヵ月後、最初の来院時のPETCT。小さな肺転移がいくつかみられる

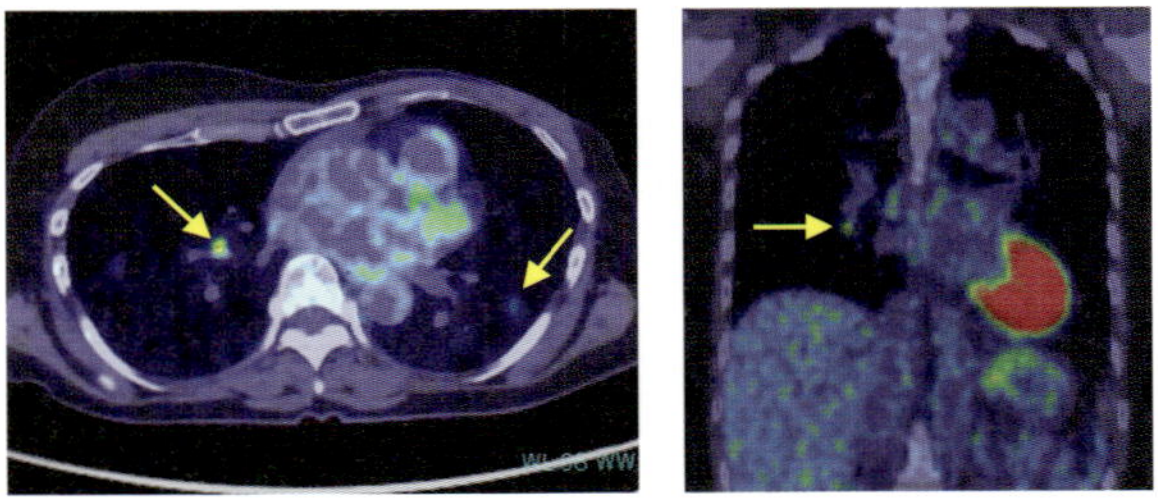

図3
乳がんの手術治療から1年4ヵ月後、最初の来院時のPETCT。胸骨のそばのリンパ節転移がみられる

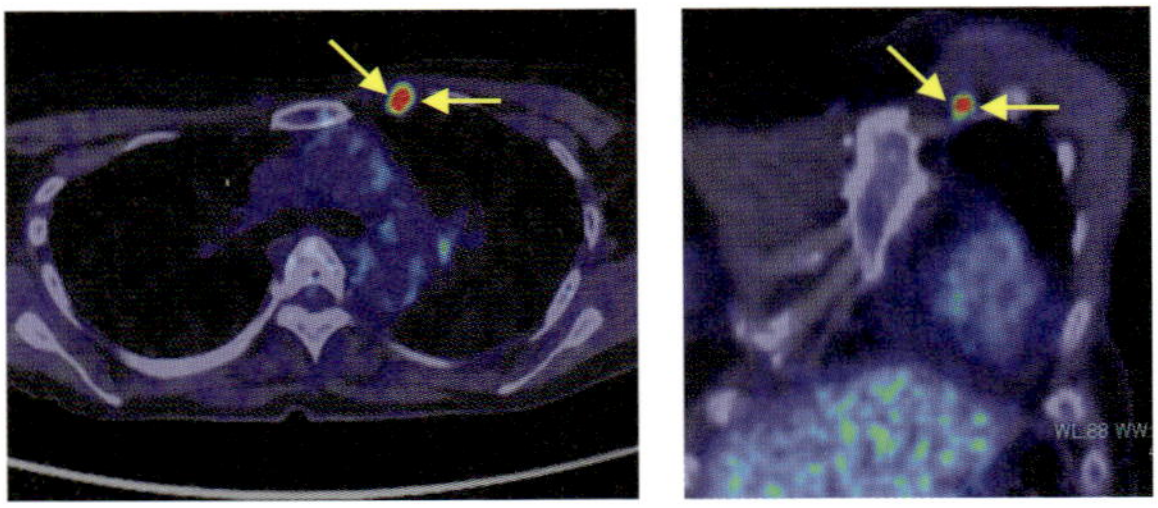

図4
乳がんの手術治療から1年4ヵ月後、最初の来院時のPETCT。胸骨の左端に転移がみられる

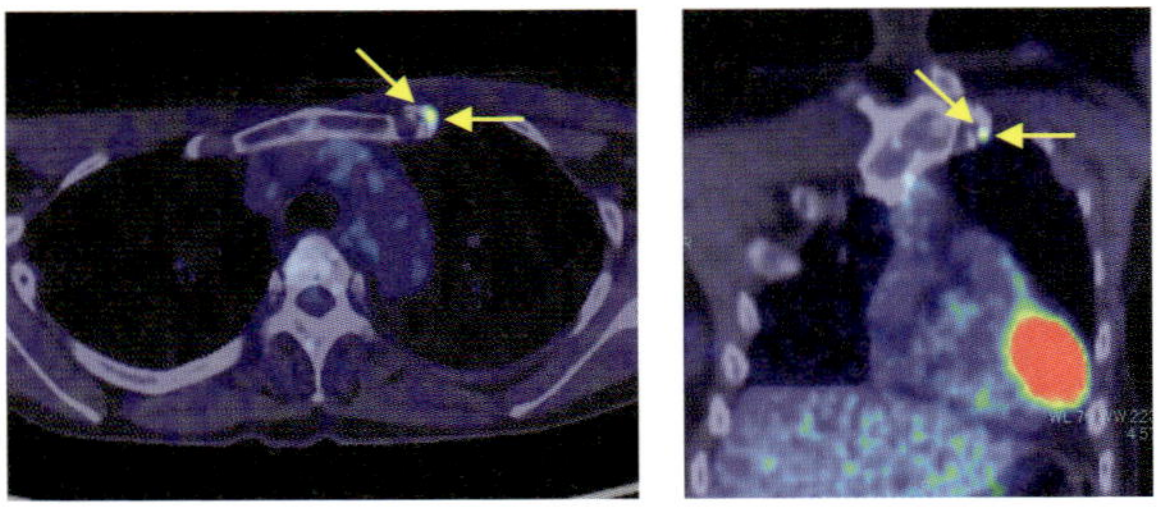

治療経過　その1

Nさんからこれまでの経過をよく聴取したのち、まずPETCT検査を行いました。すると、PETCT（図2）で小さな肺転移がいくつかみられ、さらに胸骨のそばのリンパ節転移（図3）と胸骨左端（図4）にも小さな骨転移がみられました。

この時点で、確認できた局所の小さな転移についてどう対処するのがよいのか、少し長期の先行きの見通しも考えたうえで、Nさんを化学療法専門の内科医に紹介して、診察の依頼をしました。

内科医はまず、Nさんの治療にあたっては抗がん剤ではなく、ホルモン剤とハーセプチンによる治療を行い、乳がん転移のコントロールをするのが適当ではないかという判断を下しました。Nさん自身もこの判断に納得し、当該内科医によるホルモン治療を開始しました。

しかし、ホルモン治療の開始から1ヵ月後、胸骨そばのリンパ節転移と胸骨左端の骨転移が大きく触れるようになり、加えて痛みも出てきました。そのため、これらの部位だけでもひとまず、サイバーナイフの治療を行ってはどうかという結論に達し、治療を実施しました。

治療部位は疼痛を伴う胸骨のそばのリンパ節転移と胸骨左端への骨転移になります。それぞれCTによる治療計画図（図5・6）を作成し、リンパ節転移は通院2日間で、骨転移は通院1日という期間で治療を実施しました。

ハーセプチン

ハーセプチンは、体内にあるがん細胞を抑える目的で使用される分子標的治療薬のひとつ。乳がん患者の4人に1人の割合でみられるがん細胞の増殖を促す「HER2（ハーツー）タンパク」の動きを抑える効果がある。そこで、治療前の検査では、患者さんが「HER2（ハーツー）タンパク」をどれほどもっているのかを調べることが必要になる、詳しくは、以下サイトを参照のこと。https://chugai-pharm.jp/hc/ss/pa/sf/her/brs/cnt/abt2/01_001.html（中外製薬サイト）

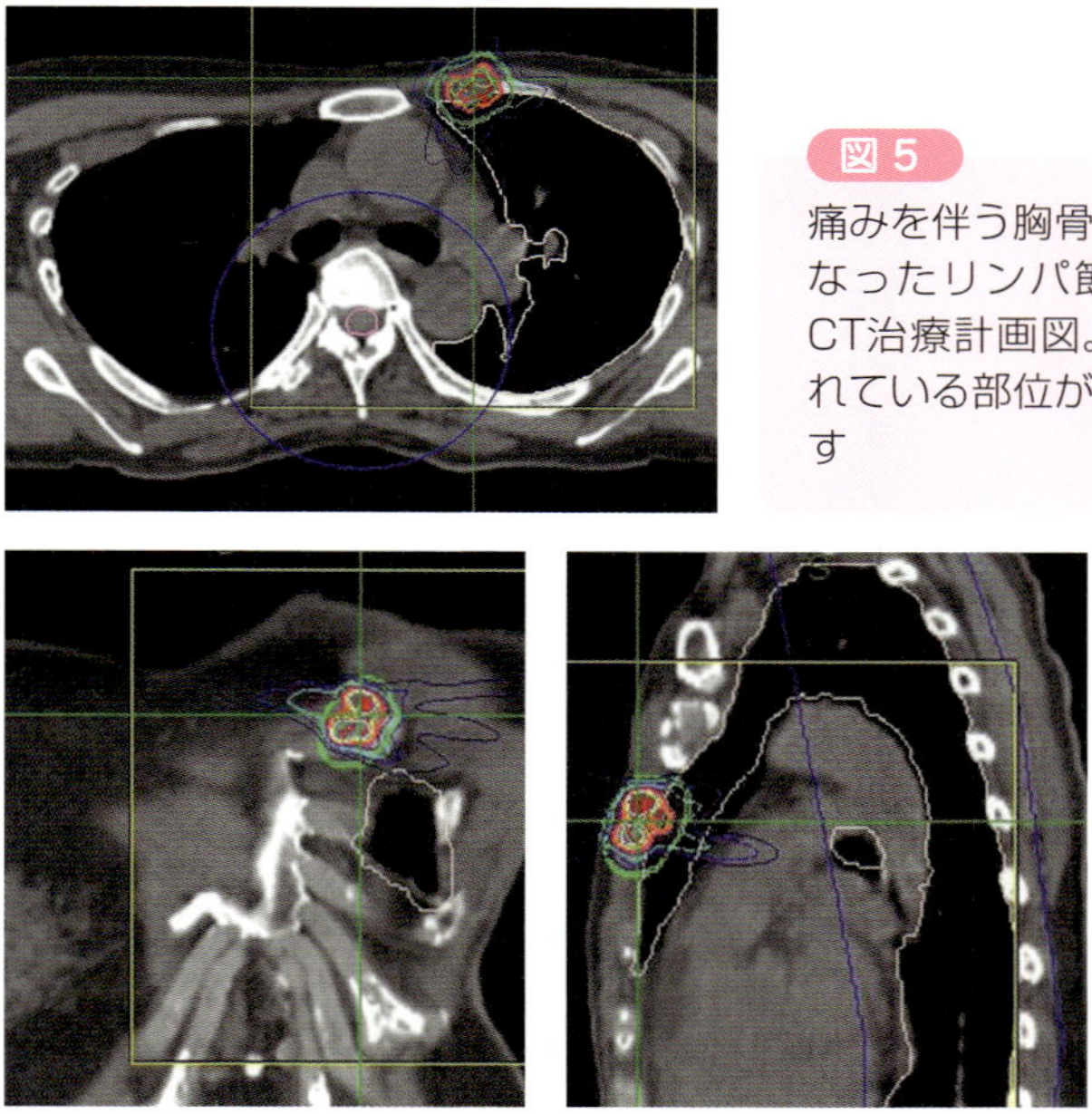

図5

痛みを伴う胸骨のそばの大きくなったリンパ節転移に対するCT治療計画図。赤い線で囲まれている部位ががんの転移を示す

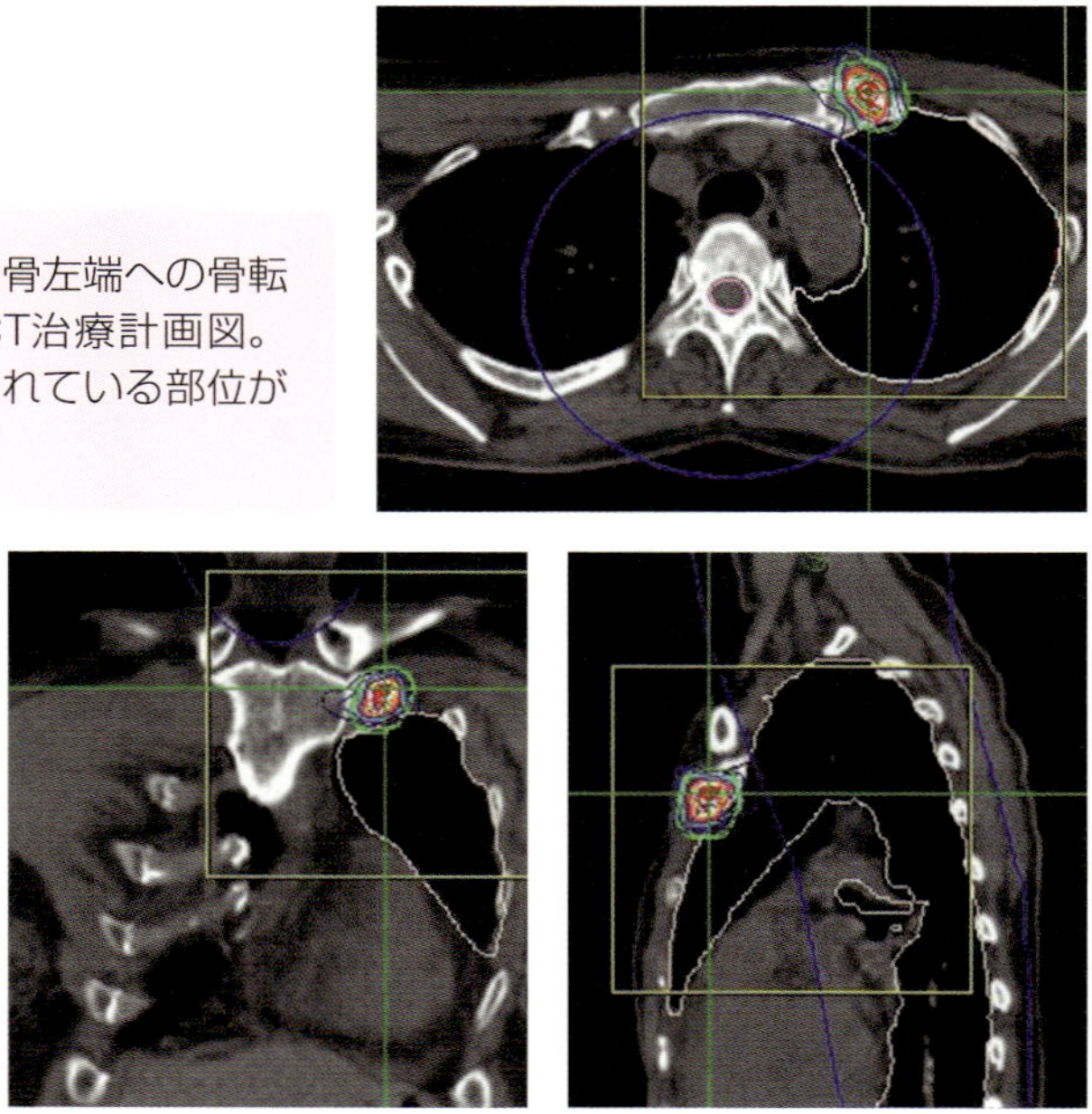

図6

痛みを伴う胸骨左端への骨転移に対するCT治療計画図。赤い線で囲まれている部位が骨転移を示す

その後は、治療した部位の疼痛も和らぎ、再度、化学療法専門の内科医のもとでホルモン剤の治療を始めました。それから1年6ヵ月の間は、何とか月1回のホルモン剤の治療を継続し、安定した状態にありました。

ところがNさんの場合、当初と同じく、ホルモン剤の治療では手足のしびれや不眠になることもあり、1年6ヵ月を過ぎてからの6ヵ月ほどはホルモン治療を休まざるを得なくなりました。

最初の手術から4年が経過し、Nさんは私どもへ最初にサイバーナイフ治療の相談に来られてから2年間は、ホルモン治療で何ら病気再燃のきざしはありませんでした。

しかし、ホルモン治療を休んで6ヵ月が経過したころ、今度は手術した左ではなく対側の右の乳房の上部に塊が触れることに気づきました。加えてその部位に痛みも伴うようになってきたのです。

治療経過　その2

そこで、化学療法専門の内科医のすすめもあり、診療情報を持って再びサイバーナイフ治療のため当院へ来院されました。初めてサイバーナイフ治療を実施してから2年ぶりでした。

このときもまず、診療情報にしたがってPETCT（図7）を撮影しました。本人が自覚する疼痛のある右乳房に触れる腫瘤が乳がんであることを確認し、引続きCTによる治療計画図（図9）を作成しました。

右乳房上部にできた乳がんの体積は、36・5ccと比較的大きなものでした。サイバーナイフによる治療は、5日間5分割で行いました。

治療後

この疼痛を自覚する右乳がんは、治療後、次第に疼痛も軽快消退し、治療から3ヵ月後のPETCT（図8）で、乳がんの縮小消退を確認できました。

今後は再び、化学療法専門の内科医のもとでホルモン治療を開始し、しばらくは経過観察する予定です。

図7

最初の手術から4年、前回のサイバーナイフ治療から2年経過して来院したときのPETCT。左乳房に乳がんがみられる

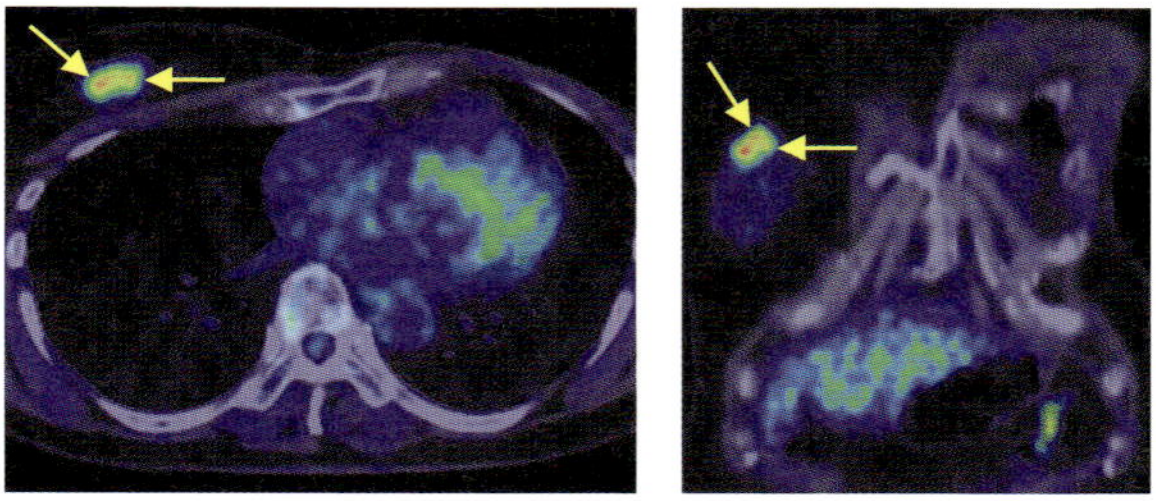

図8

右乳がんのサイバーナイフ治療から3ヵ月後のPETCT。右乳がんは縮小消退傾向をみせている

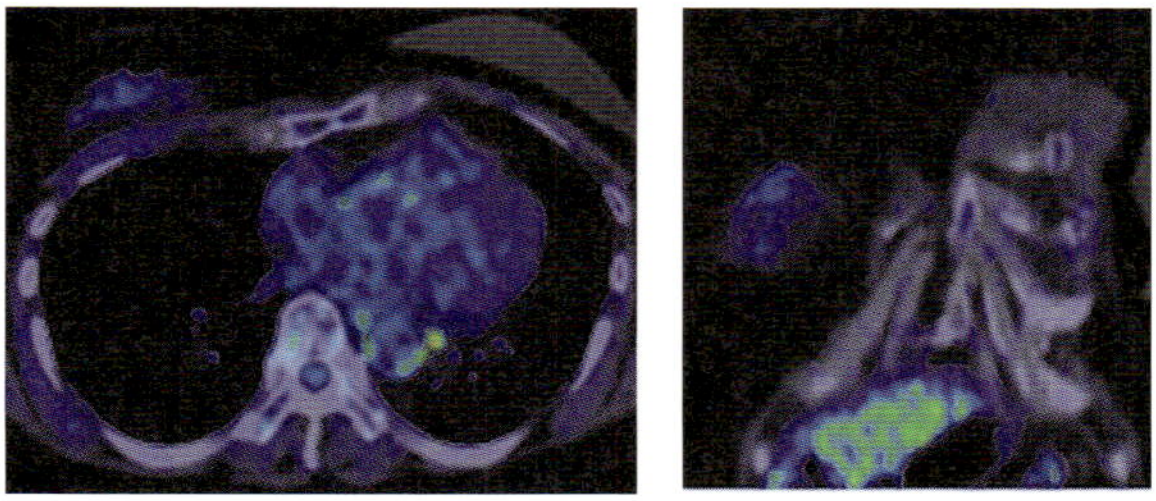

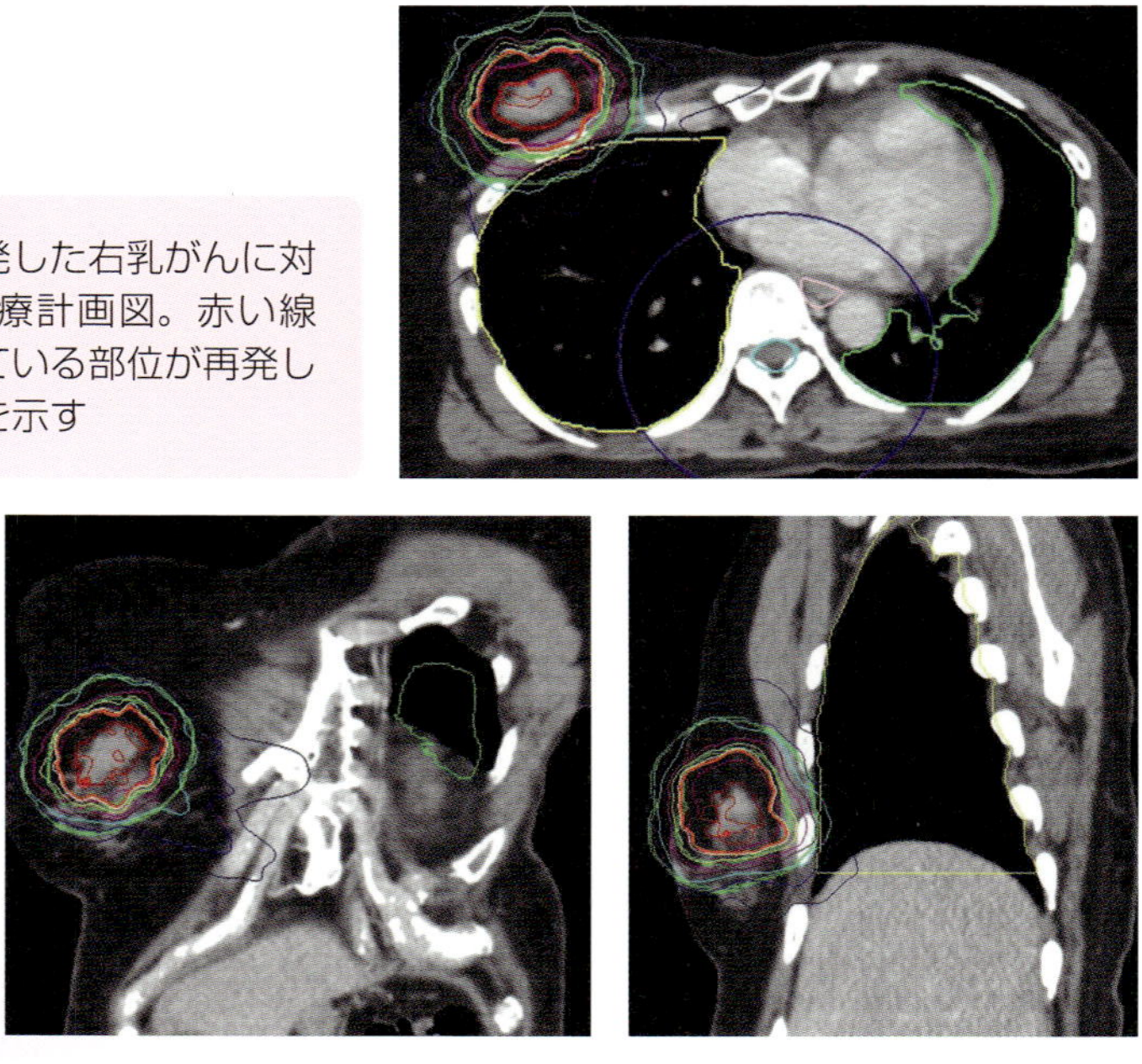

図9

対側に再発した右乳がんに対するCT治療計画図。赤い線で囲まれている部位が再発した乳がんを示す

3 子宮がんの治療事例　70歳代

病名：子宮頸がん

症状

患者Aさんは、70歳代の女性です。

彼女は過去に2回の出産経験があり、50歳半ばに閉経しています。

Aさんは、心不全を患っており、内科で利尿薬を内服していました。

そのほか、Aさんには、脊椎の側湾変形が強く、腰痛を伴うものの独立歩行は可能ですが　長い距離を歩行するのは困難な状態でした。

1年前の夏、Aさんはしばらく前から続く不正出血のため、都内の総合病院の婦人科を受診しました。婦人科での診察によると、子宮頸部に出血の原因と思われる腫瘍がみられたとのことでした。

診察時には組織検査を受けていたAさんでしたが、検査の結果、扁平上皮がん（図1）であることが判明しました。

MRやCT画像検査（図2・3）では、子宮頸部に腫瘍を認め　骨盤内のリンパ節の腫大も疑われました。幸いなことに、周辺への浸潤はないようにみえたということでした。

Aさんは、この子宮頸がんの治療について家人とよく相談して　総合病院の婦人科に紹介状を書いてもらい、家人に付き添われて車椅子で当院に来院されました。

治療経過

総合病院の婦人科の紹介状を持って家人と当院に来られたAさんには、未だ未治療の状態だったので、まず標準的な治療を行っている当院の婦人科で診察を受けてもらいました。

婦人科では、Aさんの診察の結果、子宮頸部を充満

図1 扁平上皮がんと腺がんのイメージ図

扁平上皮がんは、上皮部分にできるがんのこと。腺がんとは異なる組織形態になっている

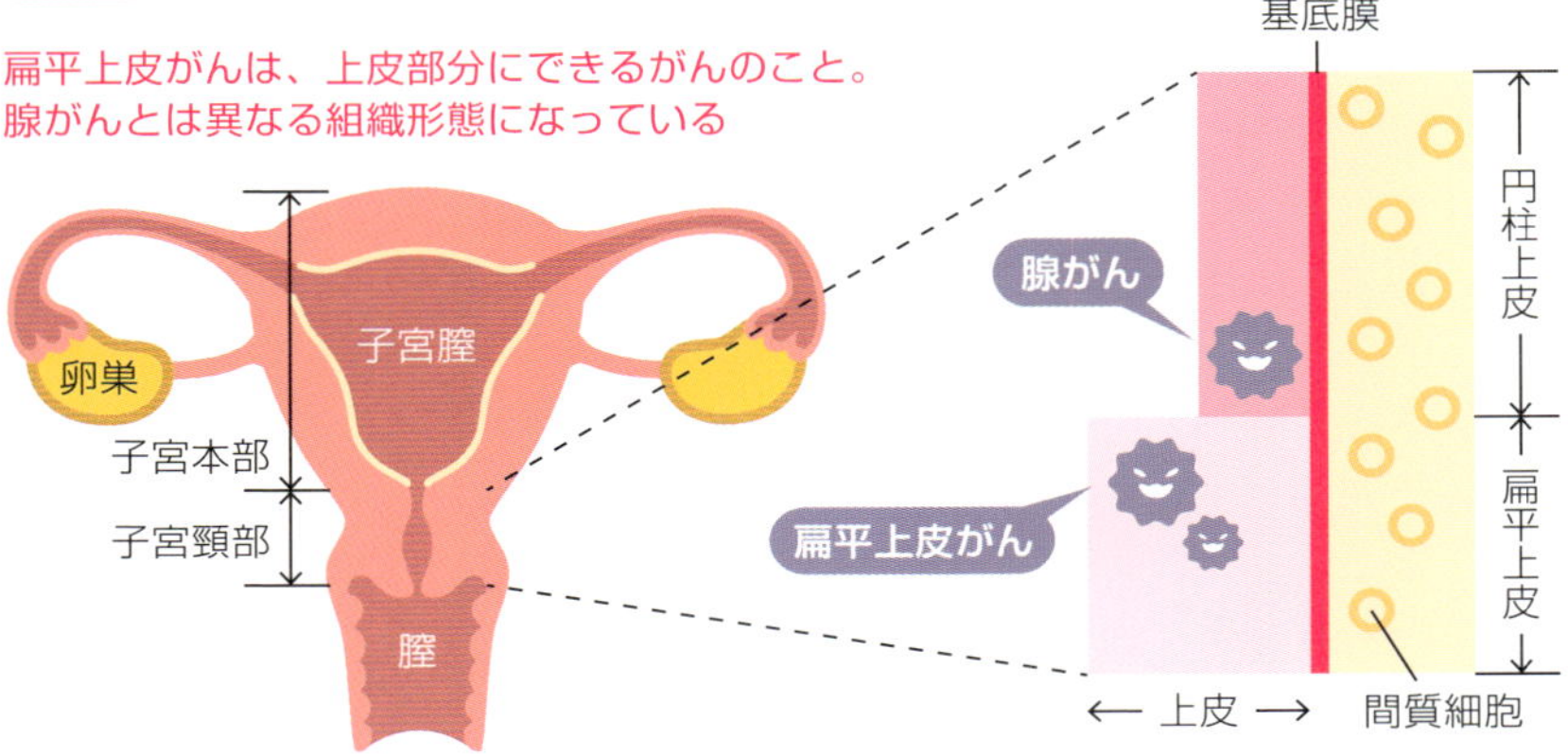

図2

当院治療前の7月。都内の総合病院の婦人科でのMR軸断像と側面像。矢印で囲む部位が子宮頸がんを示す

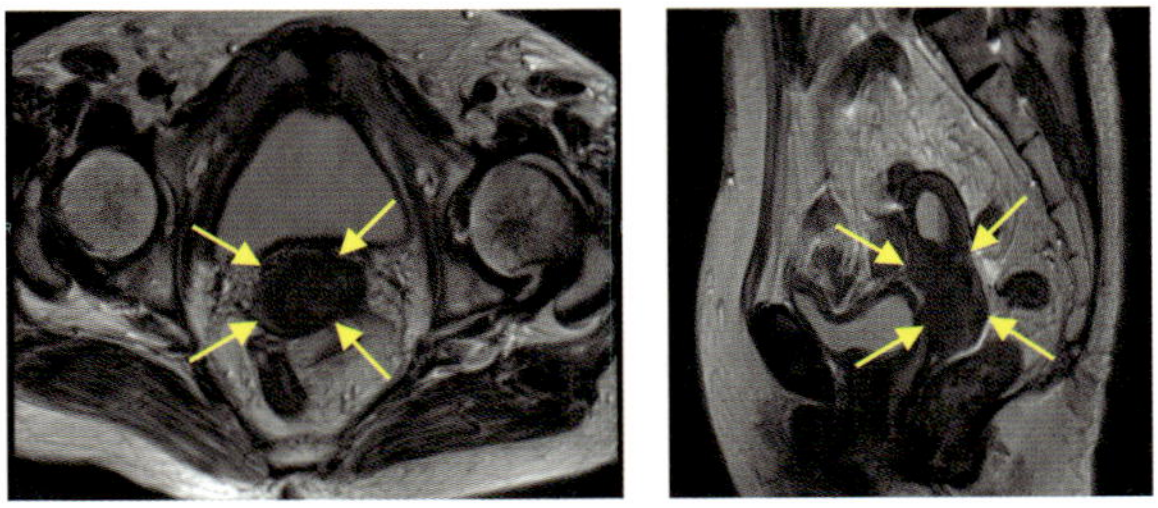

図3

当院治療前の8月。都内の総合病院でのCT軸断像と側面像。矢印で囲む部位が子宮頸がんを示す

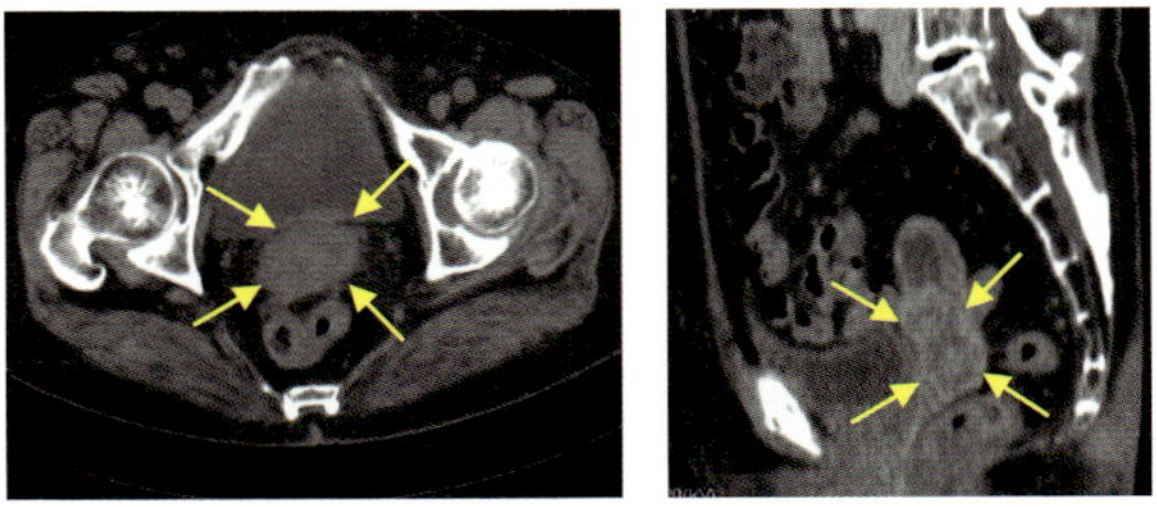

する3・5㎝大の子宮頸がんがあることがわかりました。婦人科医からは、Aさんに次のような診療方針が伝えられました。

Aさんの病変を標準的に治療する方法は、約2ヵ月（計25回）にわたる放射線治療（骨盤照射）および、抗がん剤による化学療法を同じ時期に実施すること。さらにその後、残存する子宮頸がんへは、直接膣より器具を挿入し行う小線源治療を加える必要があることが、婦人科医から説明されました。

いろいろ悩んだ末、Aさんと家人は、治療期間が短く、体に負担の少ない方法がないかという相談がありました。そして、サイバーナイフによる定位放射線治療を希望されました。

ここで、婦人科医とも検討し、結果的にAさんの治療はサイバーナイフで行うことで合意を得ました。

治療の段取りとしては病気の全体像を確認するために、サイバーナイフ治療をする前に、当院にてPET CTを撮影しました。撮影した結果、大きな子宮頸がんと骨盤内リンパ節転移を確認しました（図4・5）。

こののち、CT画像を用いて、子宮頸がんと骨盤リンパ節転移のサイバーナイフ治療するための治療計画図（図6・7）を作成しました。

Aさんの治療は、子宮頸がんと、骨盤のリンパ節転移の2ヵ所でしたので、サイバーナイフ治療も2ヵ所それぞれで実施しました。

子宮頸がんは10日間10分割、リンパ節転移は5日間5回の分割照射を行いました。それぞれのサイバーナイフ1回の放射線照射時間は約30分間でした。

治療後

Aさんはサイバーナイフ治療後、当院の婦人科医とともに、経過観察を続けました。

治療からほどなくして、Aさんの状態に変化が生じていました。治療前に生じていた不正出血が止まりました。その後も3ヵ月、6ヵ月と、12ヵ月婦人科医とともにAさんの経過観察を続けました。6ヵ月後に行

図4

治療前のPETCT。ベッドの上に仰向けのところを正面直上からみたところ(冠状断)で、赤くみえる部位が子宮頸がんを示す

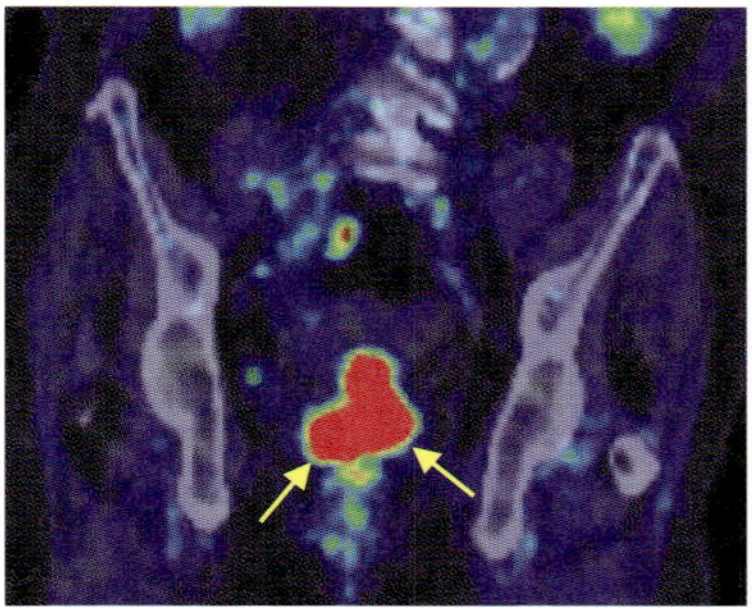

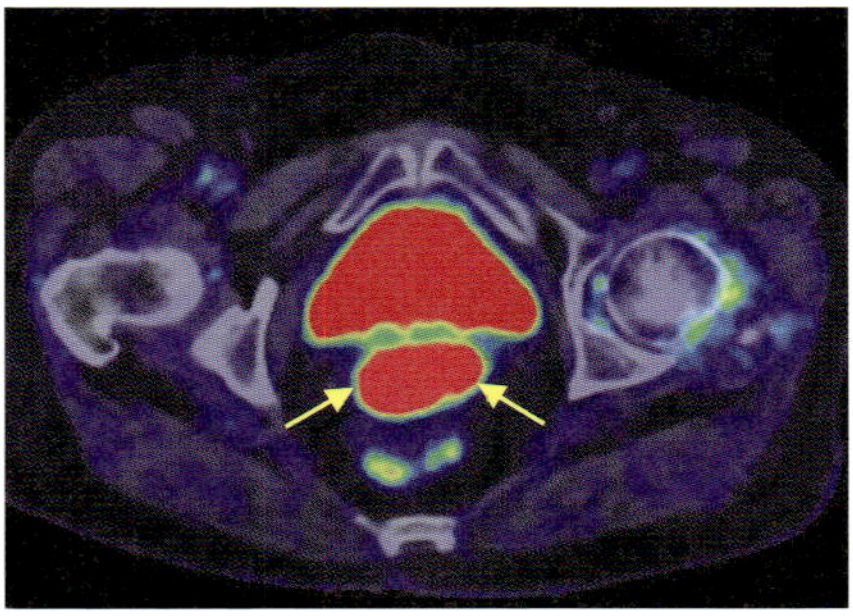

図5

治療前のPETCT。ベッドの上に仰向けのところを下肢の方から見たところで、尿のため赤く充満している膀胱の下（背側）に子宮頸がんがみられる

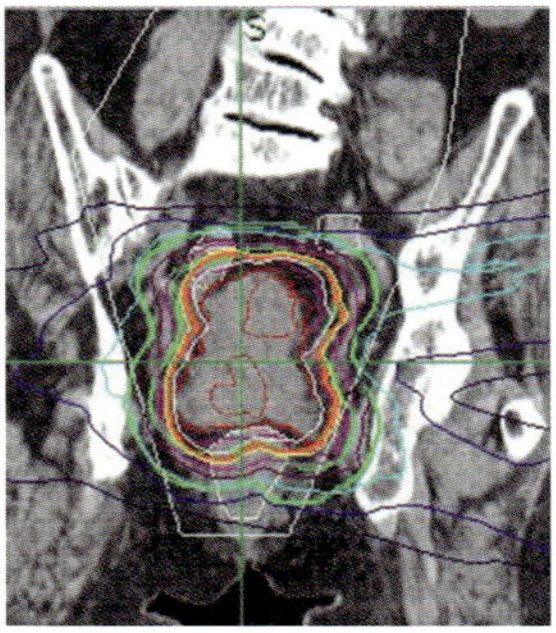

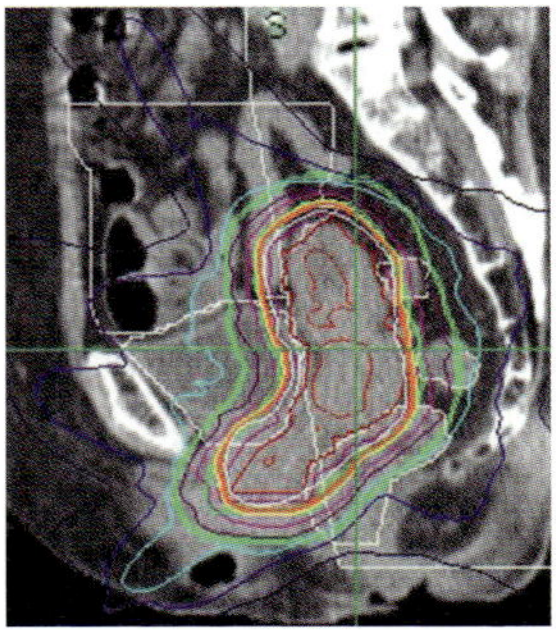

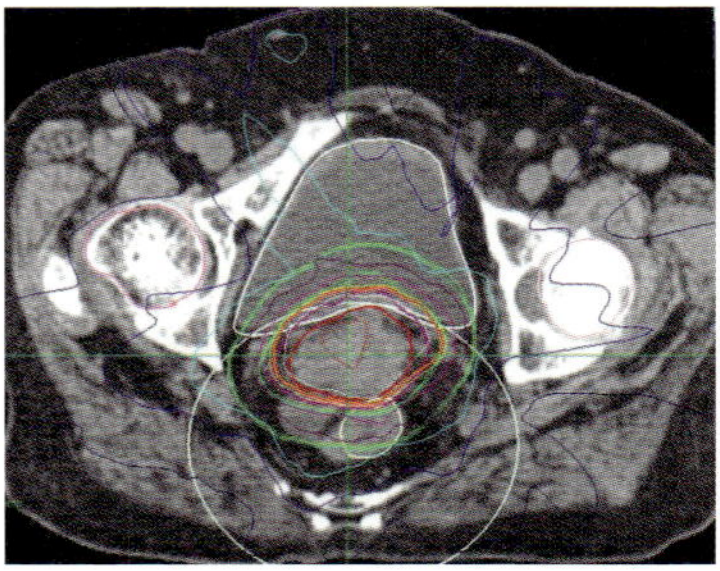

図6

CTを用いた子宮頸がんの治療計画図。水平断、側面断、冠状断で赤い線で囲まれている部位が標的の子宮頸がんを示す。腹側に膀胱、背側に直腸がある

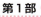

った細胞診の結果、悪性腫瘍の所見はみられなくなりました。

サイバーナイフの施術から12ヵ月後、当院に来られたAさんの状態を確認するため、PETCT（図8）を撮影したところ、治療前にみられた子宮頸がんと骨盤内リンパ節転移の陰影は消失していました。

現在もAさんの経過観察は続いていますが、Aさんの症状は落ち着いた状態を維持しています。

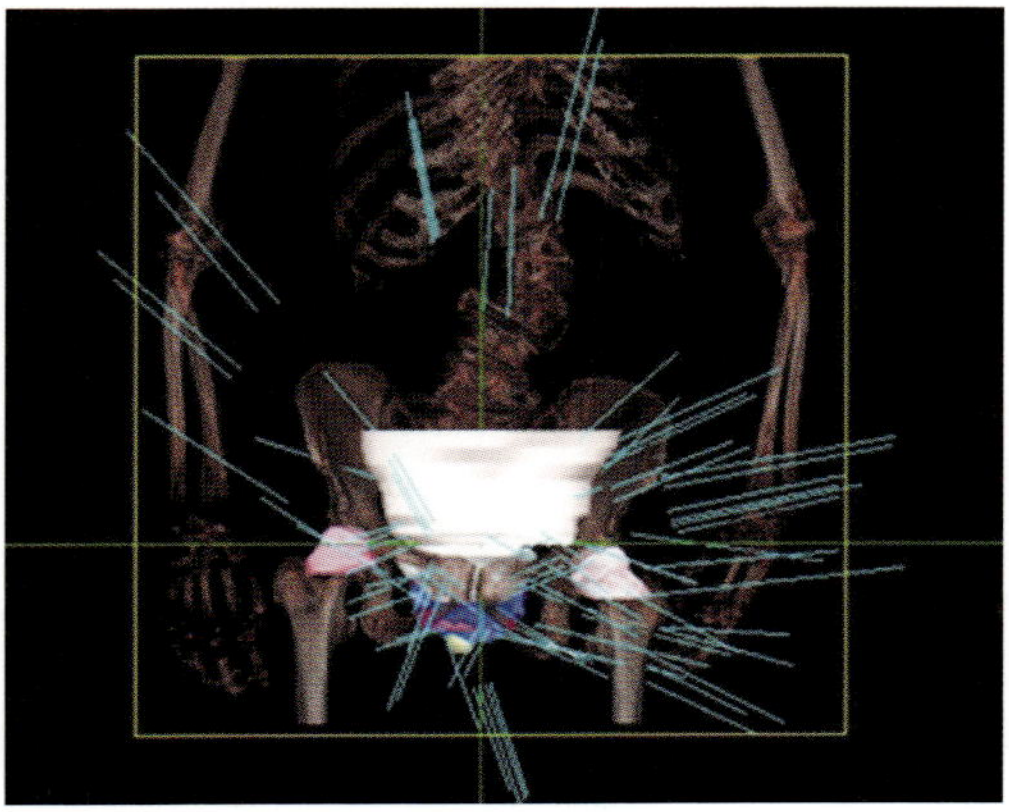

参考

サイバーナイフ治療計画図。子宮頸がんと骨盤内リンパ節に転移した病変に対してペンシルビームが照射されるイメージ図

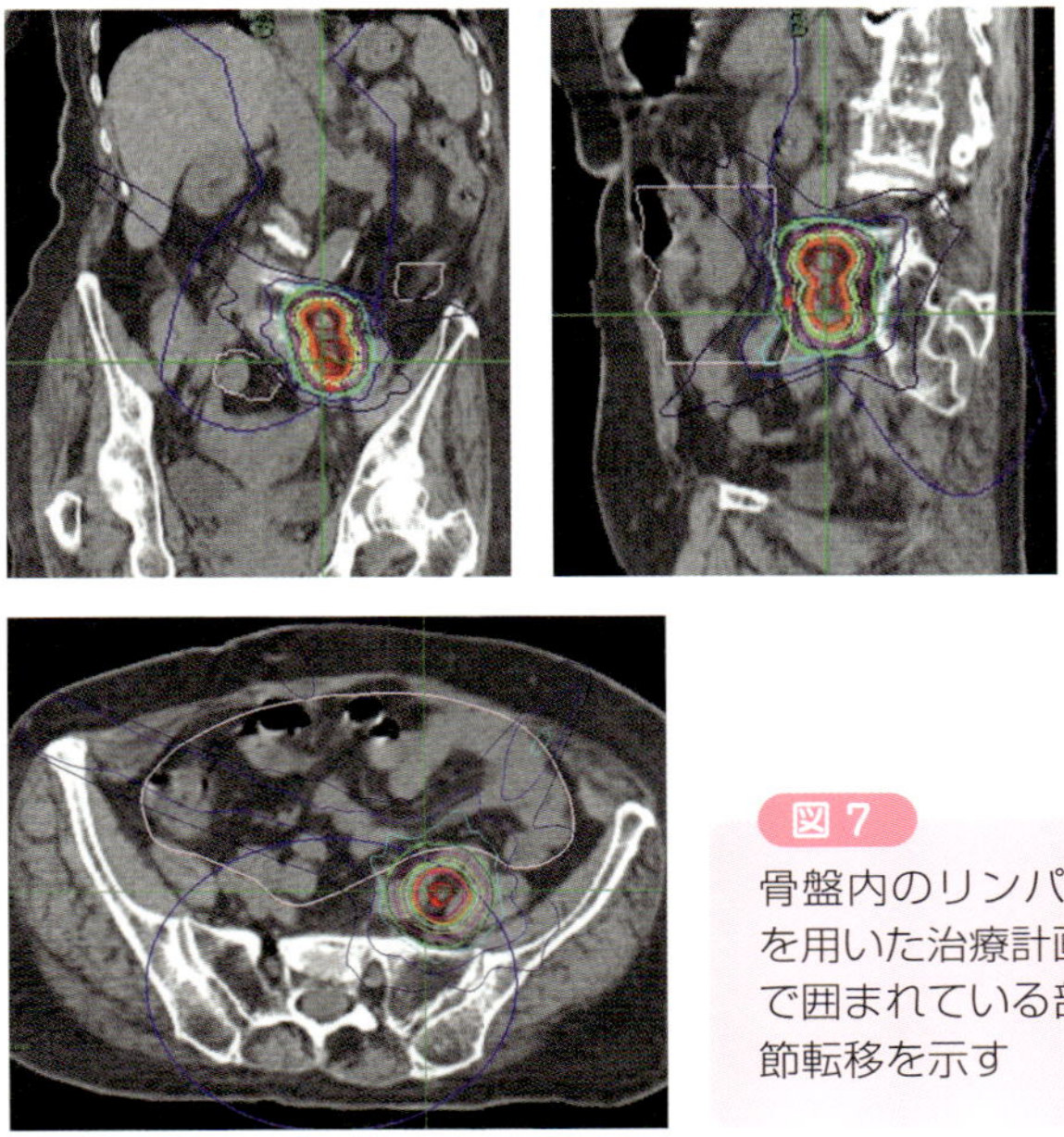

図7
骨盤内のリンパ節転移のCTを用いた治療計画図。赤い線で囲まれている部位がリンパ節転移を示す

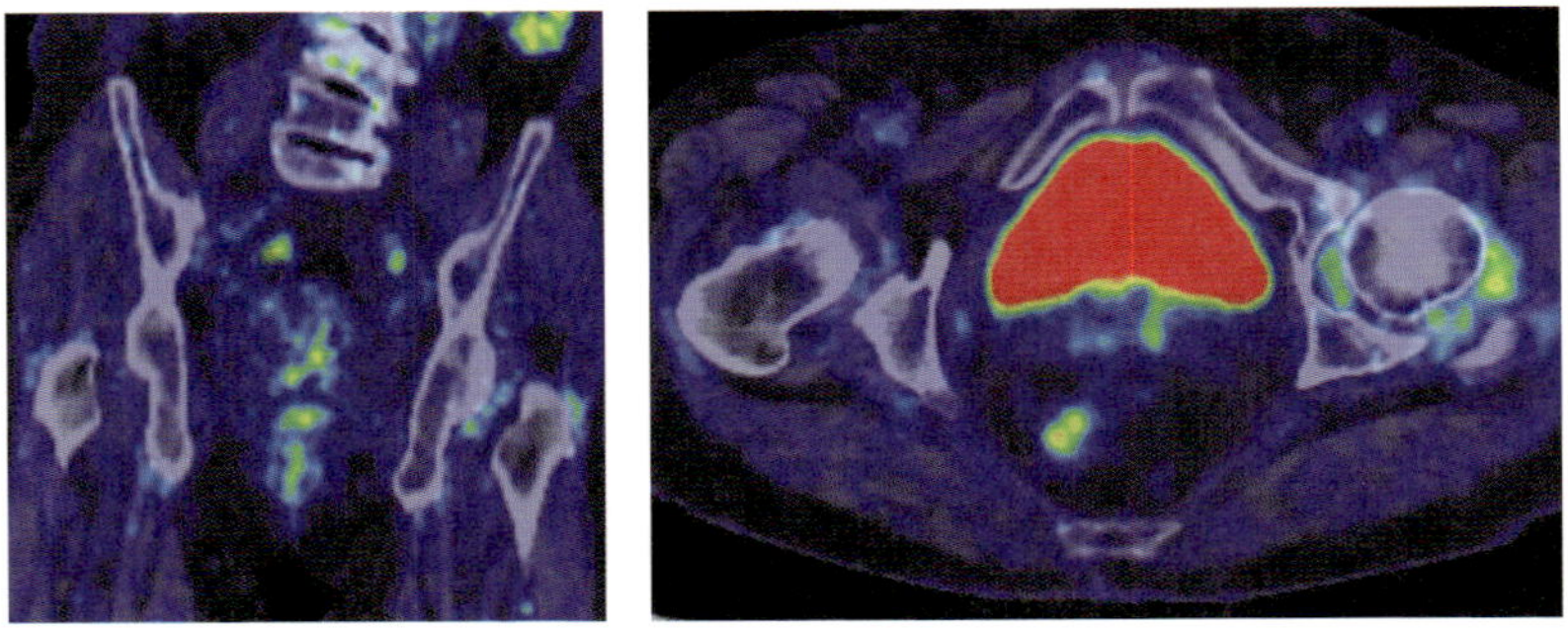

図8
治療から12ヵ月後のPETCT。治療前にみられた子宮頸がんと骨盤内リンパ節転移は消退しみられない

4 子宮がんの治療事例 50歳代

病名：子宮頸がんの胸椎転移、胸骨転移、肋骨転移

症状

Bさんは4年前、子宮頸がん〈ⅡB期〉（図1）の診断を受けました。〈ⅡB期〉になると、標準治療として手術だけという選択肢は厳しくなり、化学療法もしくは放射線治療をセットで治療するというのが、割合として多くなります。

Bさんは都内のがん専門病院にて、放射線治療と同時に化学療法を受け、結果的に一度は治癒したという判定を受けていました。

ところが2年前、Bさんは検査のため病院を訪れると、今度は全身に多発する骨転移がみつかりました。そこでBさんは、大学病院の婦人科へ移り、その後は化学療法による治療を1年6ヵ月にわたって受けることになりました。

この化学療法のおかげで、Bさんは全身に多発する骨転移については制御することができました。しかし、胸椎に転移したがんが増大傾向をみせたことや、がん細胞の骨転移によって局所に疼痛が出てくるようになりました。

疼痛が出てくると、QOLという点で、日常生活にさまざまな支障が出てくるうえ、精神的にも肉体的にもつらい状態になります。

Bさんは主治医とも相談のうえ、胸椎と骨に転移した病巣に対し、サイバーナイフの治療が可能かどうか

QOL

QOLとは、「QUALITY・OF・LIFE：（クオリティ・オブ・ライフ）」のことで、直訳すると「生活の質」を意味する。がんという病を抱えていると、身体的・精神的・経済的に厳しい状況におちいる場合がある。とくに、がん罹患に伴う疼痛、歩行困難といった身体的苦痛により生活への影響が出る場合、「生活の質」を考慮する必要がある。そこで、現状の苦痛などを取り除くことも、QOLの観点から求められる。

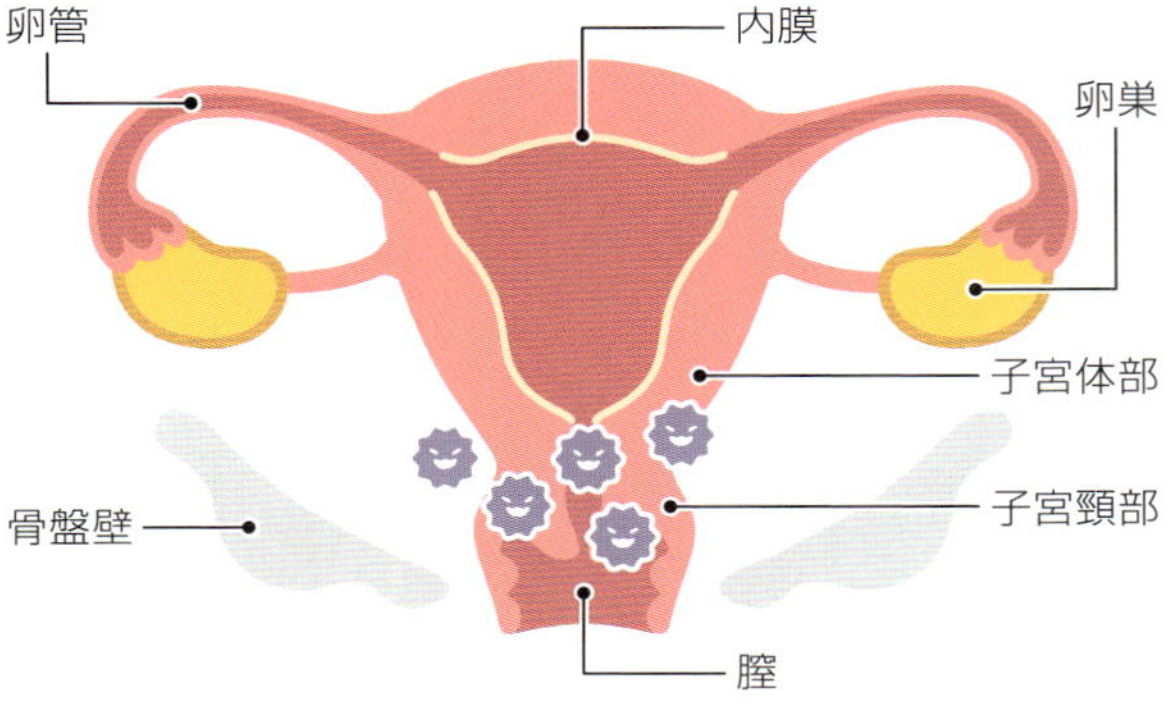

図1
子宮頸がん〈Ⅱ B期〉のイメージ図

がんが子宮頸部の周囲の組織に広がっているが、骨盤壁まで達していない状態

図2
治療前のPETCT。胸椎転移の軸断面、冠状断面で赤くみえる部位が転移を示す

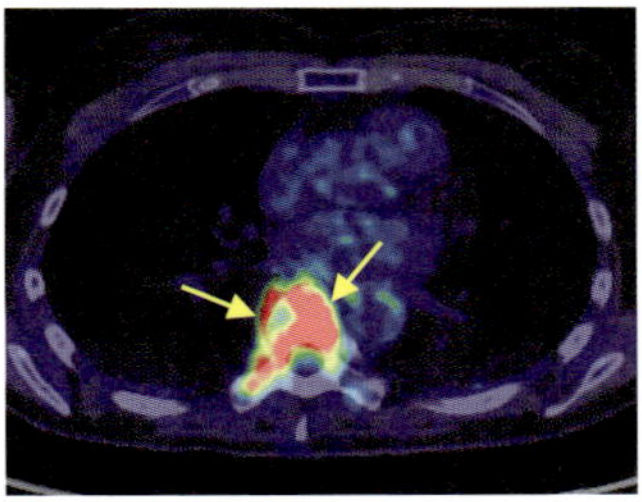

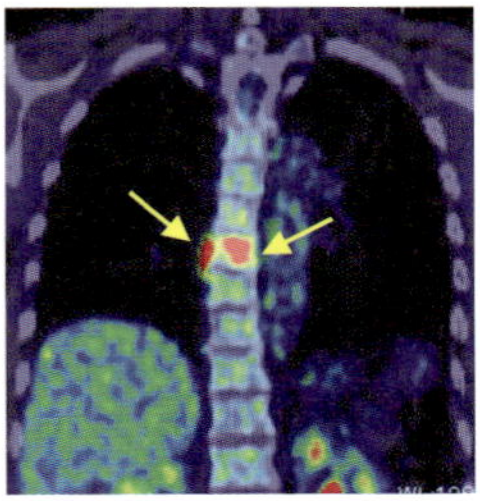

図3
治療前のPETCT。胸骨転移の軸断面、冠状断面で赤くみえる部位が転移を示す

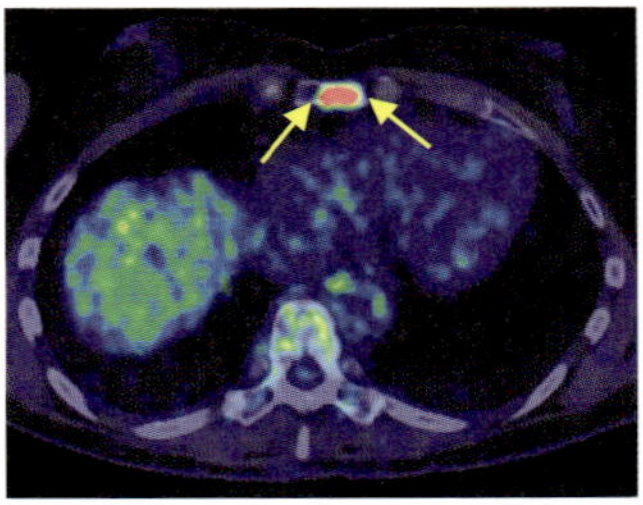

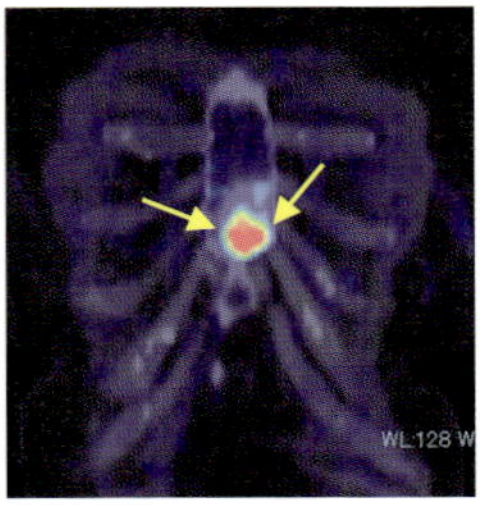

図4
治療前のPETCT。肋骨転移の軸断面、冠状断面で赤くみえる部位が転移を示す

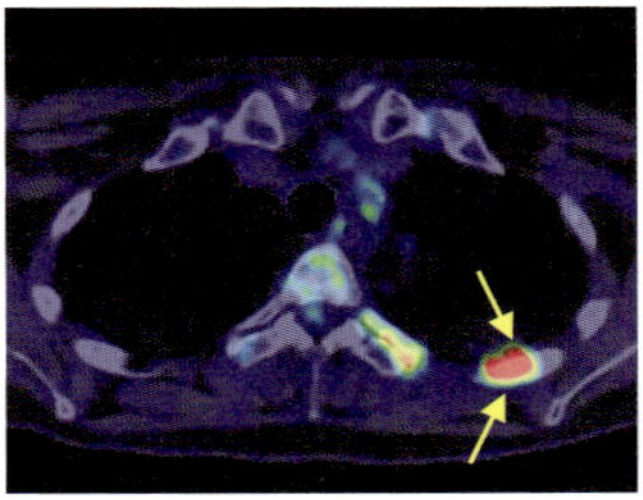

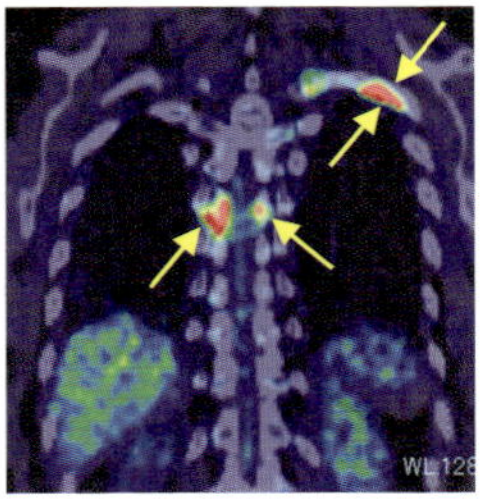

の診察を希望されたことから、紹介状を持って来院されました。

治療経過

Bさんが持参された紹介状の情報に加えて、実際にBさんの全身の骨転移におけるがんの状態を正確に見極めるために、当院にてPETCTを撮影しました(図2・3・4)。

胸椎、胸骨、肋骨への骨転移が確認できた部位については、サイバーナイフ治療を実施することをBさんに説明しました。

その後、CTによる治療計画図(図5・6・7)を作成しました。

胸椎転移は5日間5分割で、胸骨転移は3日間3分割で、また、大きな肋骨転移は5日間5分割で、それぞれを通院というかたちでサイバーナイフによる治療を実施しました。

治療後

治療を終えたBさんは、紹介元である大学病院に戻りました。

治療から3ヵ月後のPETCT(図8・9・10)では、サイバーナイフ治療を行った胸椎転移、胸骨転移、肋骨転移それぞれにおいて病巣は消退していることが確認できました。

来院された際にBさんが指摘していた局所の疼痛についても、治療後は改善・消退しているのが確認されました。

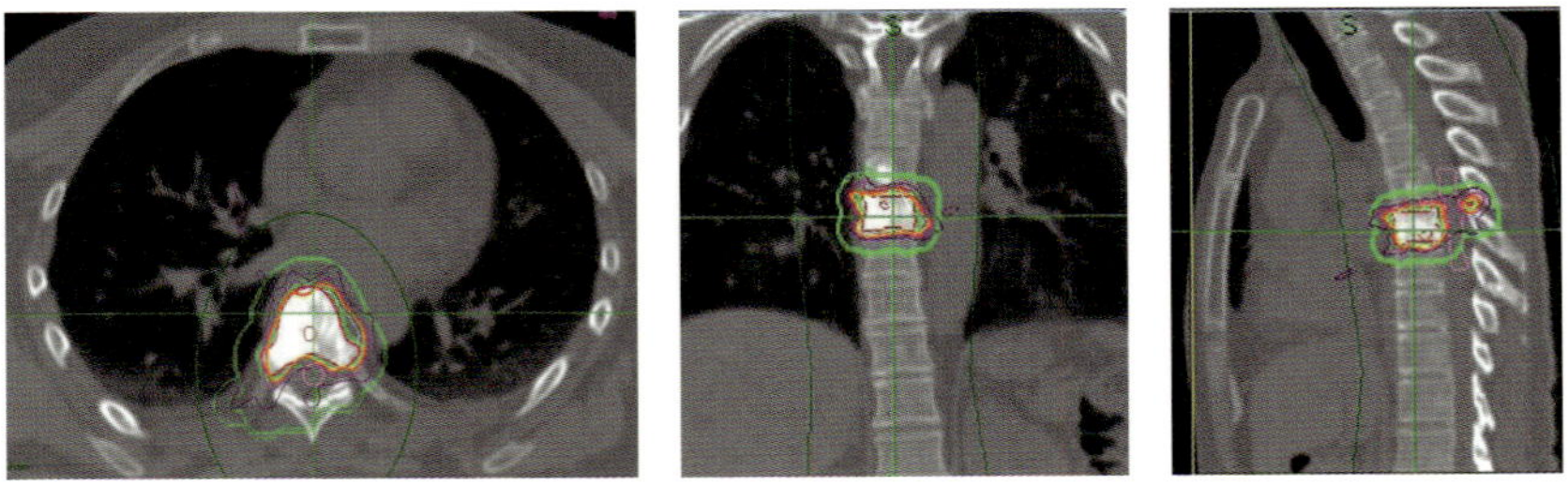

図5
CT治療計画図。赤い線で囲まれている部位が胸椎転移を示す

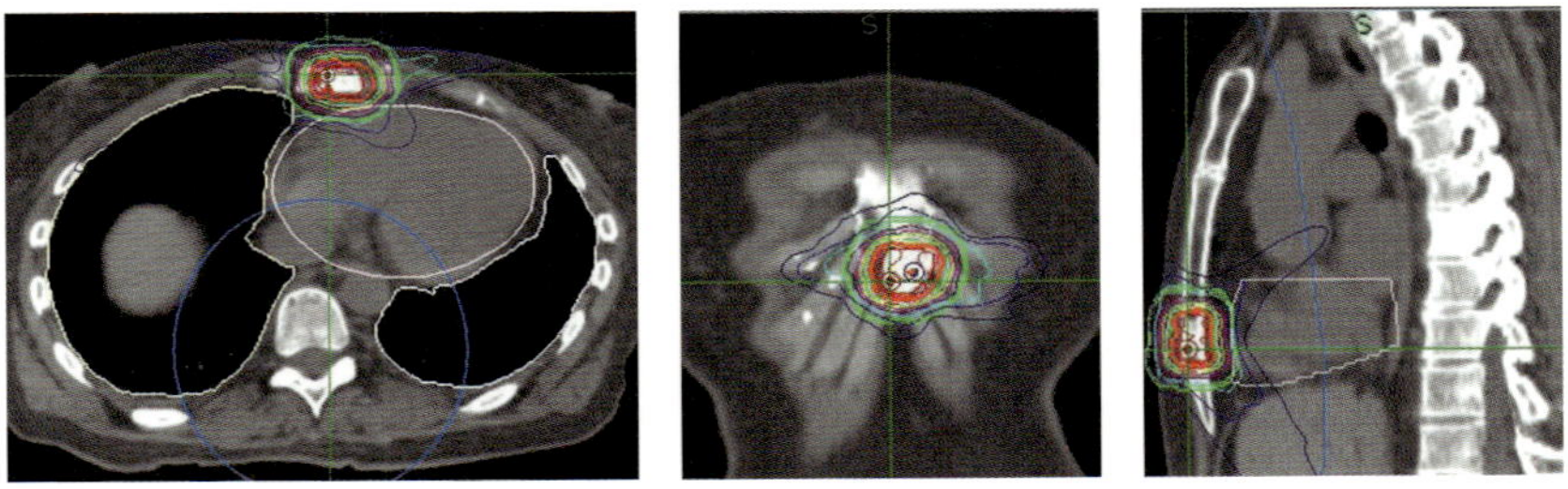

図6
CT治療計画図。赤い線で囲まれている部位が胸骨転移を示す

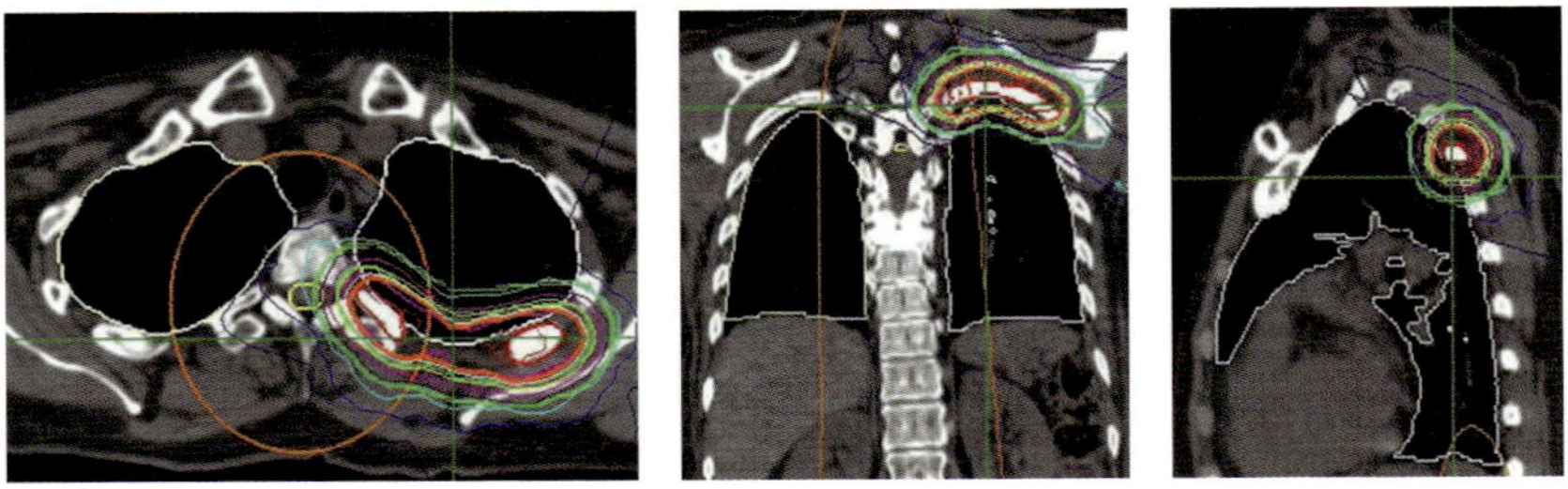

図7
CT治療計画図。赤い線で囲まれている部位が肋骨転移を示す

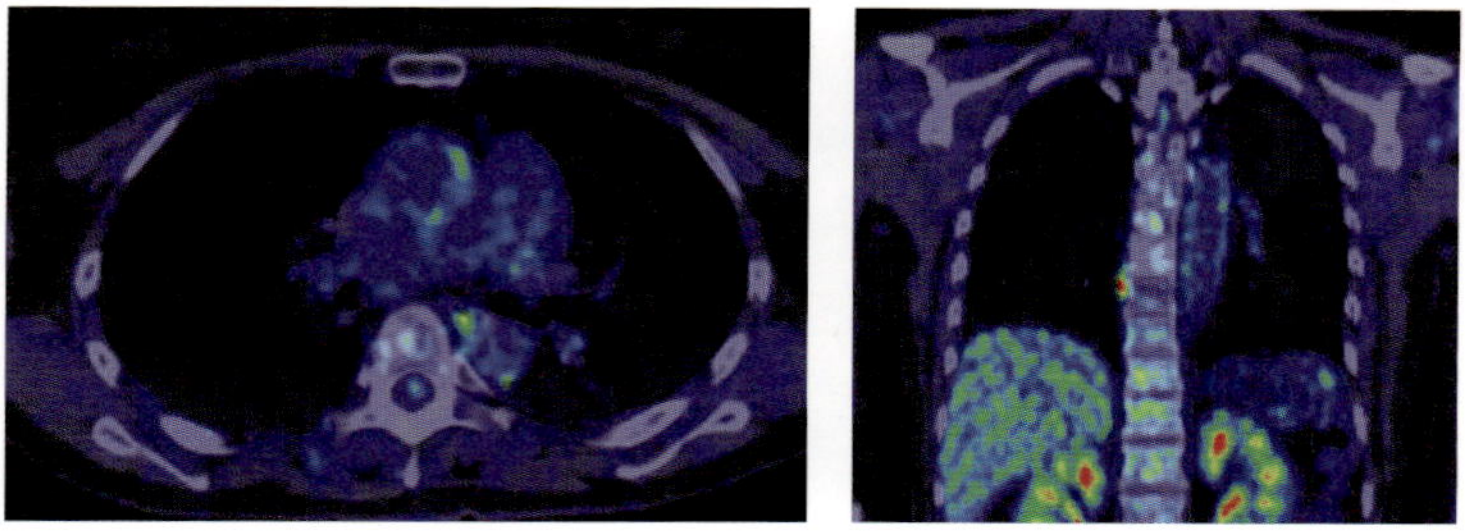

図 8

治療から 3 ヵ月後のPETCT。治療前にみられた胸椎転移は消退している

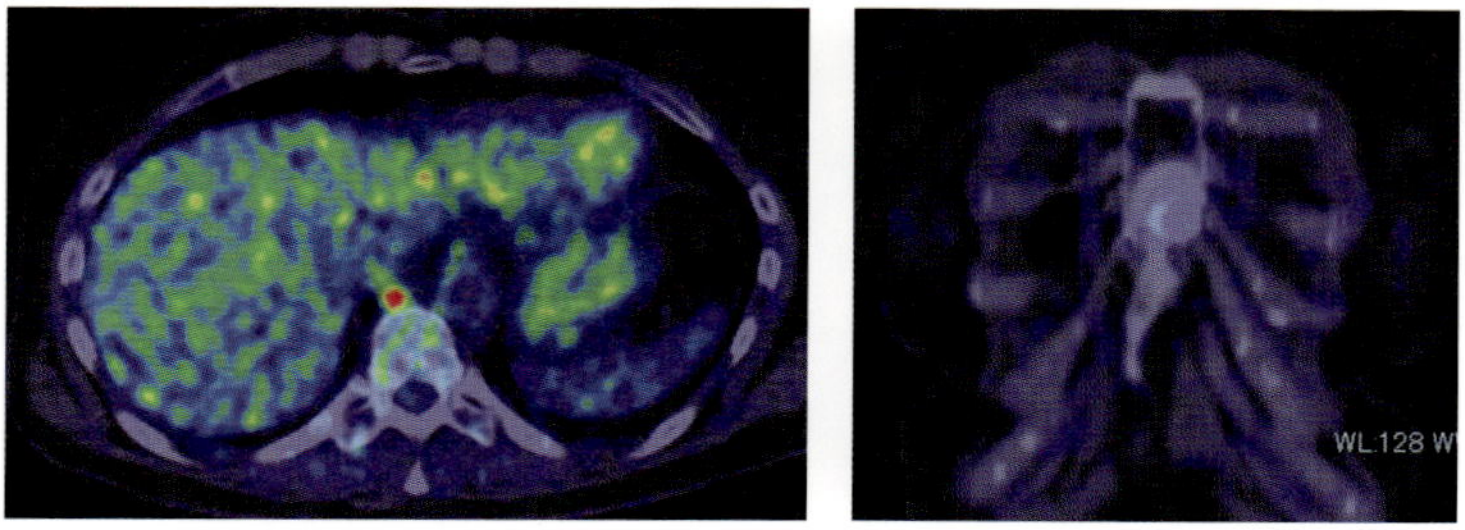

図 9

治療から 3 ヵ月後のPETCT。治療前にみられた胸骨転移は消退している

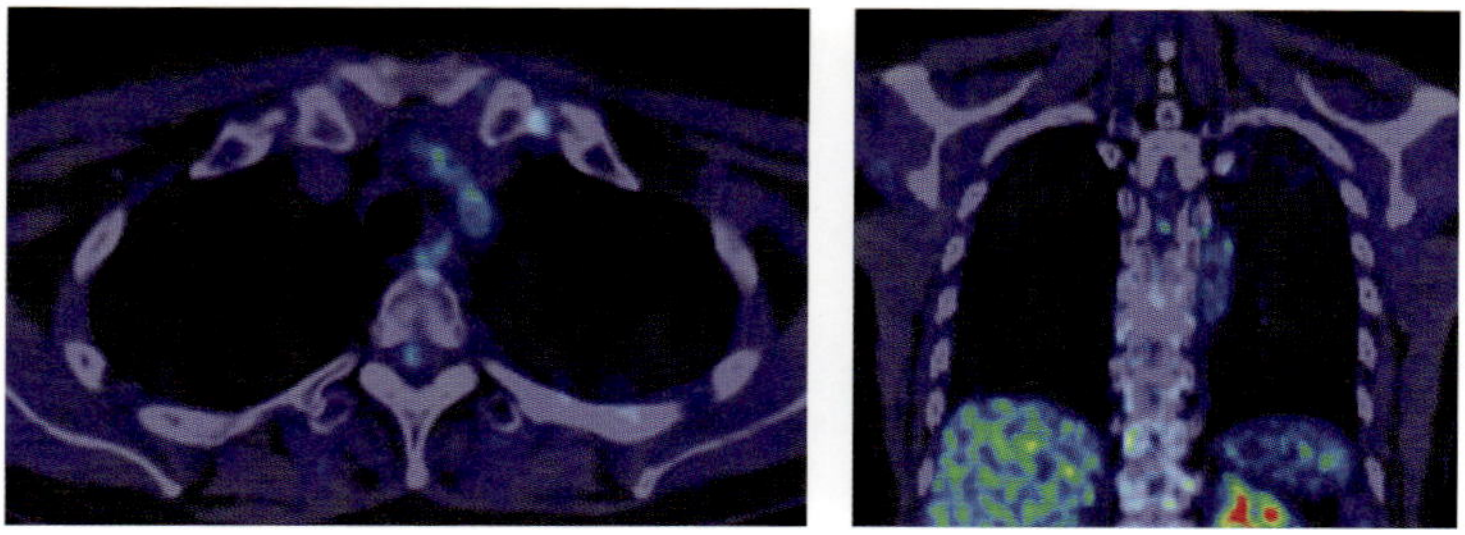

図10

治療から 3 ヵ月後のPETCT。治療前にみられた肋骨転移は消退している

第2部

サイバーナイフによる症例

1 乳がんの症例

1 乳がん、頭蓋骨転移……50歳代

症状

15年前に総合病院で右乳がんの〈T1N0M0 StageⅠ〉と診断され、手術治療を受けました。手術後、摘出標本の病理検査で、乳がんはホルモンとHER2の両方に反応するタイプであることが判明したことから、同院で5年間、ホルモン治療が続けられました。

その後も近くの大学病院に移り、さらに手術から11年間は定期的に追跡検査が続けられましたが、再発を指摘されることは一度もありませんでした。

手術から11年後の5月に定期検査を受けたところ、再発や異常は指摘されませんでしたが、7月になって右を下にした側臥位になると時々息苦しくなるという自覚症状が出てきました。

9月になると、呼吸困難をはっきりと自覚するようになったことから、近くの総合病院を受診したところ、胸水や乳がんの胸膜播種の存在を疑われたことから、手術を受けたもとの大学病院を再度紹介されて受診しました。

10月に大学病院へ入院し、胸水を抜くほか、乳がんの胸膜播種、肝転移、胸椎転移の診断が確定したので、いくつかの薬剤の変更を経ながら化学療法を続けてきました。

術後14年目となる1年前の4月、疼痛を伴う頭蓋骨転移により、その局所のサイバーナイフの治療のため、大学病院の紹介状を持って来院されました。

図1

治療前のPETCT（軸断像と冠状断像）。左の頭頂部に乳がんの頭蓋骨転移がみられる

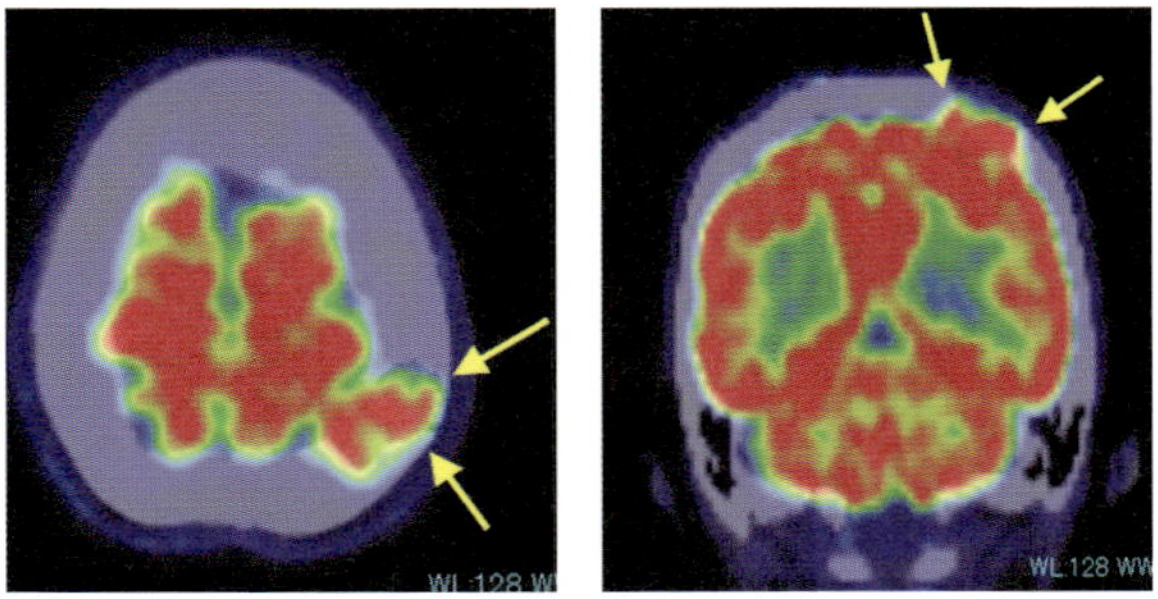

図2

治療から1年後のPETCT（軸断像と冠状断像）。乳がんの頭蓋骨転移は消退していることが確認された

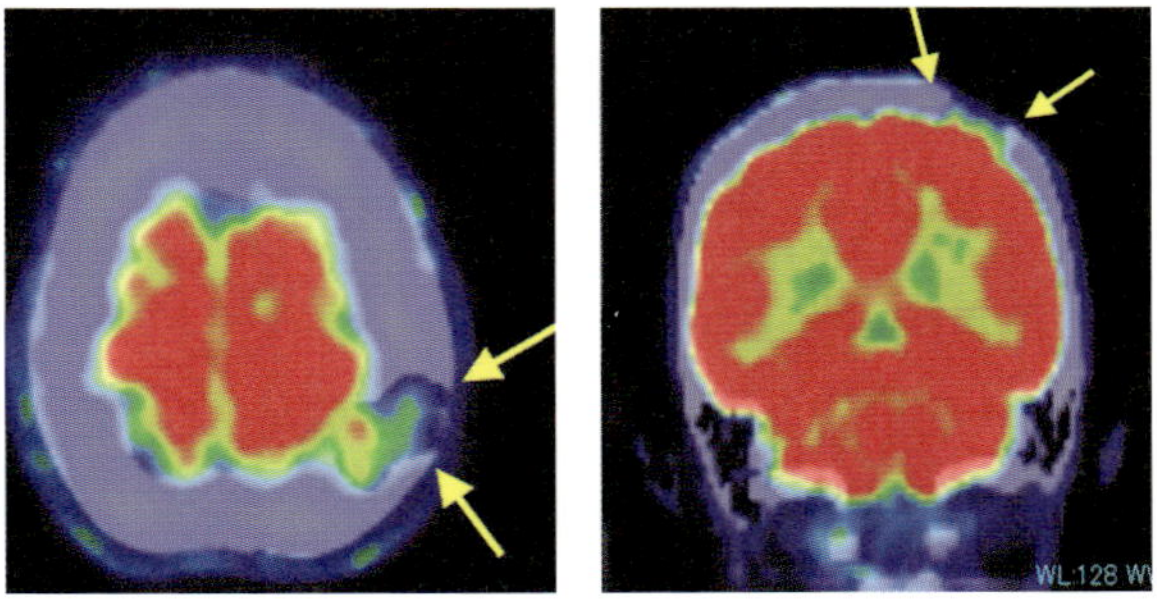

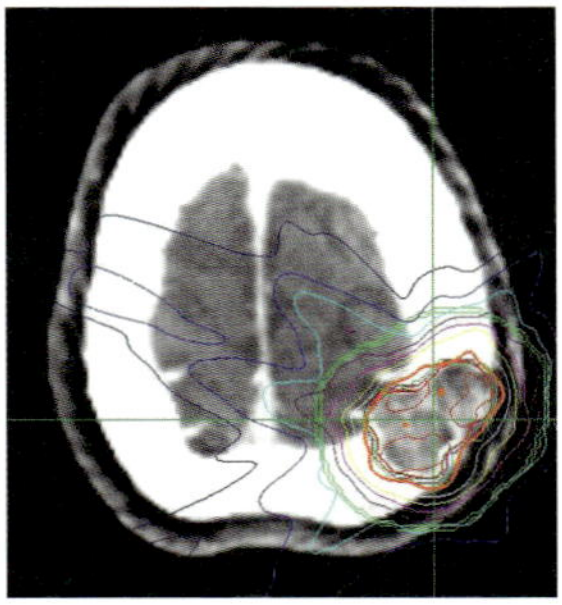

図3

CT治療計画図。赤い線で囲まれている部位が乳がんの頭蓋骨転移を示す

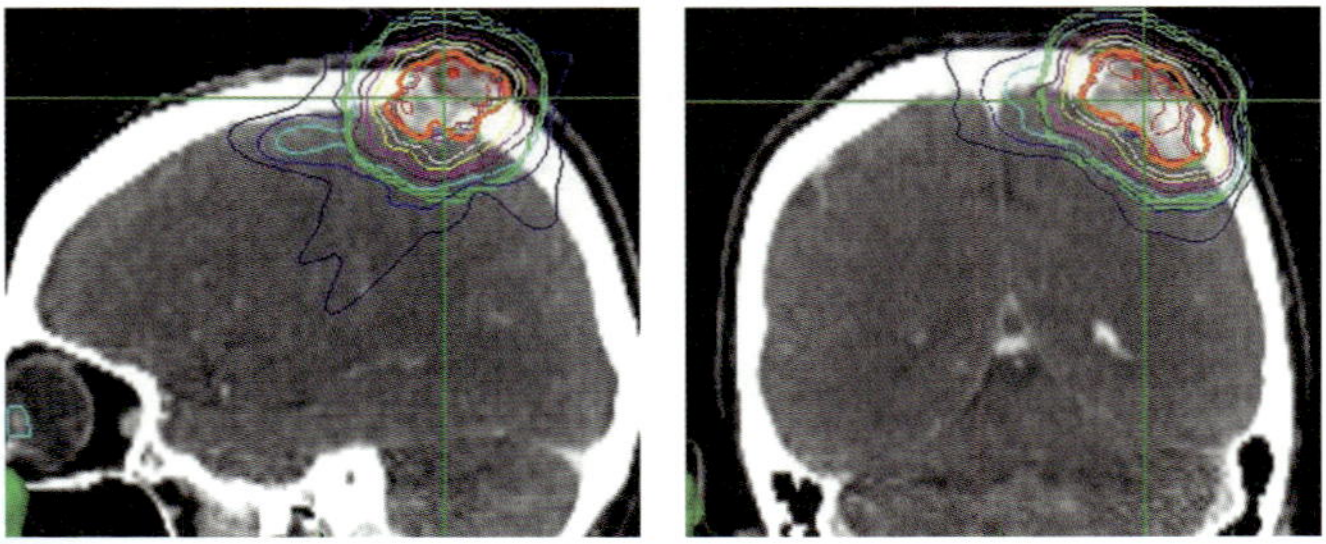

治療経過

治療の準備のためPETCT（図1）を撮り、全身状態を確認するとともに、依頼されている左頭頂部の頭蓋骨転移を確認しました。その後、CT（図3）、MR（図4）を用いて治療計画図を作成し、3日間3分割、連日の通院で治療を実施しました。頭蓋骨転移による腫瘍の体積は8・6ccでした。

治療後

治療後、再び大学病院へ戻り、全身の治療と経過観察が続けられました。1年後、経過観察のため当院へ来院され、MR（図5）とPETCT（図2）を撮ったところ、治療部位の頭蓋骨転移は、疼痛とともに消退しているのが確認されました。今後も大学からの依頼があれば、局所の治療を実施する予定です。

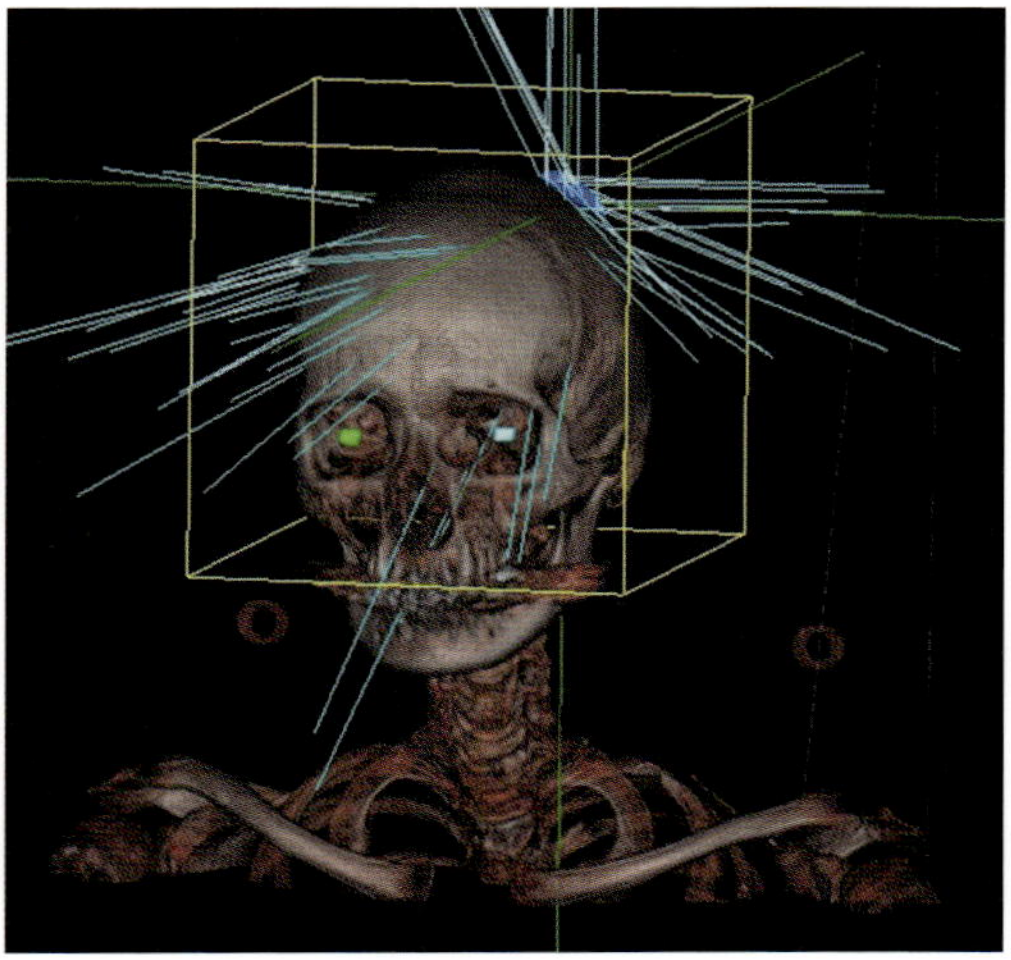

参考

サイバーナイフ治療計画図。左頭頂部に転移した病変に対して、ペンシルビームが照射されるイメージ図

図 4

治療前のMR（軸断像、矢状断像、冠状断像）。左頭頂部に乳がんの頭蓋骨転移がみられる

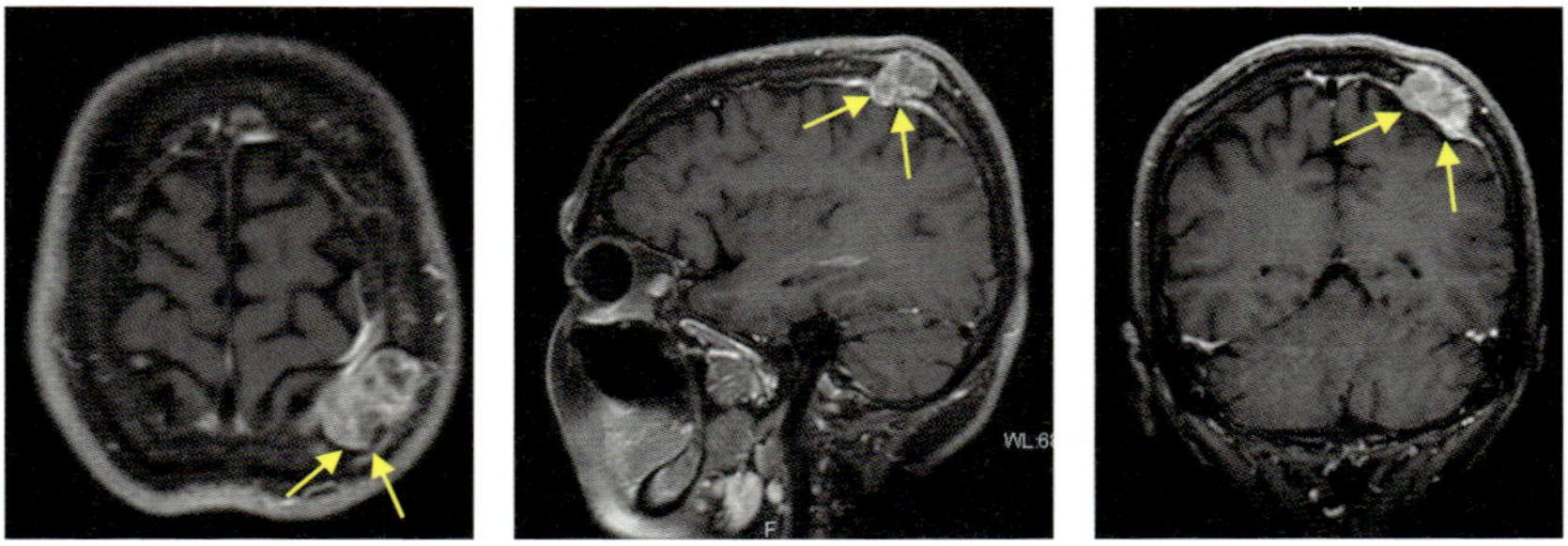

図 5

治療から１年後のMR（軸断像、矢状断像、冠状断像）。左頭頂部にあった乳がんの頭蓋骨転移は消退していることが確認された

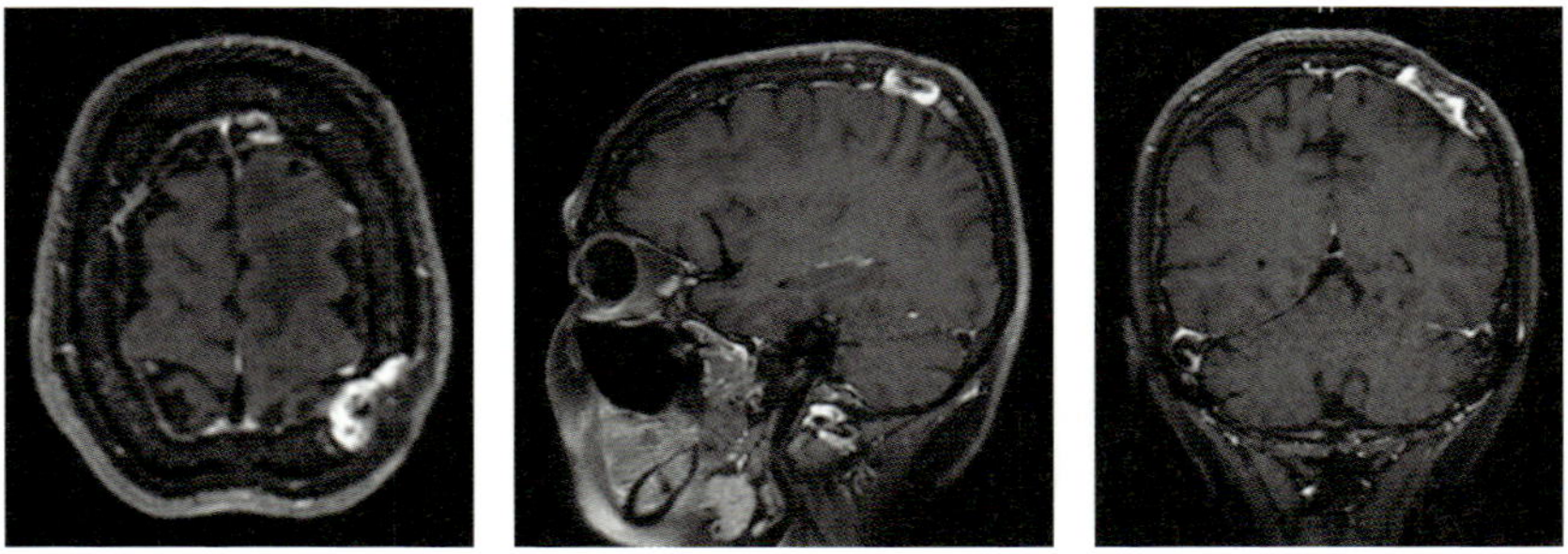

2 乳がん、肺転移……………40歳代

症状

7年前の夏に、右乳がんの診断により総合病院で右乳房切除術と右腋窩リンパ節郭清術を受け、その後、同病院で化学療法とホルモン療法を継続して受けてきました。

手術後の4年を経過した夏に、今度は対側の左乳がんが見つかり、大学病院で左乳頭乳輪乳房切除術、センチネルリンパ節生検、加えて左右の乳房形成術が行われました。

手術後はこれまでと同様に、化学療法とホルモン療法を継続して受けていました。

最初の手術から5年後の1月、CT検査で左肺門部のリンパ節腫大が初めて指摘されました。さらに翌年の追跡CTでは同部のリンパ節腫大が増大傾向をみせていることから、同大学の呼吸器内科で気管支鏡による組織の生検、細胞診による確定診断が2回試みられましたが、2回とも組織、腫瘍の採取がうまくできませんでした。

状況や腫瘍マーカー等の検索により、乳がんの再発転移が最も考えやすいとはいえ、確定診断ができない状態でした。そこで大学病院の紹介状を持って、2年前の4月にサイバーナイフの治療についての相談で来院されました。

治療経過

PETCT（図1）で左気管分岐部の腫瘍を確認したのち、CT治療計画図（図3）を作成しました。通院というかたちで、7日間7分割のサイバーナイフの治療を実施しました。なお、腫瘍の体積は約37・4㏄でした。

治療後

（図2）の2回のPETCTでは、治療した腫瘍は縮小して、よくコントロールされていることが確認できました。

サイバーナイフ治療から5ヵ月後と1年5ヵ月後

図1

治療前のPETCT（軸断像と冠状断像）。左肺門部に腫瘍性病変がみられる

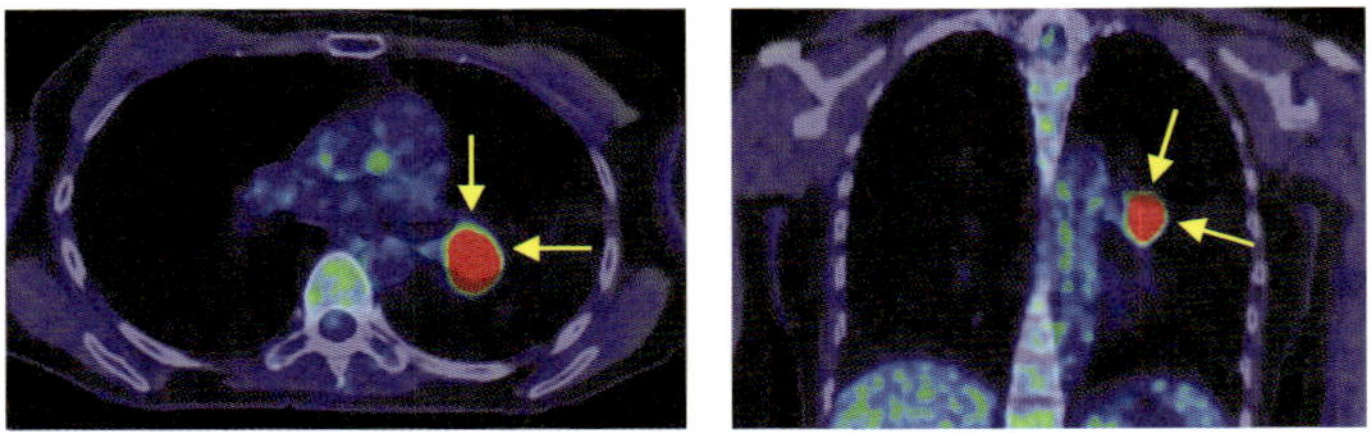

図2

治療から１年５ヵ月後のPETCT（軸断像と冠状断像）

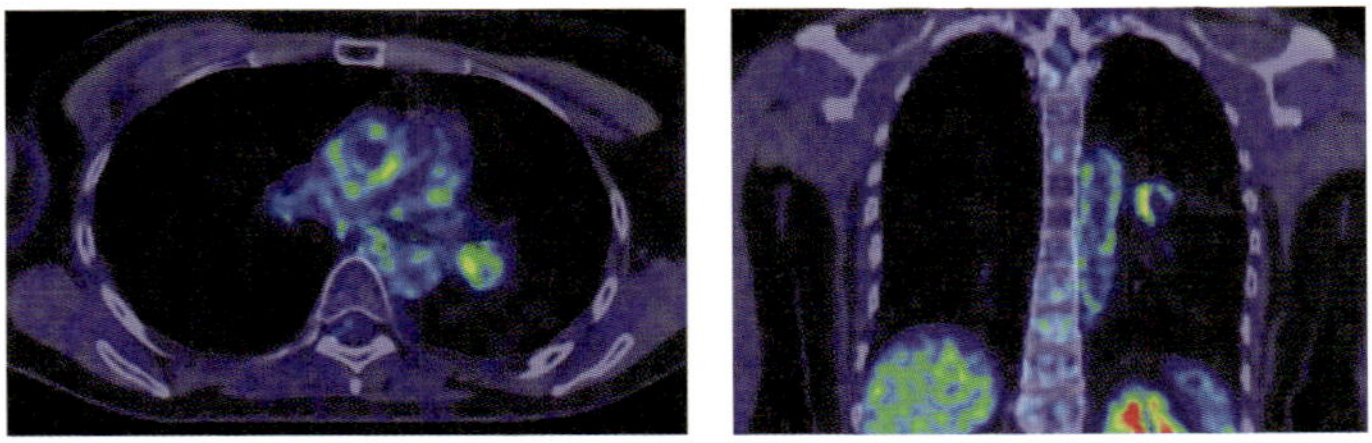

図3

CT治療計画図（軸断像、矢状断像、冠状断像）。左の気管分岐部に赤い線で囲まれている部位が、腫瘍病変を示す

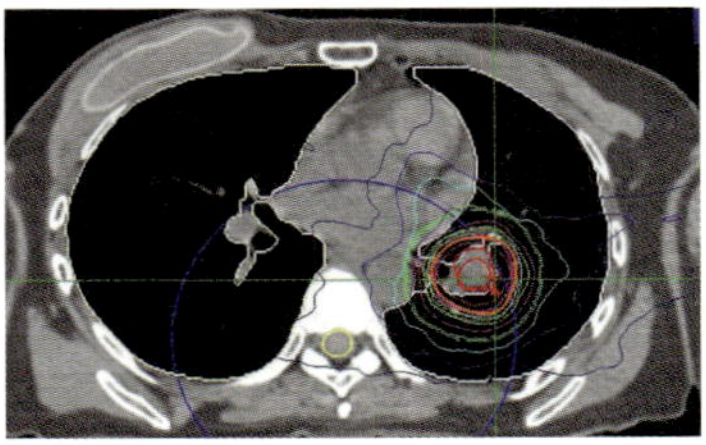

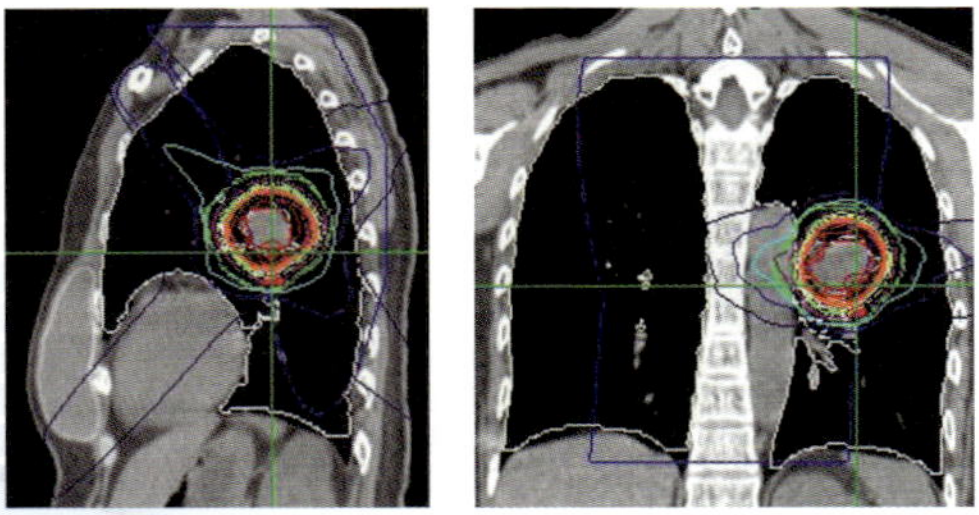

3 乳がん、胸骨転移　60歳代

症状

15年前、右乳房のしこりに気づき都内のがん専門病院を受診し、乳房部分切除手術を受けました。

腫瘍は正中の胸骨のそばに存在していて、診断は〈T1N0M0 StageⅠ〉でホルモン反応性だったことから、術後はホルモン治療だけを実施することになりました。

その後、5年間はホルモン剤を服用しましたが、経過が良好だったため内服を打ち切り、経過観察することになりました。

7年前に採血検査で腫瘍マーカーのCEAが上昇していることをきっかけに、胸骨転移の存在が明らかになりました。胸骨転移の治療については、がん専門病院においてホルモン剤フェゾロデックスの注射によるホルモン治療が開始されました。また、3年前には免疫療法も試みましたが、目立った効果はみられませんでした。

がん専門病院では、数年間にわたってこの胸骨転移はPETCTなどでみても、それほど進展がないと判断されてきました。

最近になり、がん遺伝子治療を受けたときに、当該治療医より疼痛緩和の目的だけでなく、他に転移がないことを確認して、もう一歩先の根本的な治療を目的に、サイバーナイフの治療を相談してみるようにすすめられ、当院へ来院されました。

治療経過

来院時、前胸部の違和感と軽い疼痛を時々感じるようでしたが、通常の日常生活にもとくに支障はなく、長年にわたって自分の仕事を普通にこなしているとのことでした。

PETCT（図1）を撮ってみると、かなり広範囲に前胸部正中の胸骨転移と周辺の胸壁転移が拡がっているようでしたが、他の部位に転移していないことを確認しました。腫瘍マーカーはCEA、CA125などが異常高値を示すことが紹介状に記載されていました。

治療を実施する方針を話し合い、CTによる治療計画図（図2）を作成し、治療は通院にて5日間5分割で実施しました。なお、腫瘍の体積は約38・5㏄でした。

治療後

治療から1ヵ月後には腫瘍マーカーは急速に低下し、正常化したことから、今後は化学療法をしばらく控えて経過をみるという方針になり、現在に至っています。

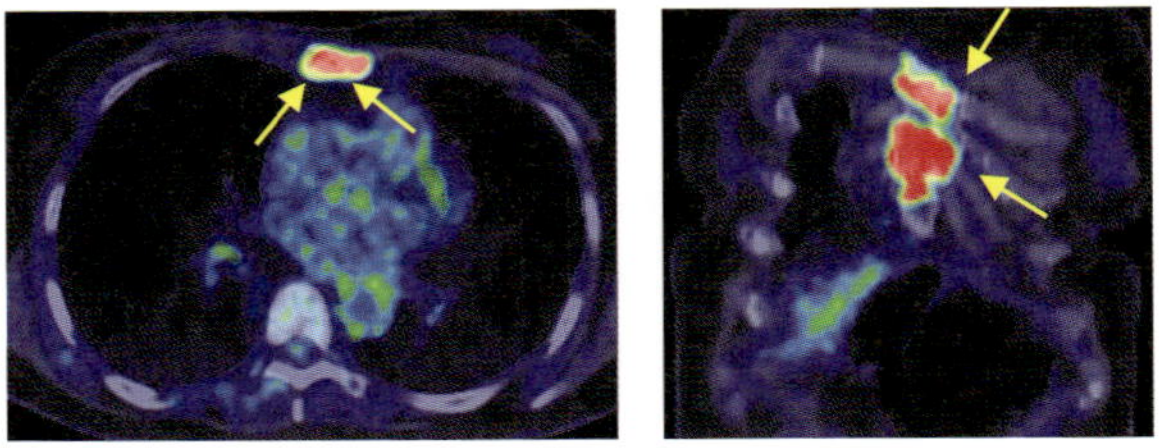

図1

治療前のPETCT（軸断像と冠状断像）。胸骨への転移と広範な胸壁転移がみられた

図2

CT治療計画図。赤い線で囲まれている部位が、胸骨とその周辺の胸壁への広範な転移を示す

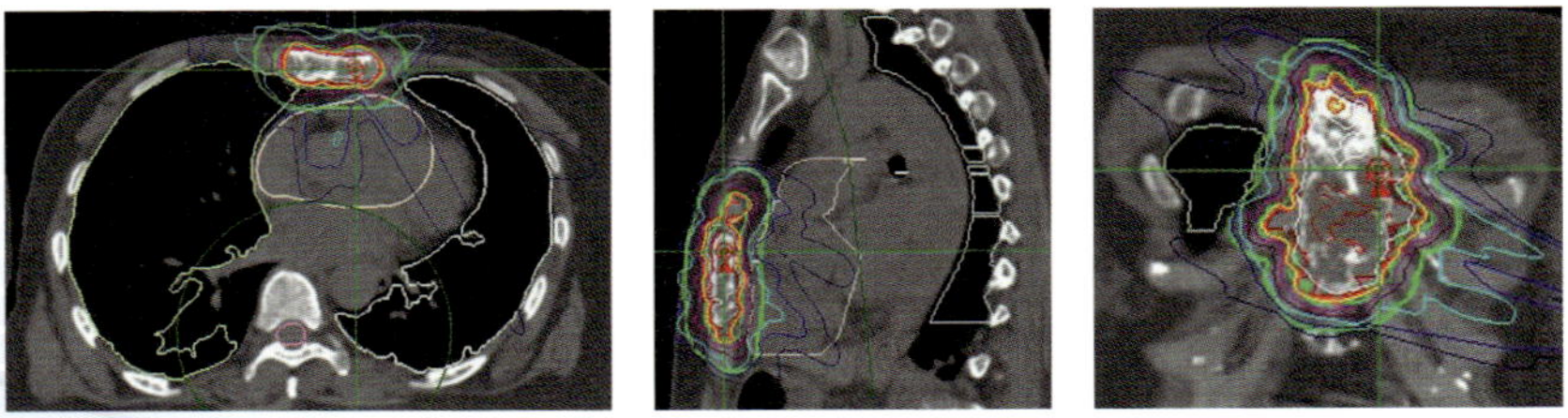

4 乳がん、大きな転移性脳腫瘍……60歳代

症状

8年前に発症したホルモン反応性の左乳がんを治療後、経過をみていました。3年前、約2週間の期間内に左上下肢の動きが次第に悪くなり、頭痛と嘔気も伴ってきたことから、救急で総合病院を受診し、入院となりました。

MR（図1）で調べたところ脳転移が見つかり、手術治療をすすめられました。しかし、手術に代わり、放射線治療を本人と家人が希望したことから、紹介されて当院へ来院されました。

治療経過

MRで右大脳運動領に大きな転移性脳腫瘍がみられました。CTとMRを撮り、治療計画図（図3）の作成を済ませて、5日間5分割で治療を実施しました。

治療後

治療から2年後のMR（図2）の経過観察では、腫瘍はほぼ消退退縮しており、左半身片麻痺は次第に回復をみせています。

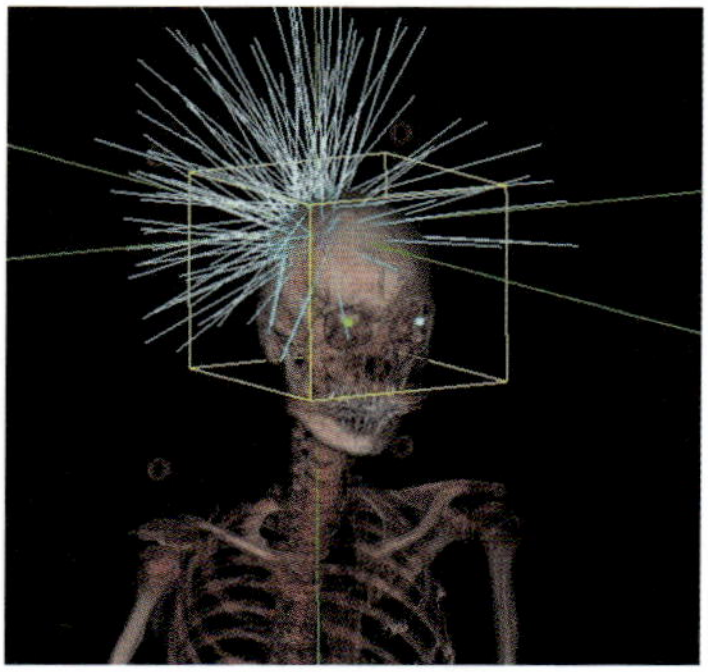

参考

サイバーナイフ治療計画図。大きな転移性脳腫瘍に対して、ペンシルビームが照射されるイメージ図

図 1

治療前のMR。右大脳運動領にのう胞を形成する大きな転移性脳腫瘍を認める

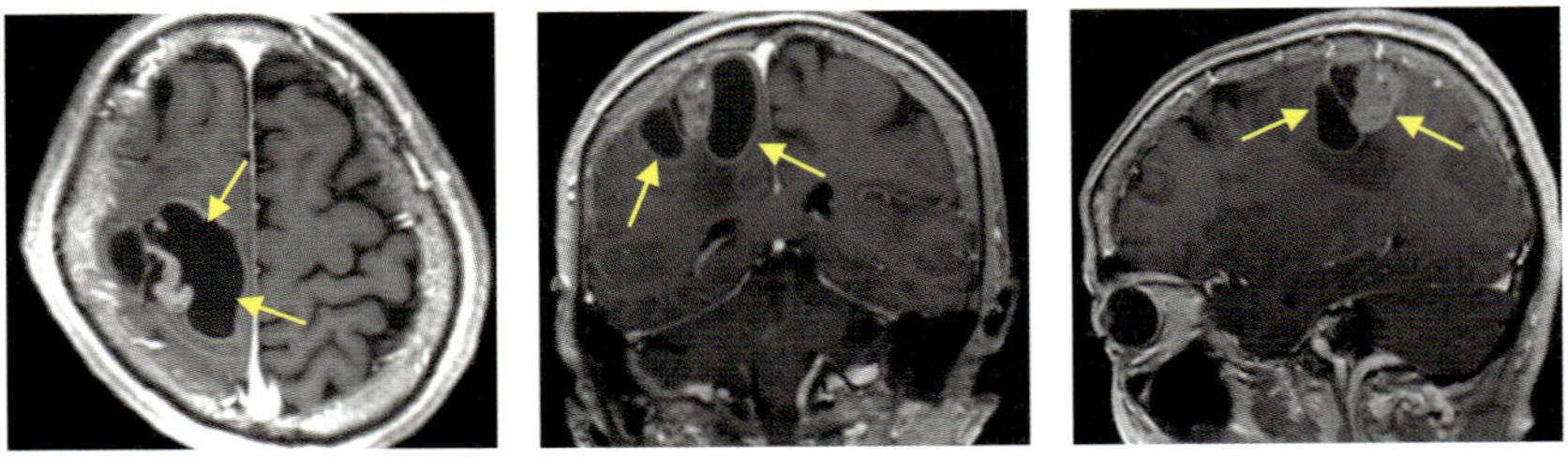

図 2

治療から 2 年後のMR。治療前にみられた脳腫瘍はほぼ消退退縮している

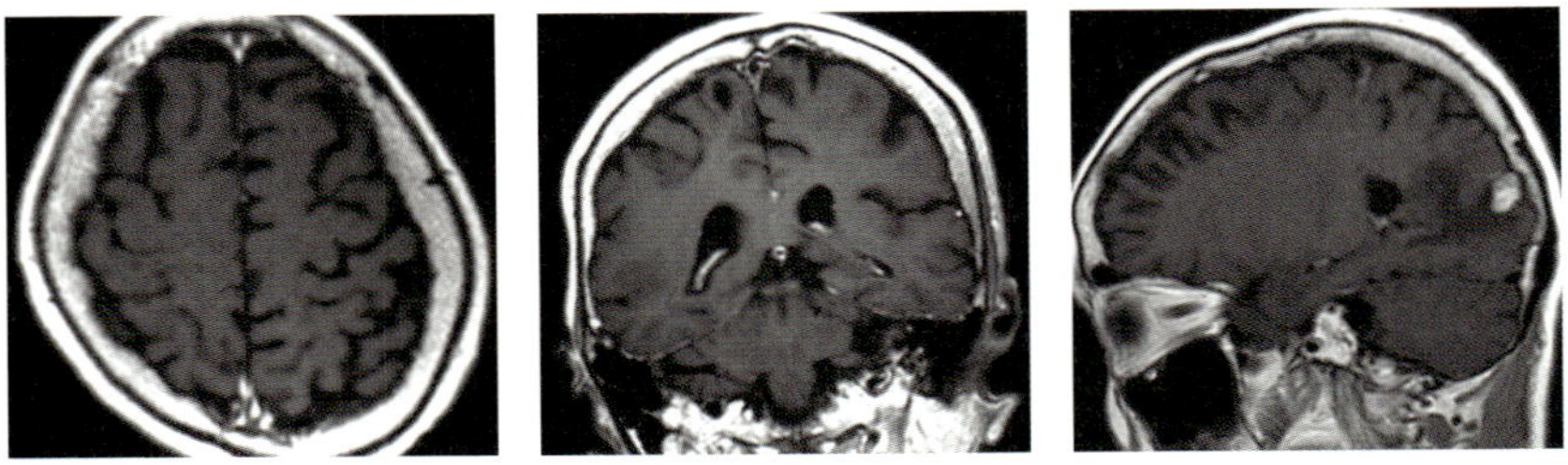

図 3

MR治療計画図。赤い線で囲まれている部位が転移性脳腫瘍を示す

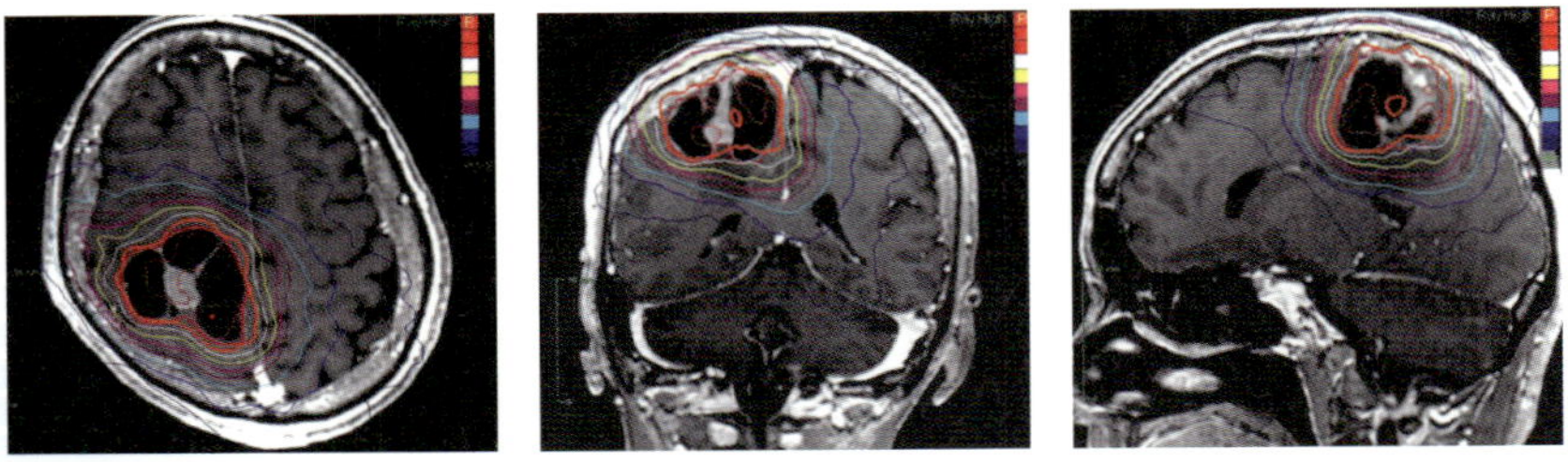

5 乳がん、頭蓋底転移による複視（外転神経麻痺）……40歳代

症状

8年前に大学病院の乳腺外科において左乳がんの診断を受け、左乳房温存の乳がん摘出術および、センチネルリンパ節生検が陽性だったことから、左腋窩郭清手術を受けました。また手術後、放射線の乳房照射を25回・50グレイで実施されました。

摘出した乳がんはホルモン陽性を示したことから、その後の約5年間、タモキシフェンやリュープリンによるホルモン剤の治療が続けられました。

乳がんの治療が開始される前より胆石の疼痛発作があり、消化器外科で定期的に診てもらっていましたが、乳がんの手術から7年が経過し、ホルモン治療をやめていた昨年夏頃に、同科での腹部の超音波検査、CTとMR検査を受けたところ、乳がんの多発する肝転移、縦隔リンパ節転移、腰椎の骨転移などが発見されました。

そのため、昨年9月より再びタモキシフェンのホルモン治療が再開され、年末には肝転移が増悪してきたことから、フェマーラのホルモン注射が開始されました。

さらに、昨年末の同時期より日常生活に不自由が生じるほど物が二重にみえる〝複視〟が生じてきたので、年末の押しせまった時期に頭部MR検査が行われ、頭蓋底の斜台よりトルコ鞍、鞍上部におよぶ腫瘍の転移が疑われる像がみられました。

年が明けた1月に大学病院の乳腺外科より紹介状を持って、乳がんの頭蓋底転移へのサイバーナイフ治療のために来院されました。

図1

来院したときのPETCT（軸断像と冠状断像）。矢印に囲まれた部位が乳がんの頭蓋底部への転移を示す

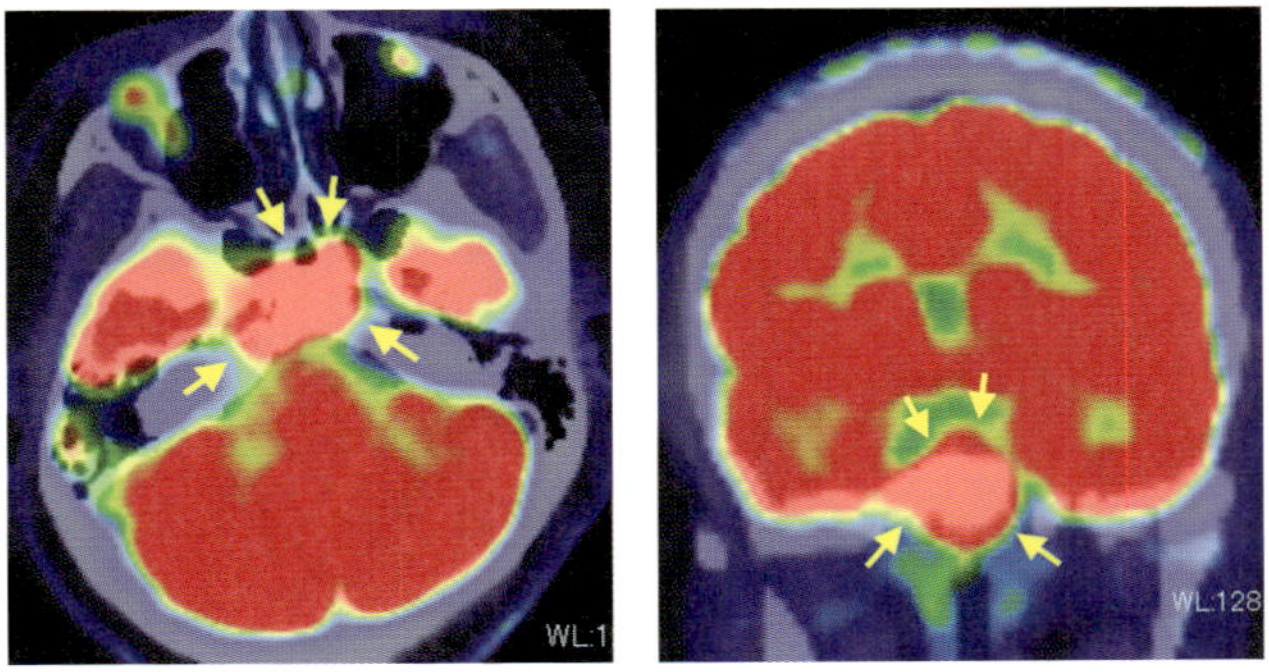

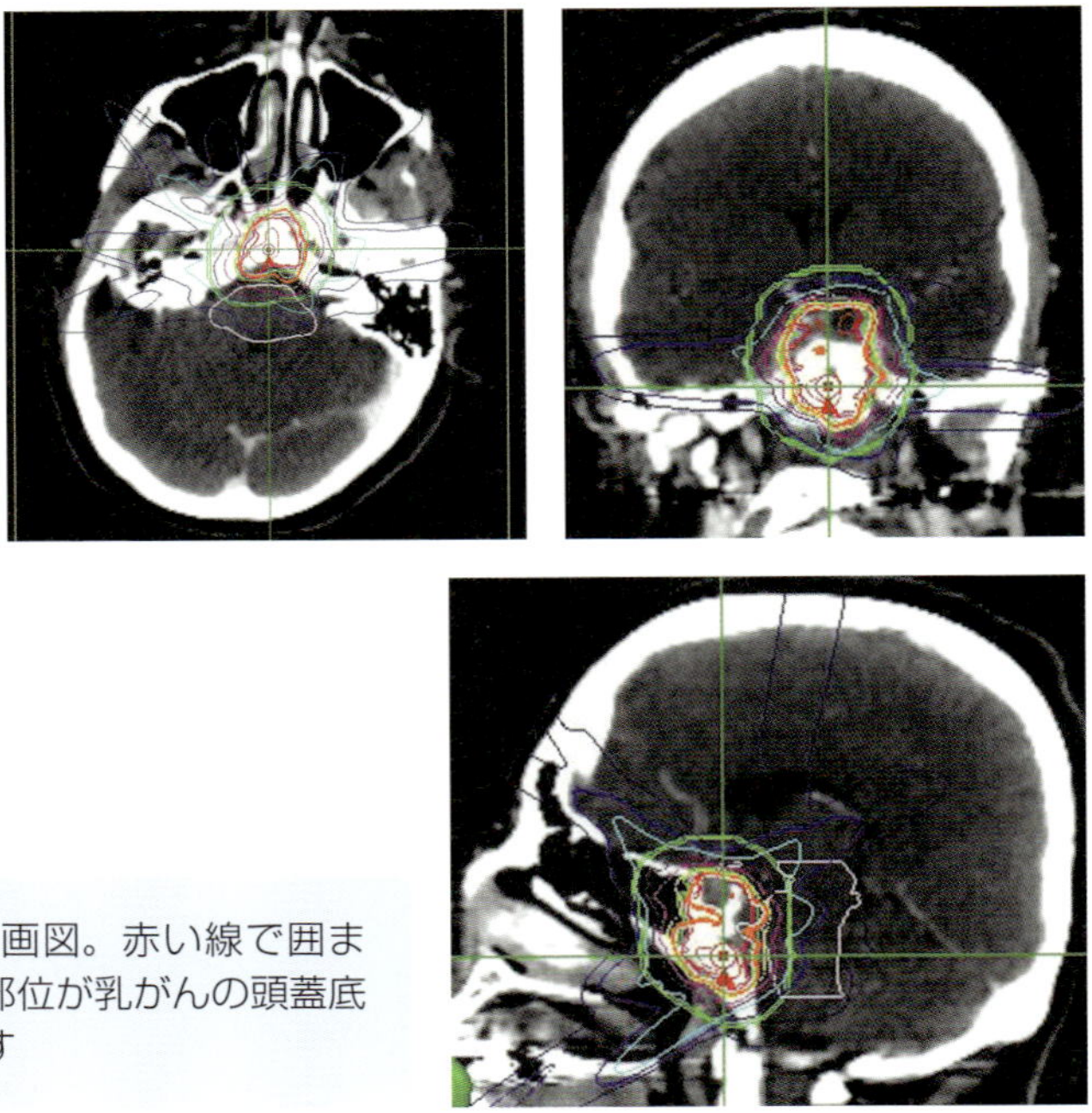

図2

CT治療計画図。赤い線で囲まれている部位が乳がんの頭蓋底転移を示す

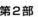

治療経過

本人によると、年末の12月より物が二重にみえることで生活に大変支障が出ており、読んだりみたりする細かな仕事ができないとのことでした。脳神経の右外転神経が腫瘍により麻痺を呈して、眼球が外側に動かないためとても深刻な症状でした。

PETCT（図1）では、頭蓋底のトルコ鞍周辺に大きな腫瘍の存在が確認できました。

早速、CT（図2）、MR（図3）でサイバーナイフの治療計画図を作成して、この斜台よりトルコ鞍近傍、海綿静脈洞に拡がる乳がんの転移性腫瘍に対する治療を実施しました。

自宅からの通院で8日間8分割、1回約35分間の定位放射線治療となりました。

治療後

治療後、症状は次第にゆっくりと少しづつ改善し始めて、2ヵ月が経過した3月末には、それまで物が二重にみえる複視はほとんど改善し、物がだぶらないで普通に一つにみえるようになり、生活上で困ることはなくなりました。

治療から4ヵ月が過ぎた5月末にMR（図4）を撮ったところ、治療前にみられた頭蓋底の斜台より、トルコ鞍部および鞍上部に広がった転移性腫瘍は、ほぼ、きれいに消失していることが確認されました。

今後は、これまでと同じく乳腺外科でホルモン治療を続けながら、肝転移など他の部位の転移についても同様の治療を考慮して実施していく予定です。

図3

治療計画のためのMR（軸断像と矢状断像）。矢印で示す部位が乳がんの頭蓋底転移性腫瘍を示す

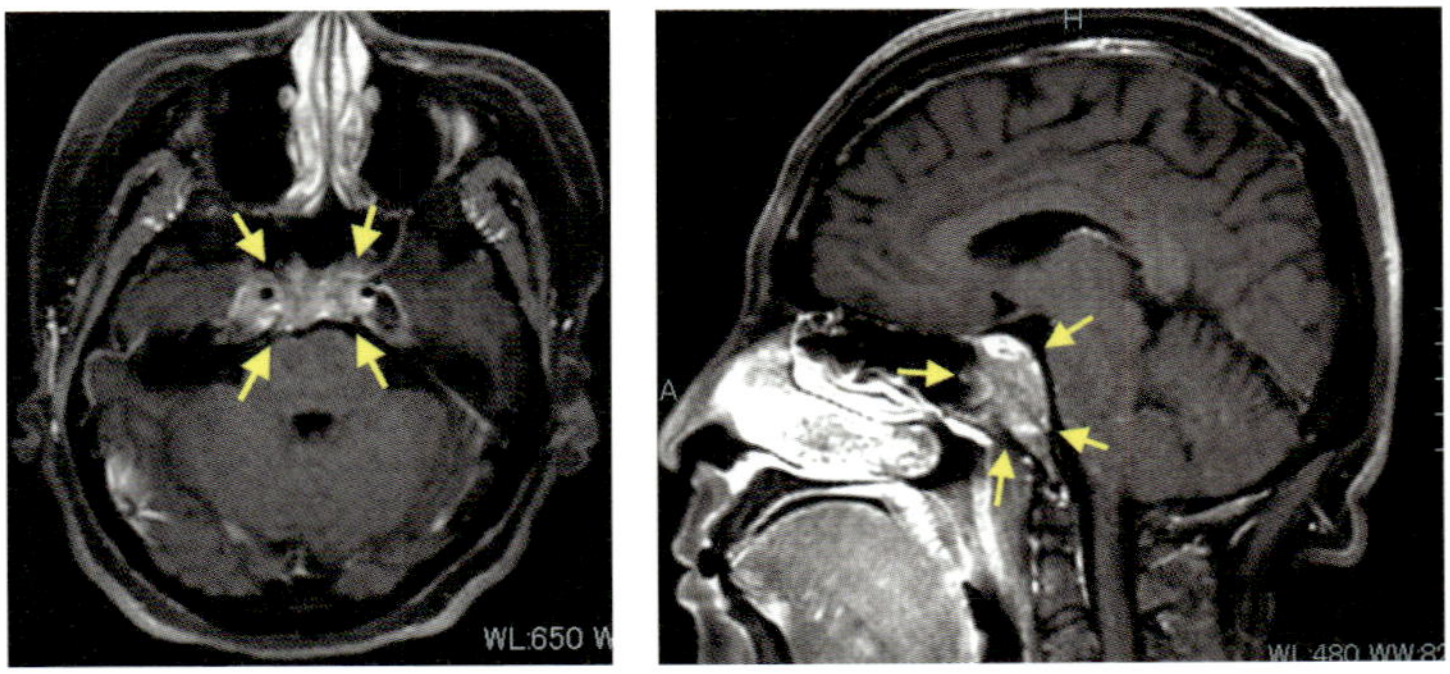

図4

治療から4ヵ月後のMR（軸断像と矢状断像）。治療前にみられた乳がんの頭蓋底転移性腫瘍はほぼ消失している

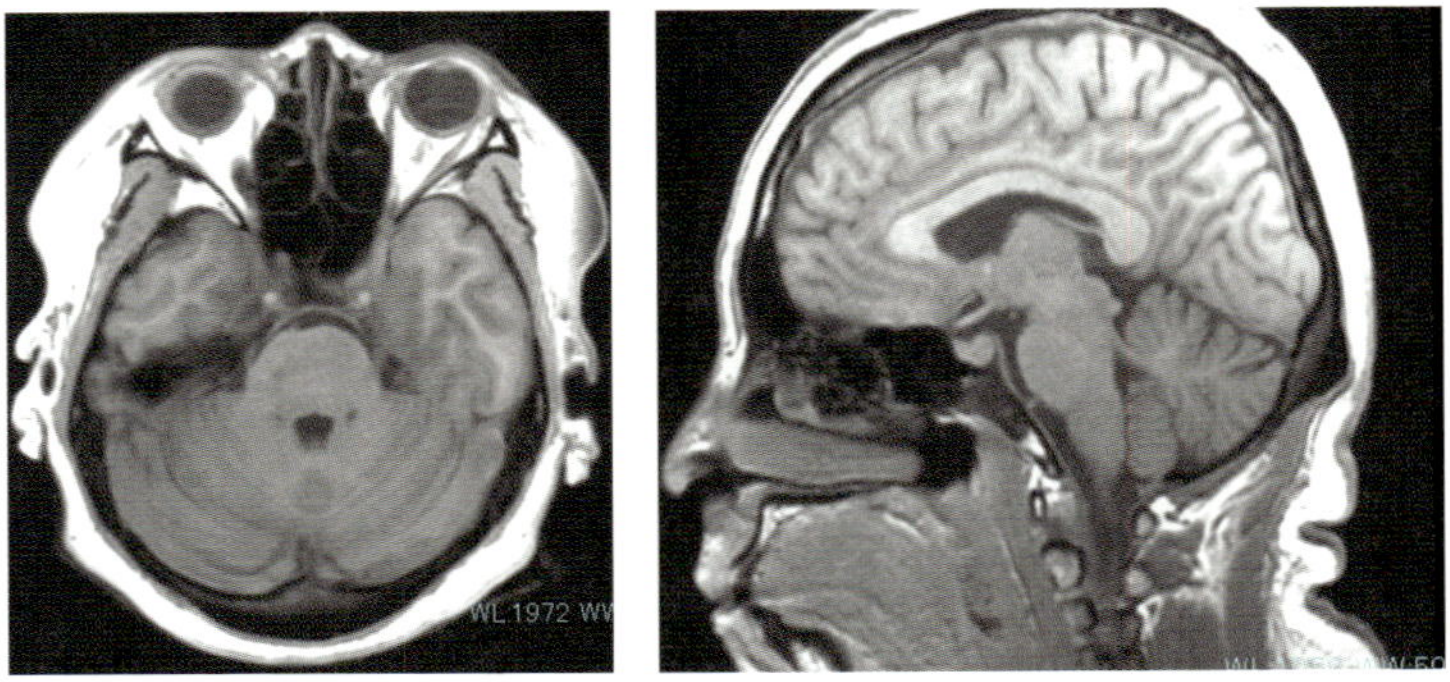

6 乳がん、眼窩内転移……70歳代

症状

4年前に、進行した局所の乳がんと全身の多発骨転移の状態で、近くの病院の乳腺外科を受診しました。乳腺外科では、化学療法を主体とした治療を工夫に工夫を重ねて繰り返し、何とか根気よく継続して、その後3年間は安定した状態を維持してきました。

しかし、当院へ来院される約1ヵ月前より腫瘍マーカーが上昇し始め、右眼球が突出しだして疼痛を伴い、頭痛も訴えるようになりました。

CTを撮ると、右眼窩に腫瘍がみられ、乳がんの転移が疑われることから、サイバーナイフの治療のため、すぐさま紹介状を持って当院へ来院されました。

治療経過

来院後、眼窩の局所と、全身の状態を確認するべくPETCT（図1）を撮り、頭蓋底への骨転移が眼窩内へ進展した転移性腫瘍と確認しました。CT（図2）、MR（図3）を用いて治療計画図（図4）を作成したのち、治療は5日間5分割で実施しました。

治療後

治療後は、紹介元の乳腺外科へ戻り化学治療を続けていますが、眼球突出は次第に改善し、2ヵ月後には腫瘍の縮小をCTで確認したとのことでした。

図1

治療前のPETCT。頭蓋骨転移が右眼窩内で進展した転移性腫瘍がみられる

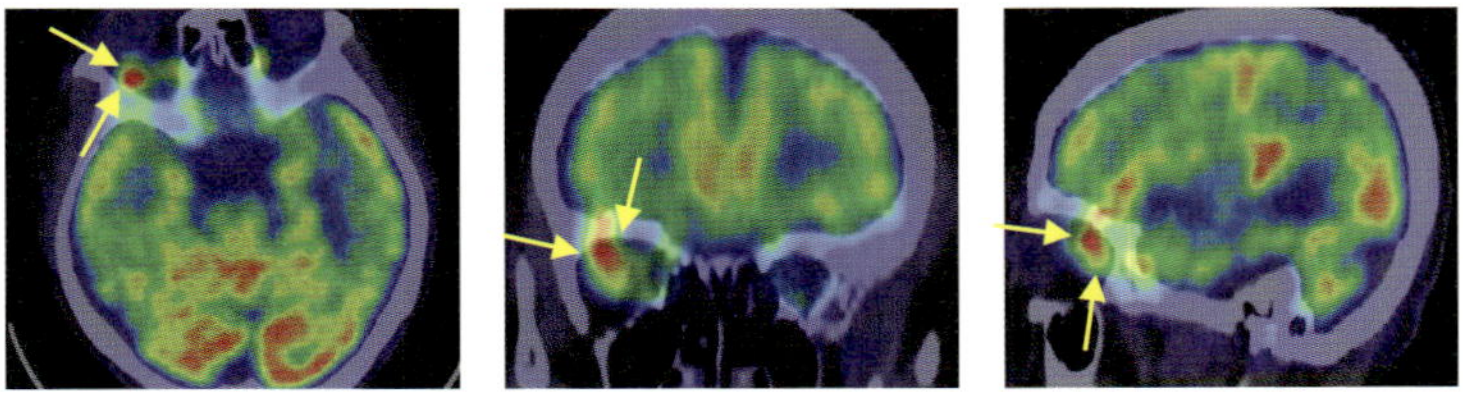

図2

治療前のCT。右の眼窩に進展した転移性腫瘍がみられる

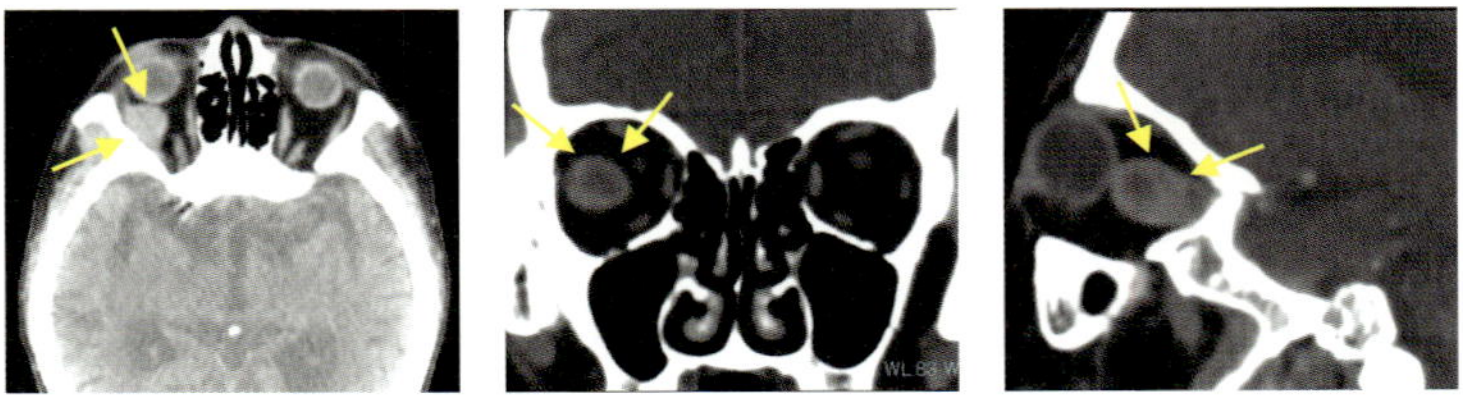

図3

治療前のMR。右の眼窩に進展した転移性腫瘍がみられる

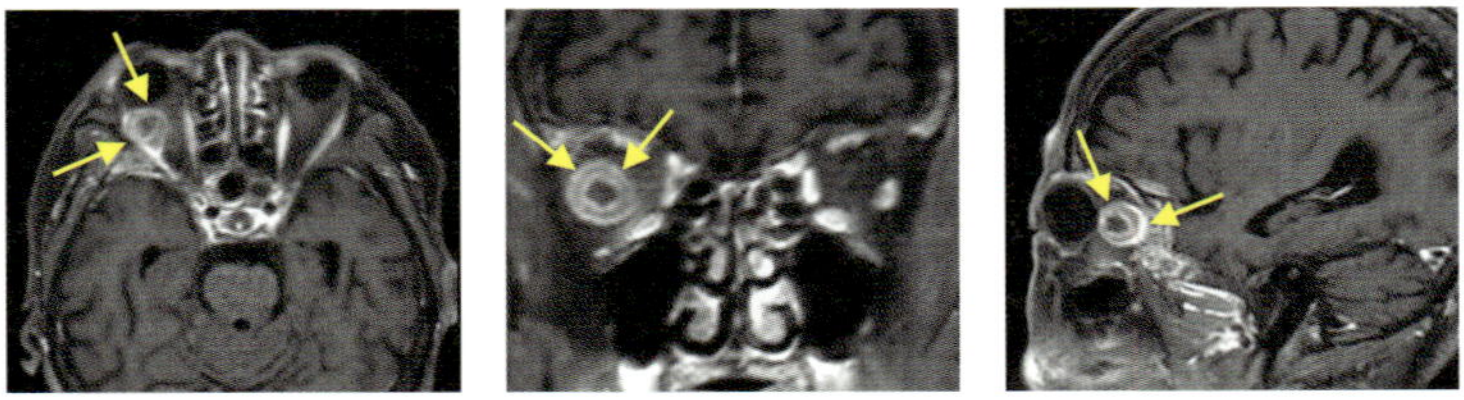

図4

CT治療計画図。赤い線で囲まれている部位が眼窩内の転移性腫瘍を示す

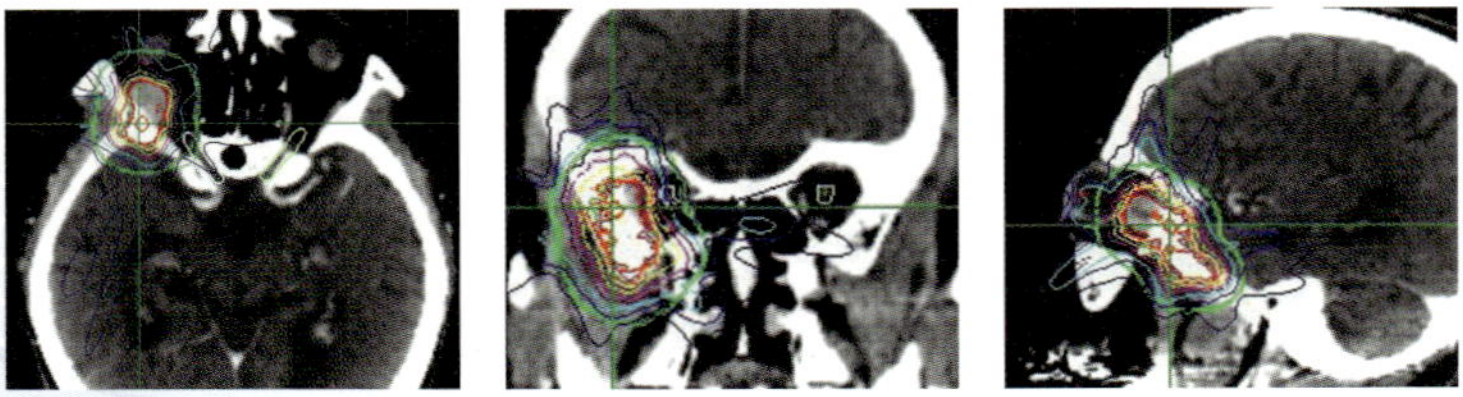

7 乳がん、傍胸骨リンパ節転移　50歳代

症状

12年前に大学病院で、右乳がんの、乳房温存による乳がん切除と腋窩リンパ節郭清手術を受け、術後に放射線治療を25回受けました。

乳がんは女性ホルモン（エストロゲン）に反応を示すものでした。そのため術後5年間はホルモン治療が行われ、治療は一段落しました。

ホルモン治療を終えた翌年より、胸骨のそばにリンパ節転移がみられるようになったため、ホルモン治療や化学療法を加えましたが、次第に大きくなってきました。

術後9年目となり、大学病院の乳腺外科より、この部位のサイバーナイフ治療は可能かどうか、紹介されて当院へ来院されました。

治療経過

ＰＥＴＣＴ（図1）で指摘されている傍胸骨リンパ節転移を確認し、早速ＣＴの治療計画図（図3）を作成しました。治療は自宅からの通院により、7日間7分割で実施しました。

治療後

この治療から1年後と3年後に鎖骨窩リンパ節転移と胸骨転移が出現したことから、同様の治療を追加しました。治療から3年後のＰＥＴＣＴ（図2）では、治療を加えた傍胸骨リンパ節転移は、縮小消退を示していることが確認されました。

図1

治療前のPETCT。胸骨右に傍胸骨リンパ節転移がみられる

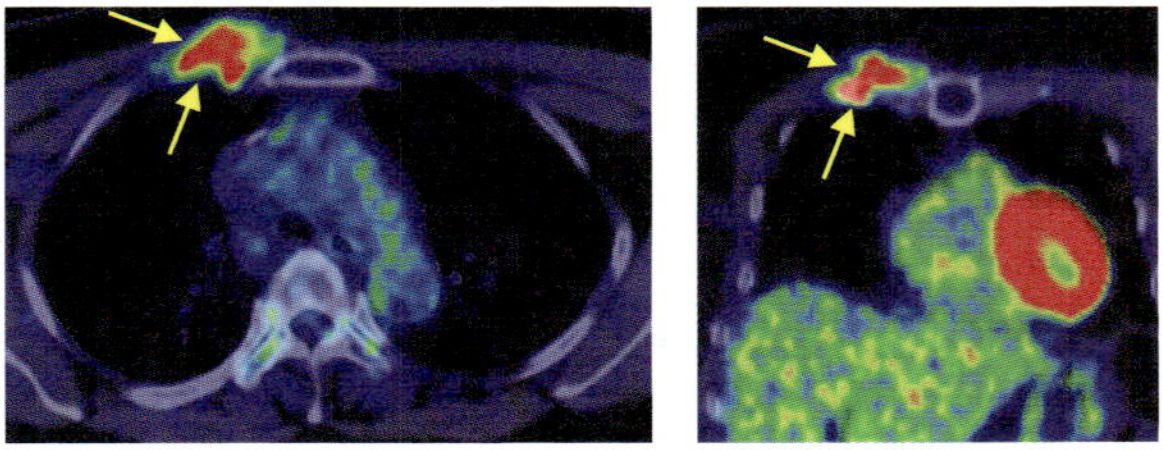

図2

治療から3年後のPETCT。胸骨右の傍胸骨リンパ節転移は縮小消退を示している

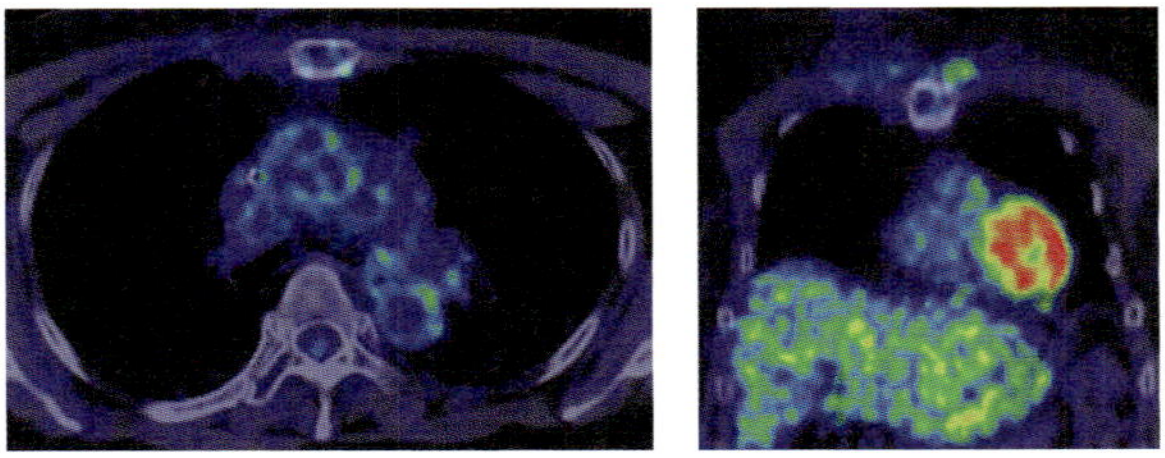

図3

CT治療計画図。赤い線で囲まれている部位が傍胸骨リンパ節転移を示す

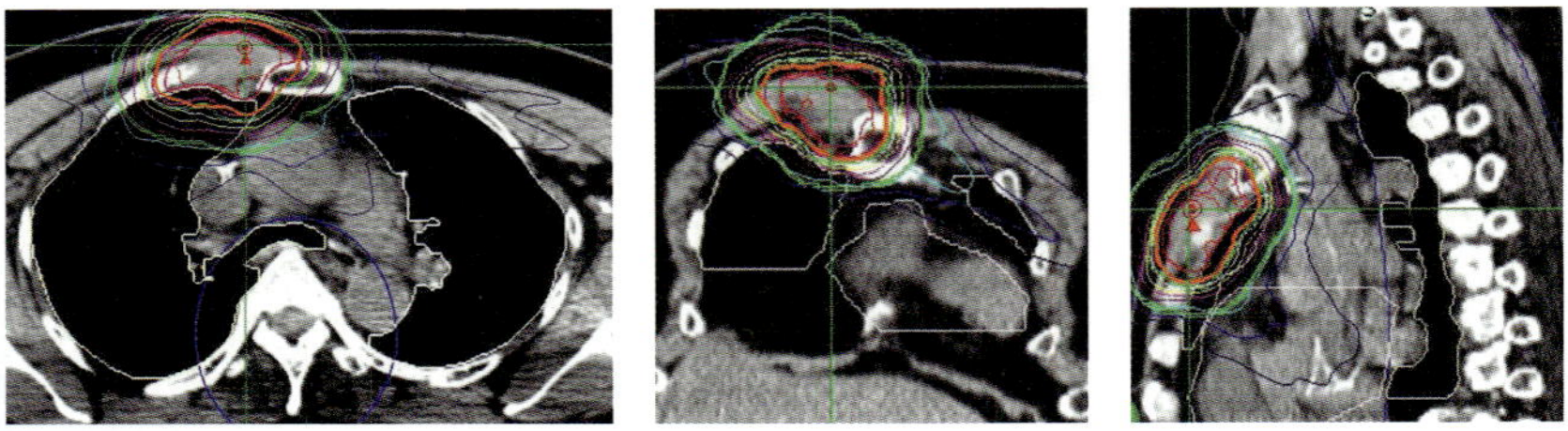

8 乳がん、頭蓋底転移、左外転神経麻痺、複視

50歳代

症状

9年前に乳がんと診断され、大学病院で摘出手術を受けました。その後は、ホルモン剤を主体とした化学療法を受けていましたが、3年後に左腋窩に再発し、これも手術を受けました。その4年後、疼痛を伴う胸椎、肋骨、腸骨などの多発骨転移があり、これらについては、通常分割放射線治療が行われました。

その後、化学療法をいくつも工夫しながら治療を継続しましたが、多発骨転移や腹部リンパ節転移などが次々に出現し、肺転移や肝転移もみられるようになりました。大学病院ではこの後、緩和治療をすすめられたことから、サイバーナイフ治療の相談のため当院へ来院されました。

治療経過

来院時のPETCTでは　頭蓋骨、頭蓋底、胸椎、肺、肝、腰椎、腸骨、骨盤に多発する転移が確認されました。物が二重にみえる〝複視〟があり、さらに、日常生活は全身疼痛とともに困難を極めていました。

複視は頭蓋底転移による外転神経麻痺が原因と思われました（図1）。そこですぐに入院し、CT治療計画図（図3）を作成し、7日間7分割で治療を実施しました。

治療後

治療から3ヵ月後のPETCT（図2）では、大きな頭蓋底転移は縮小消退していることが確認されました。また複視も治療後、次第に改善し、物が普通にみえるように回復しました。

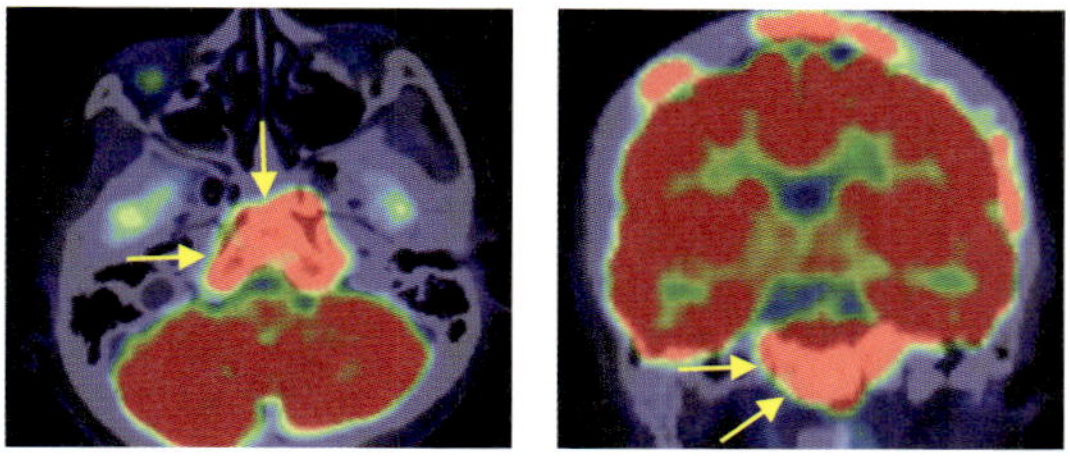

図1
治療前のPETCT。大きな頭蓋底転移がみられる

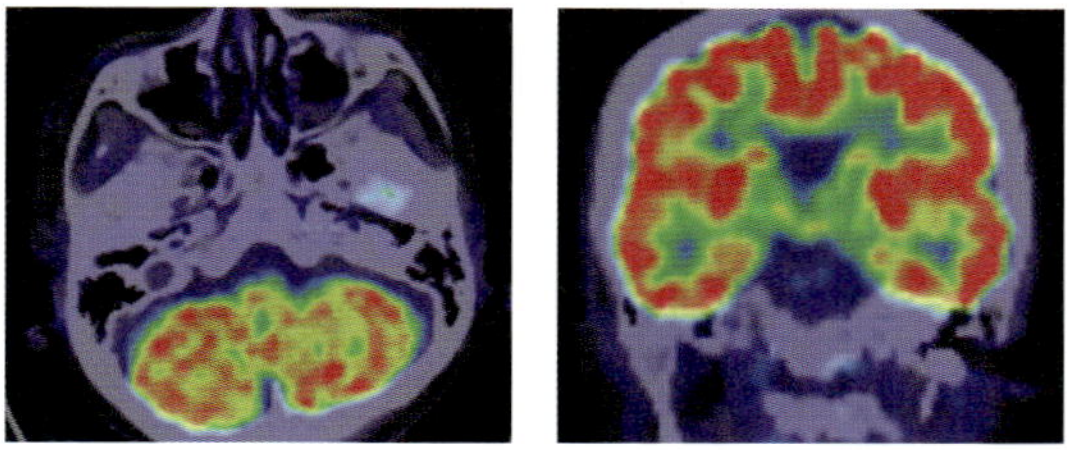

図2
治療から3ヵ月後のPETCT。大きな頭蓋底転移は縮小消退を示す

図3
CT治療計画図。赤い線で囲まれている部位が頭蓋底転移を示す

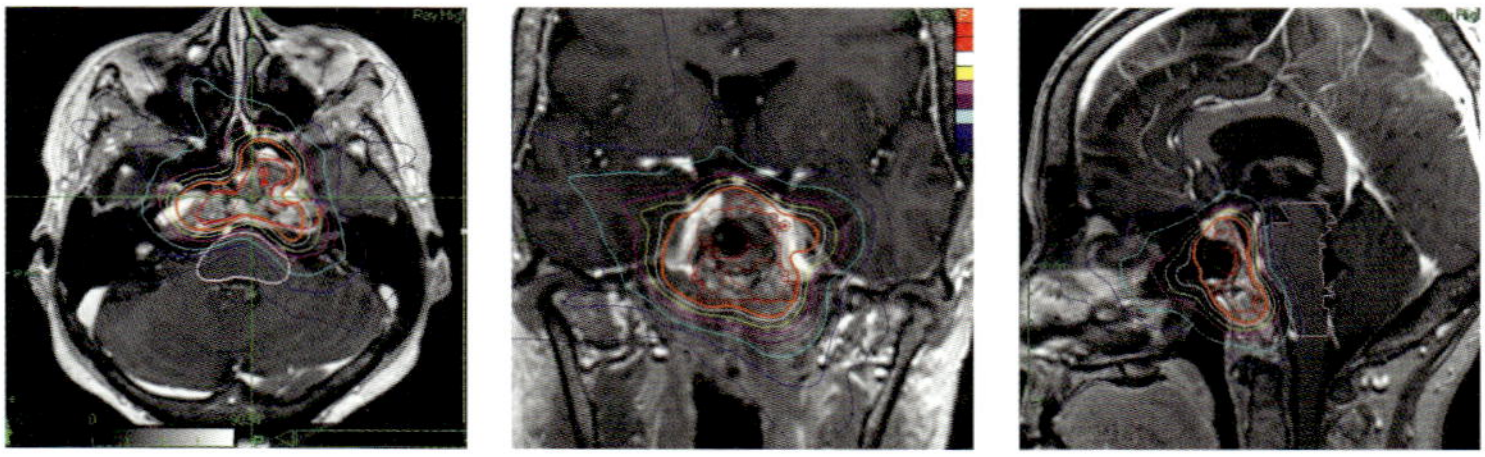

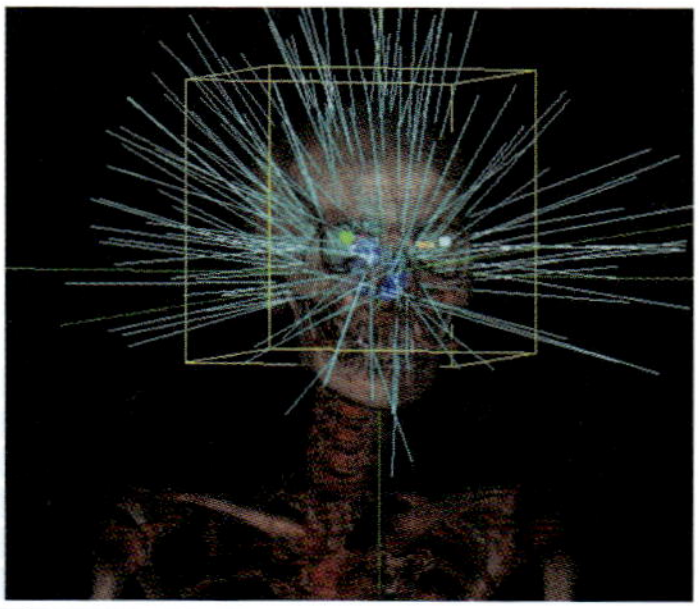

参考
サイバーナイフ治療計画図。頭蓋底転移を目指して照射されるイメージ図

9 乳がん、硬膜下転移、左同名半盲

60歳代

症状

7年前に女性ホルモンに反応する乳がんと診断され、乳がん専門クリニックで乳房切除と乳房再建の手術治療を併せて受けました。その後、大学病院でホルモン剤などによる治療を続けていました。

4年前、意識消失発作がみられることから診察したところ脳転移がみつかり、大学病院で全脳照射を受けました。

その3ヵ月後、今度は意識ははっきりしているもののどうもうまく表現できない、しかも何となく気分が悪いと訴えたことから、当院の脳神経外科に来院されました。

治療経過

診察すると、左半分が左右両眼でともにみえない左同名半盲が認められました。MR（図1）では、左同名半盲を来す原因の右硬膜下転移がみられることがわかりました。

早速、サイバーナイフ治療のため当科に来られました。CTとMRを用いて治療計画図（図3）を作成し、3日間3分割で治療を実施しました。

治療後

サイバーナイフ治療後は次第に、左同名半盲は改善傾向を示しました。翌年の治療から7ヵ月後のMR（図2）では、硬膜下転移は縮小消退していることが確認されました。

図1

治療前のMR。右後頭葉に硬膜下転移がみられる

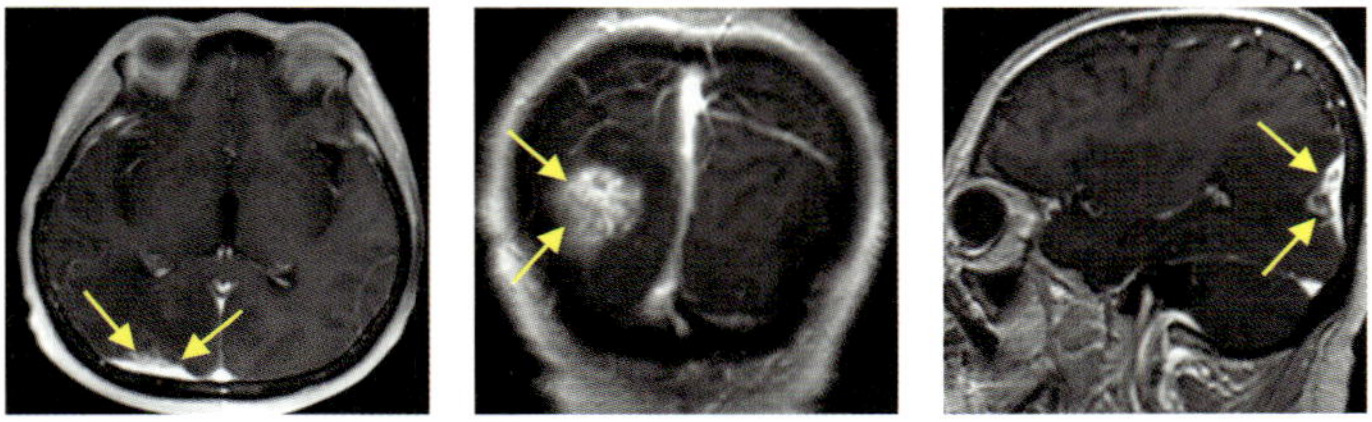

図2

治療から７ヵ月後のMR。右後頭葉にみられた硬膜下転移は治療後、縮小消退を示した

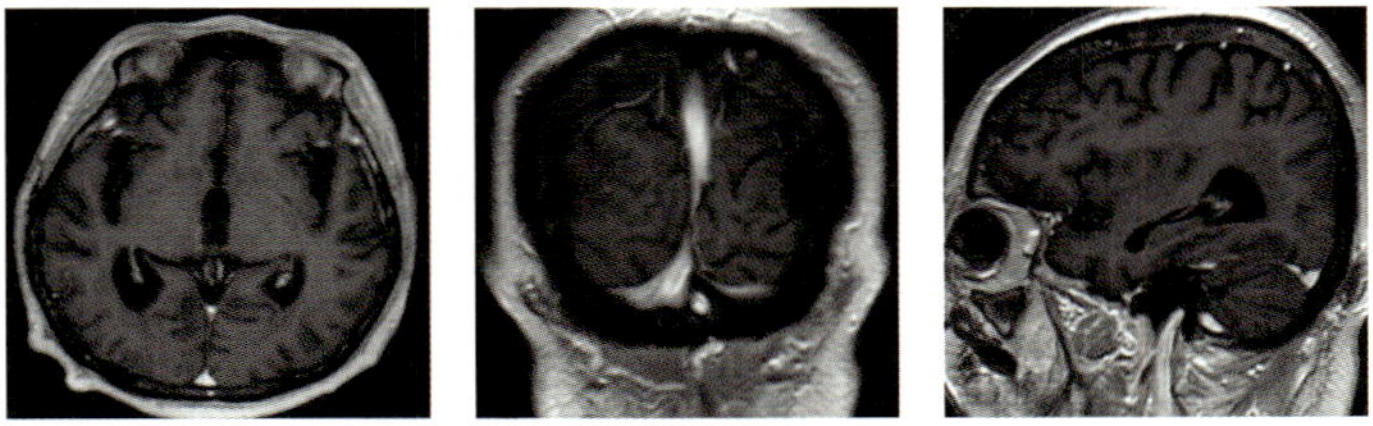

図3

MR治療計画図。赤い線で囲まれている部位が硬膜下血腫を示す

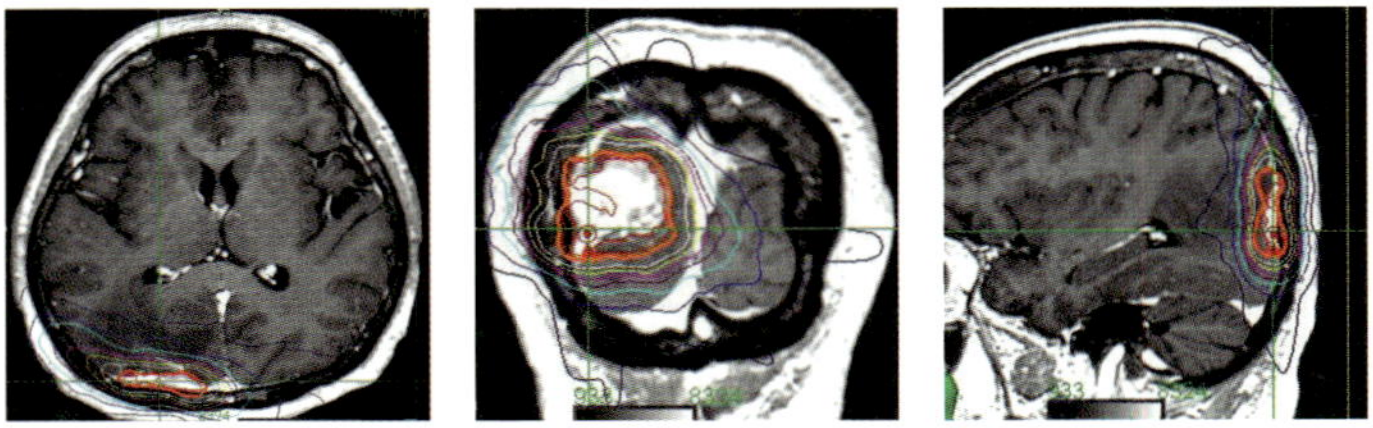

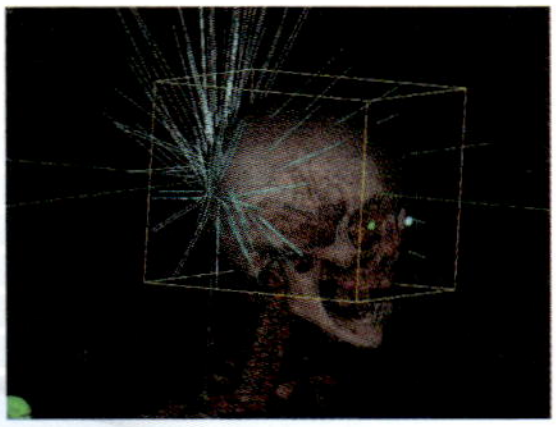

参考

サイバーナイフ治療計画図。右後頭葉の硬膜下転移を目指して集中して照射されるイメージ図

10 乳がん、眼底の脈絡膜転移 ………… 60歳代

症状

4年前に総合病院の乳腺外科を受診し、女性ホルモン（エストロゲン、プロゲステロン）に反応する乳がんと診断されました。

PETCTで乳がんは、腋窩リンパ節転移、鎖骨下リンパ節転移、肺門部リンパ節転移を伴う〈T2N3M1〉と診断され、約1年間の化学療法が実施された後、乳房切除と腋窩郭清の手術が実施されました。

一方、手術の時期と前後して、数ヵ月前より左視力の低下が著しく、眼科の検査では左眼底の脈絡膜への乳がん転移と診断されました。

そこでサイバーナイフ治療のため、紹介を受けて当院へ来院されました。

治療経過

当院でも眼科での診察を行い、診断を確認してからCT（図1右）およびMR（図2右）を撮り、治療計画図（図3）を作成しました。治療は5日間5分割で実施しました。

治療後

治療後は、前医にて引続き乳がんの治療と経過観察が続けられています。治療から10ヵ月後のCT（図1左）とMR（図2左）では、脈絡膜の転移性腫瘍は縮小消退が確認されました。

その後は、治療から3年が経過する現在まで、左視力の回復は残念ながらみられていません。明るいとか暗いといった光覚が認識できるだけの状態で推移しています。

図 1

治療前のCT（右）と治療から10ヵ月後のCT（左）。治療前のCTでみられた左眼底の脈絡膜転移は、治療から10ヵ月後のCTで縮小消退を示している

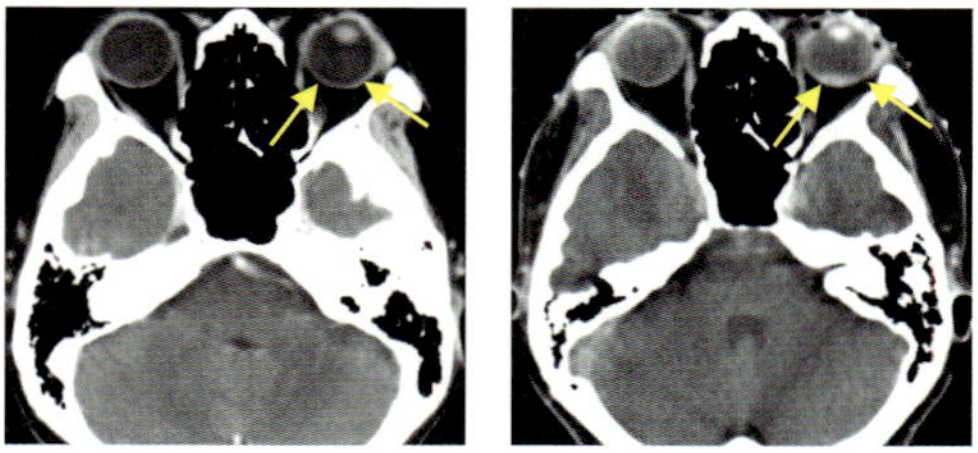

図 2

治療前のMR(右)と治療から10ヵ月後のMR(左)。治療前のMRでみられた左眼底の脈絡膜転移は、治療から10ヵ月後のMRと比較すると縮小消退を示している

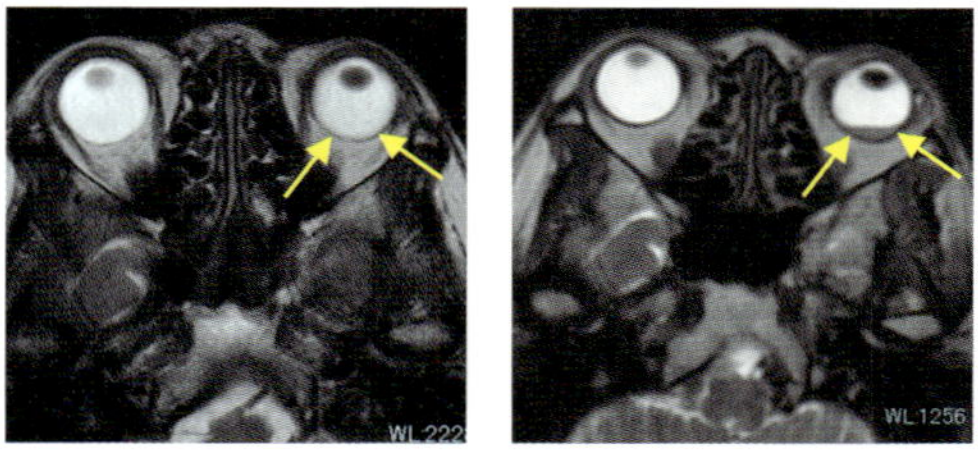

図 3

CT治療計画図。赤い線で囲まれている部位が乳がんの眼底、脈絡膜転移を示す

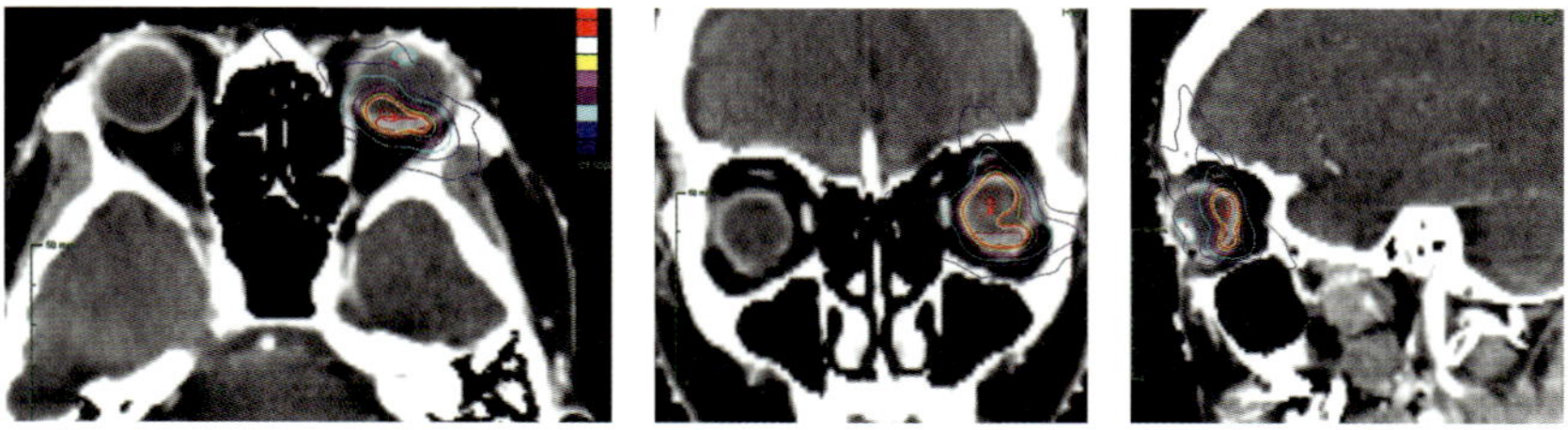

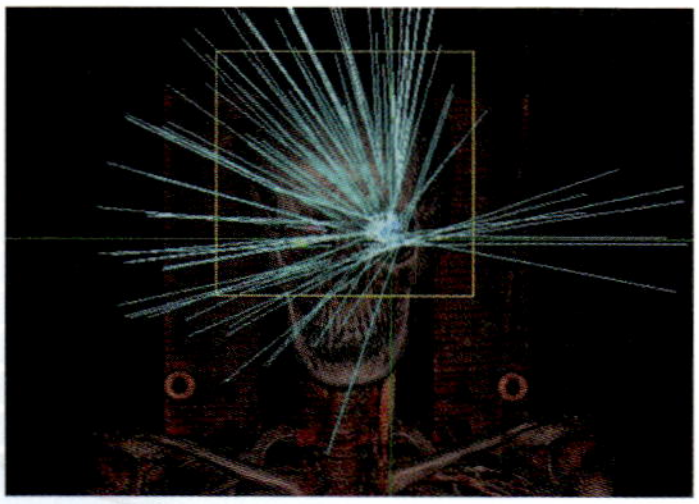

参考

サイバーナイフ治療計画図。左眼底の脈絡膜転移の病変部を目指して照射されるイメージ図

11 乳がん、肝転移　40歳代

症状

5年前に右乳がんを発症し、近くの大学病院で化学療法を半年施行した後、右乳房全摘と腋窩リンパ節郭清の手術を受けました。乳がんは浸潤性乳管がんで、エストロゲンとプロゲストロンの女性ホルモンに反応性がみられるものでした。

術後はホルモン治療が行われましたが、3年後に、肝転移と腋窩リンパ節転移の再発が認められました。転移した病変について、治療を求めて大学の診療情報を持って、当院へ来院されました。

治療経過

PETCTで肝転移を2ヵ所（図1・4）、腋窩リンパ節転移を3ヵ所確認して、CT治療計画図（図3・6）を作成しました。肝転移の2ヵ所はともに5日間5分割で治療を実施しました。

治療後

治療後は、紹介側の乳腺外科へ戻り、ホルモン治療が継続されました。治療から5ヵ月後のPETCTでは、治療を済ませたいずれの病変も、ほぼ縮小消退を示したことが確認されました（図2・5）。

図 1

治療前のPETCT。肝転移がみられる

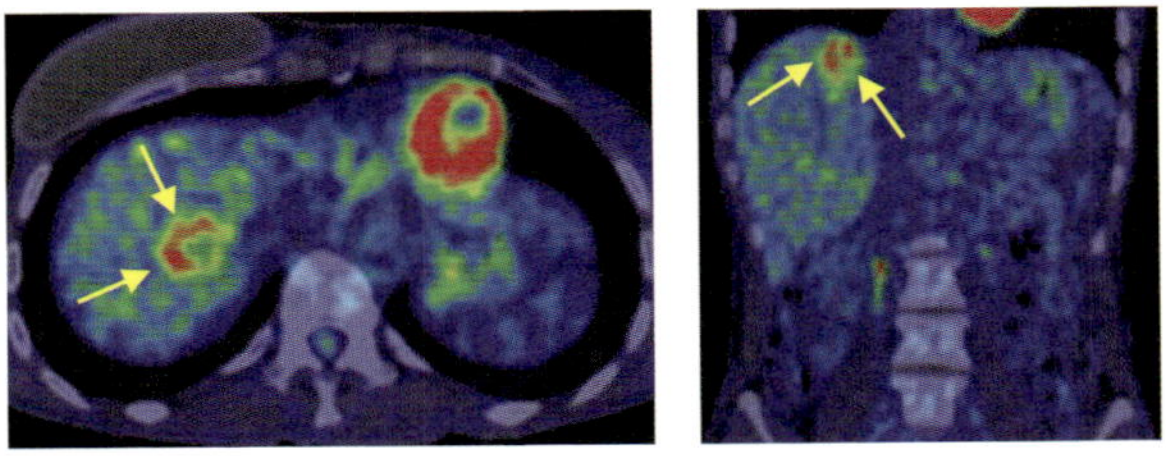

図 2

治療から 5 ヵ月後のPETCT。肝転移はほぼ縮小消退した

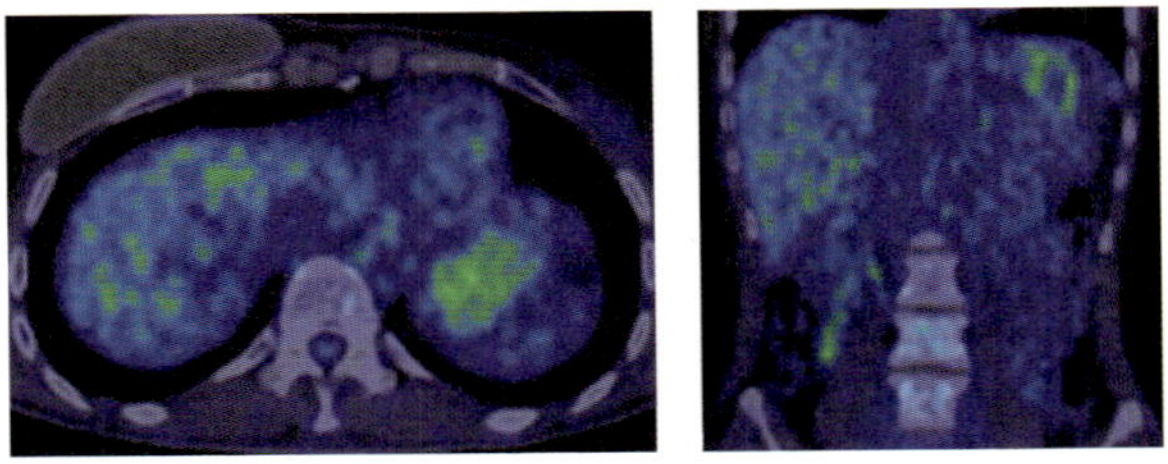

図 3

CT治療計画図。赤い線で囲まれている部位が肝転移を示す

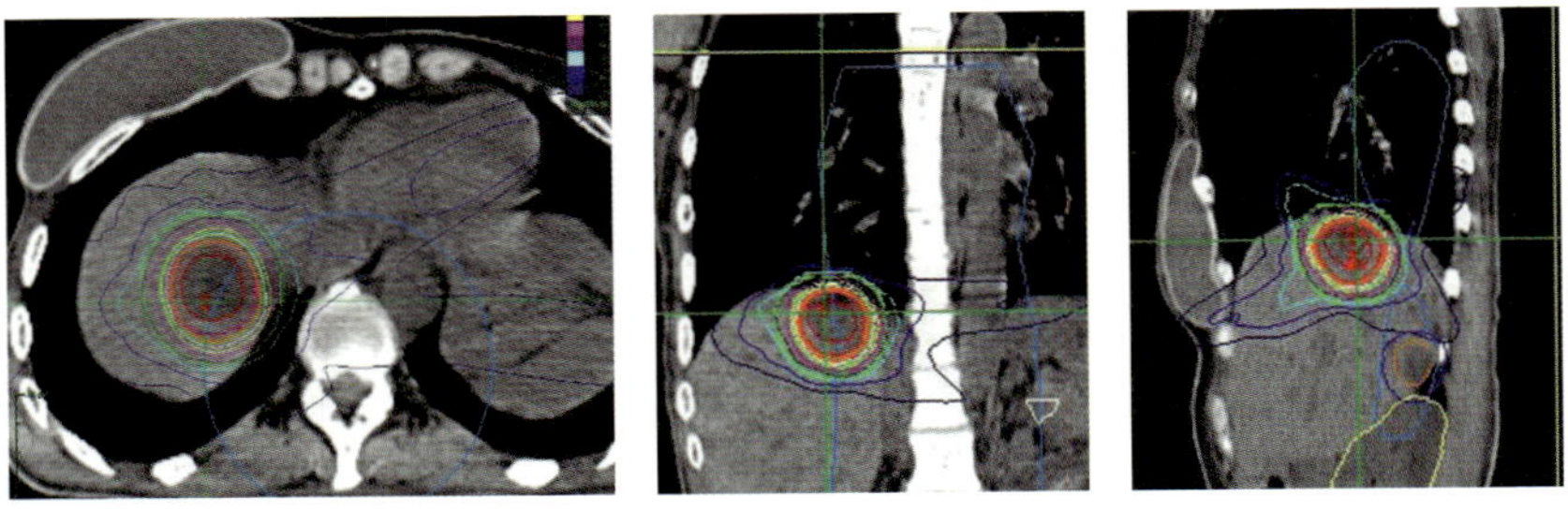

図 4

治療前のPETCT。肝転移がみられる

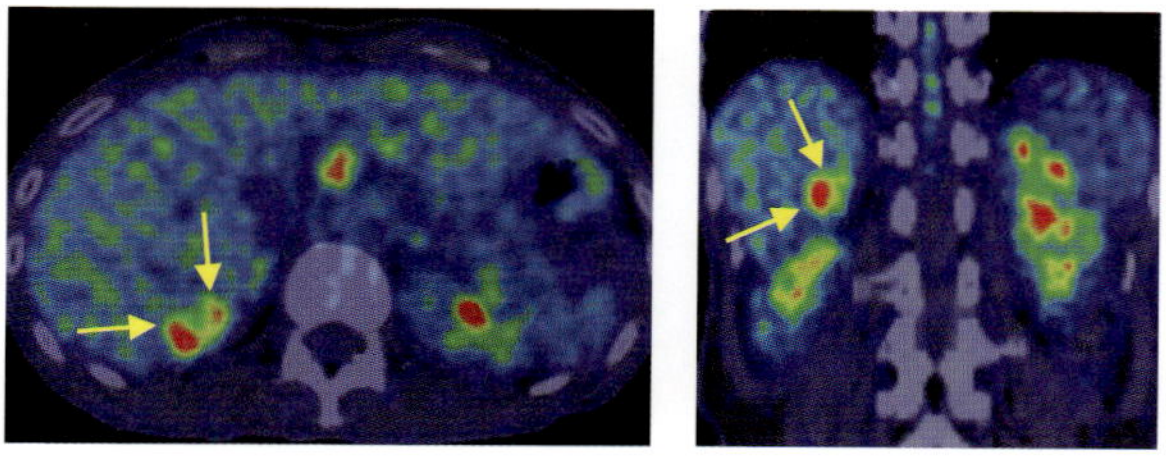

図 5

治療から５ヵ月後のPETCT。肝転移はほぼ縮小消退した

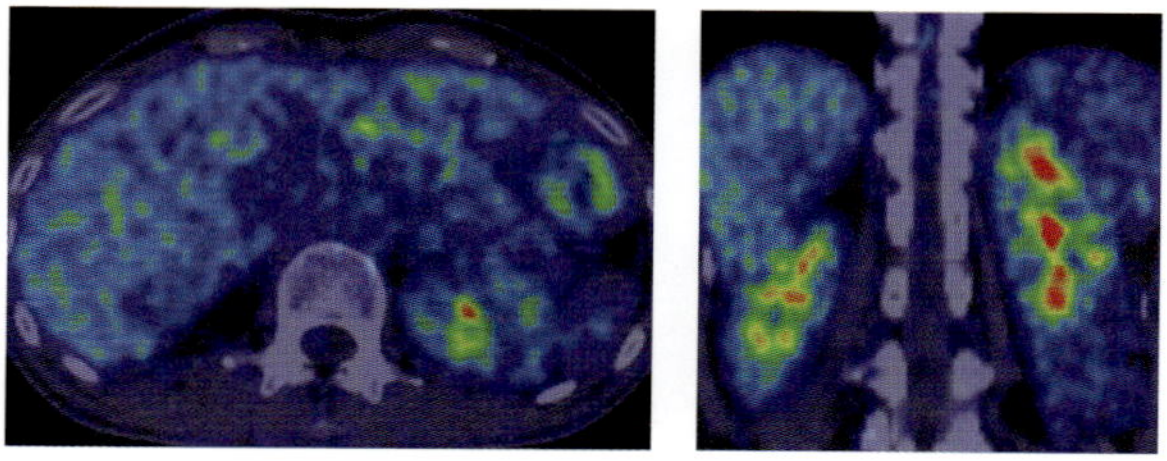

図 6

CT治療計画図。赤い線で囲まれている部位が肝転移を示す

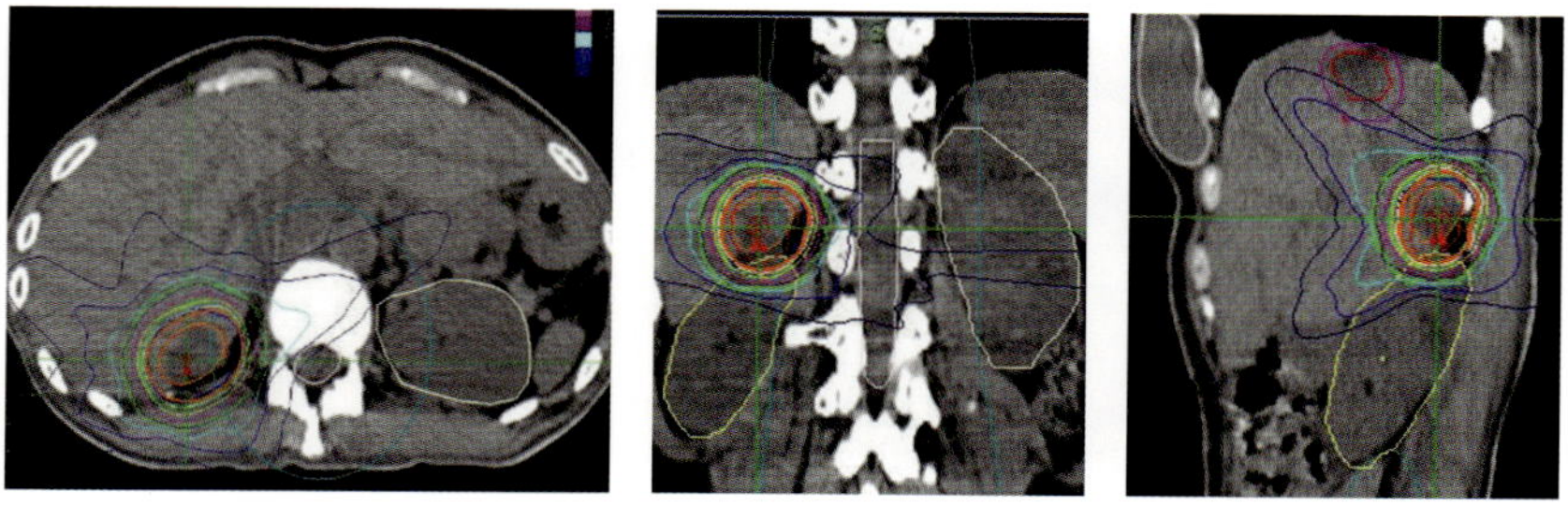

12 乳がん……50歳代

症状

営業職を積極的にこなす活発な女性で、毎年、検診を受けていましたが、今まで乳がんを指摘されたことはありませんでした。

年が明けた頃、いつしか右乳房に腫瘤を自覚したことから、今回も検診を受診しました。検診では診察の視診と触診ですぐに右乳房に硬結の腫瘤を指摘されたことから、乳がんの診断のため近くの専門クリニックへの受診をすすめられました。

同院で診察を受けたところ、右乳房の外側に2・4×2・3×1・7㎝大の腫瘤が指摘されました。針生検による組織診断では、浸潤性乳管がんと診断され、女性ホルモンとHER2タンパクによく反応する型の乳がんであることが判明しました。

治療のため近くの大学病院の乳腺外科をすすめられて受診しました。乳腺外科では、全身状態の検査やCT、MRなどの画像検査が行われました。

遠隔転移はなく、〈StageⅡ〉の乳がんであること、抗がん剤を含めた化学療法を一定の期間実施したのち乳房摘出の手術治療を行い、その後、約1ヵ月の放射線治療（乳房照射）を受けて、引続きホルモンとHER2の薬剤治療による経過観察が必要であることなどの説明を受けました。

何度病院で事態を説明されても本当にがんであるのか、治療法はそれだけしかないのか納得できないことや、どうしても年度末は仕事が休めないなどの事情もありました。

そこで、いくつかのいろいろな相談を繰り返したのち、ほどなくして診療情報を持って当院へ来院されました。

治療経過

いろいろ話し合いをして、結局、当院での局所治療後、この局所治療を受けることを了解している乳がんの専門医のもとで、その後の追跡治療と経過観察を行うことを確認していただき、前もってその乳腺外科医にも了解を得ました。

そこでまずPETCT（図1）を撮り、病変が右乳がんだけに限局しているかどうかを確認して、CT（図3）を用いた治療計画図を作成し、5日間5分割による治療を実施しました。

治療後

治療に際しては特別の出来事もなく経過し、治療から3ヵ月後に再来院され、治療の効果をみるべくPETCT（図2）を撮りました。治療は奏功を示しており、治療前にあった右乳がんは消退傾向を示したことが確認できました。

今後は予定した通り、乳がんの専門医のもとで、ホルモン治療と経過観察をすることになっています。

参考

サイバーナイフ治療計画図。右乳がんへの病変に対して、ペンシルビームが照射されるイメージ図

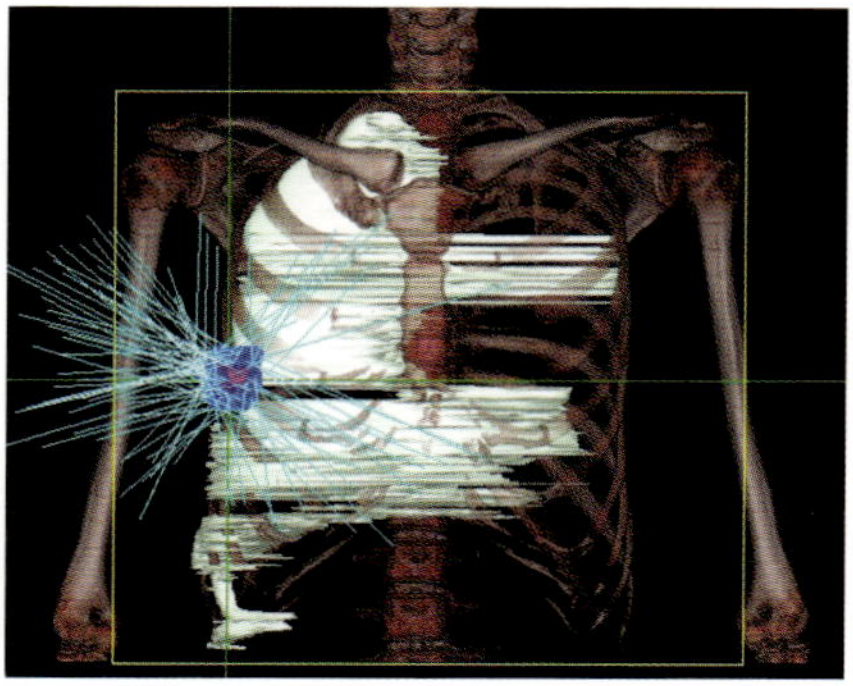

図1

治療前のPETCT（軸断像と冠状断像）。右の乳房に大きな乳がんがみられる

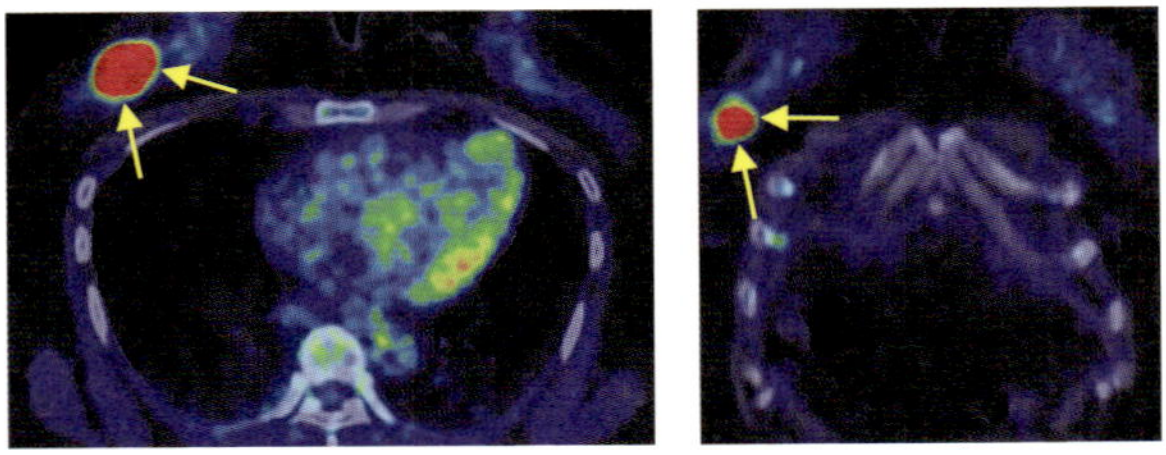

図2

治療から3ヵ月後のPETCT。治療前に存在した右乳がんは消退を示していることが確認された

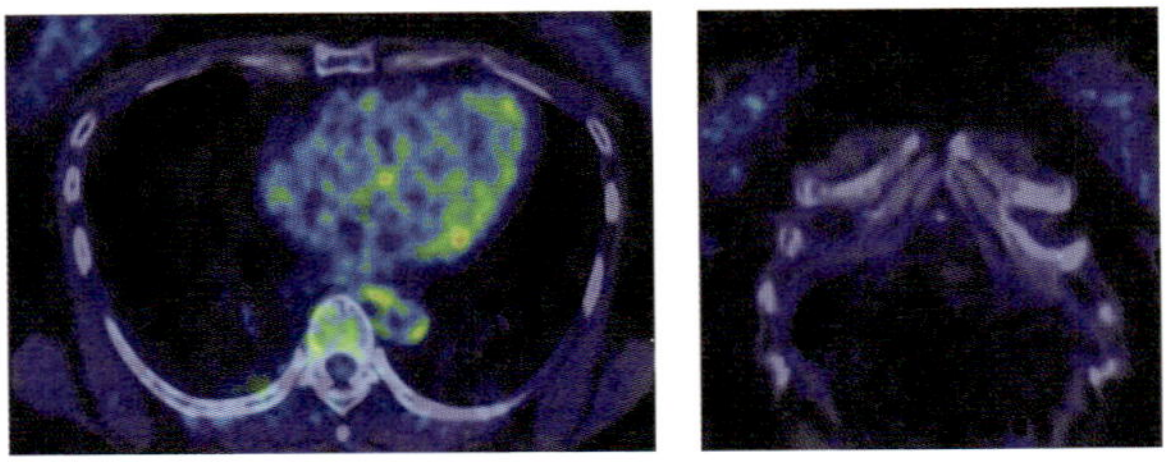

図3

CT治療計画図（軸断像、矢状断像、冠状断像）。赤い線で囲まれている部位が乳がんを示す

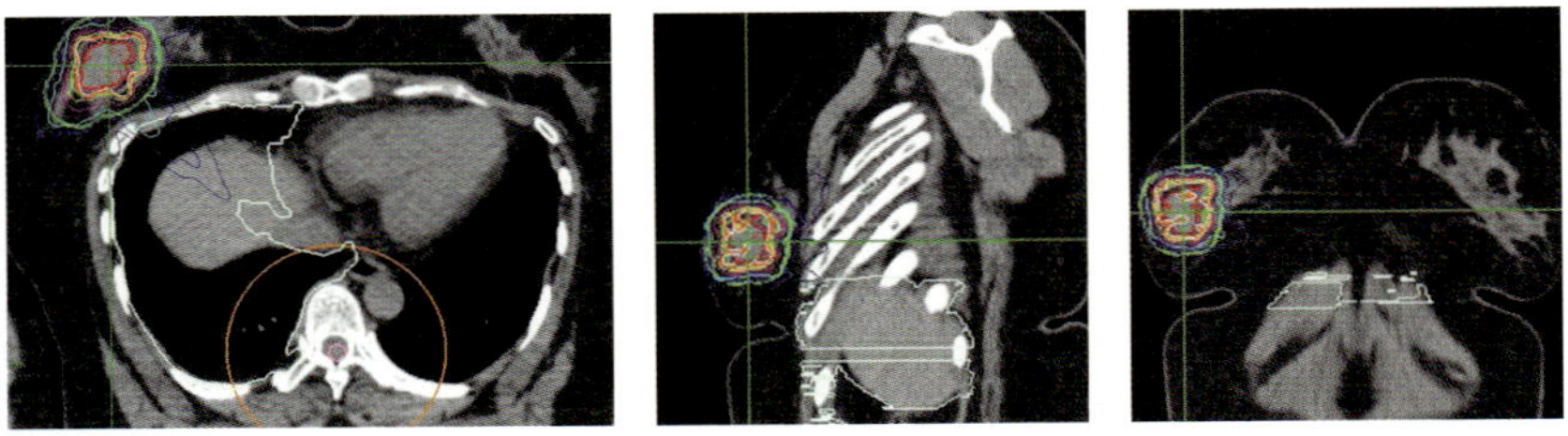

13 乳がん 80歳代

症状

5年前の夏頃より左の乳腺腫瘤に気づいていたそうです。年末に転倒して左大腿骨を骨折したことから、年が明けた1月に近くの総合病院を受診し、その手術のために入院しました。この入院中に左乳腺腫瘤について話をしたところ、組織検査をすすめられました。

組織検査の結果は左乳がんで、女性ホルモンとHER2に反応するタイプでした。乳腺外科でよく話をして、家人に伴われて当院へ紹介され来院しました。

治療経過

以前より脊髄小脳変性症と指摘されており、体や頭部の振戦（ふるえ）がみられました。治療前のPET CT（図1）で評価し比較的大きな左乳がんについてCT治療計画図（図3）を作成したのち、8日間8分割による治療を実施しました。乳がんの体積は60ccでした。その後は紹介医のところで経過をみていましたが、1年後、そして2年4ヵ月後（図2）とそれぞれPET CTで評価しました。治療部位の左乳がんは1年後も2年4ヵ月後も縮小消退を示していました。

しかし、2年4ヵ月後のPET CT（図4）では、新たに右乳がんが出現しているのが判明したので、早速CT治療計画図（図5）を作成し、3日間3分割で治療を実施しました。

治療後

2回目の治療から1年10ヵ月後のCTによると、左右ともに乳がんは縮小消退したままであることが確認され、現在も元気で過ごされています。

図 1

治療前のPETCT。大きな左乳がんがみられる

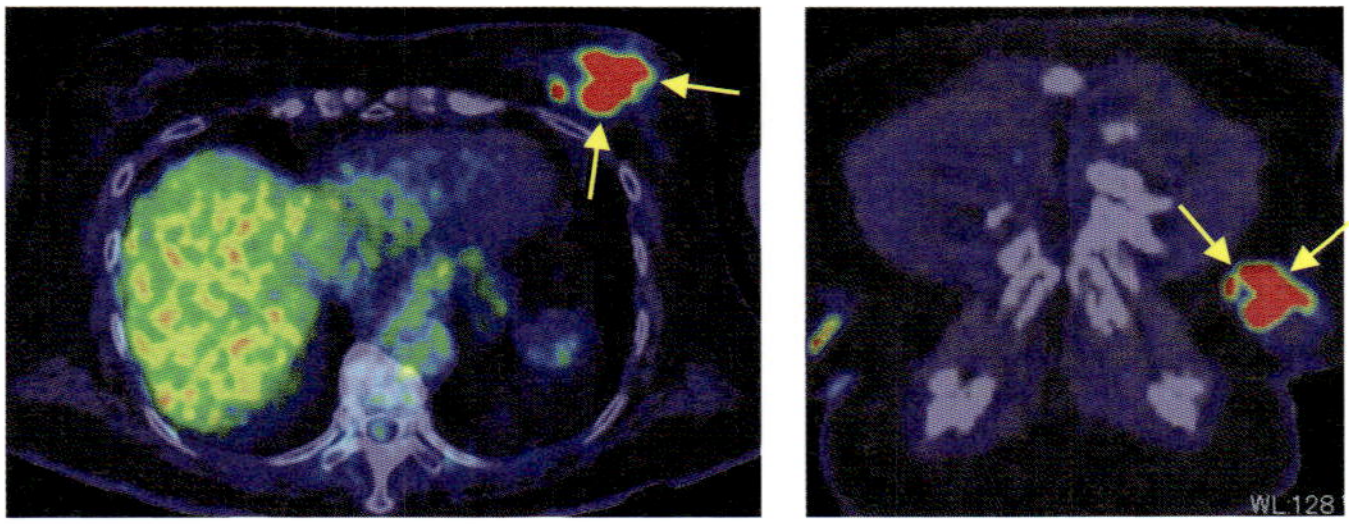

図 2

治療から 2 年 4 ヵ月後のPETCT。治療により左乳がんは縮小消退を示していた

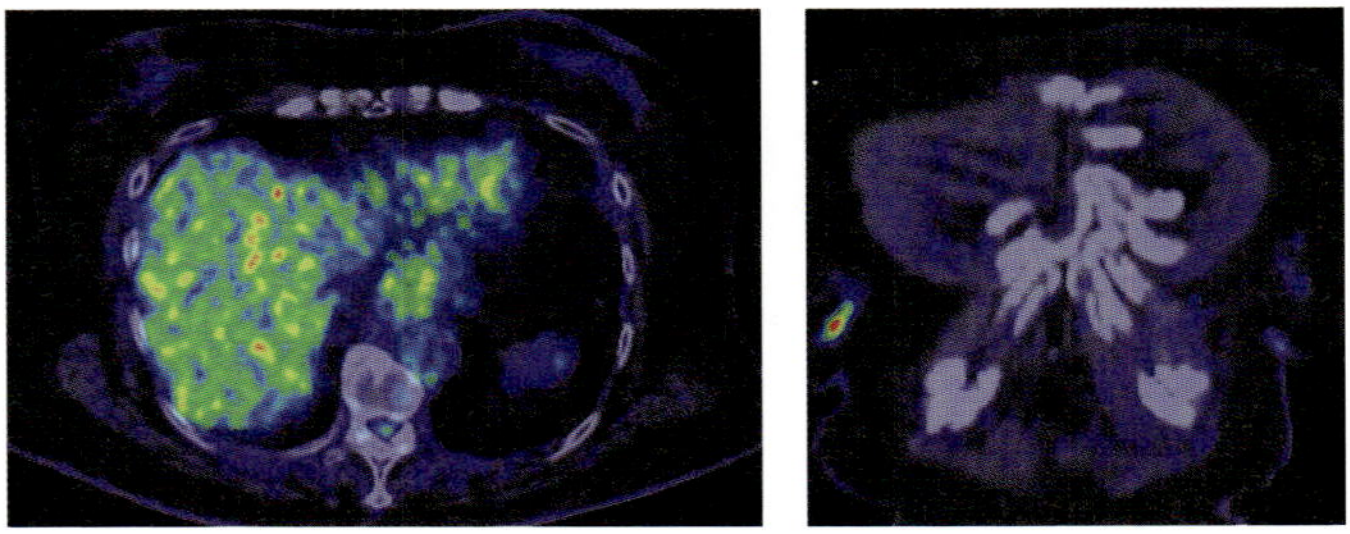

図 3

CT治療計画図。赤い線で囲まれている部位が左乳がんを示す

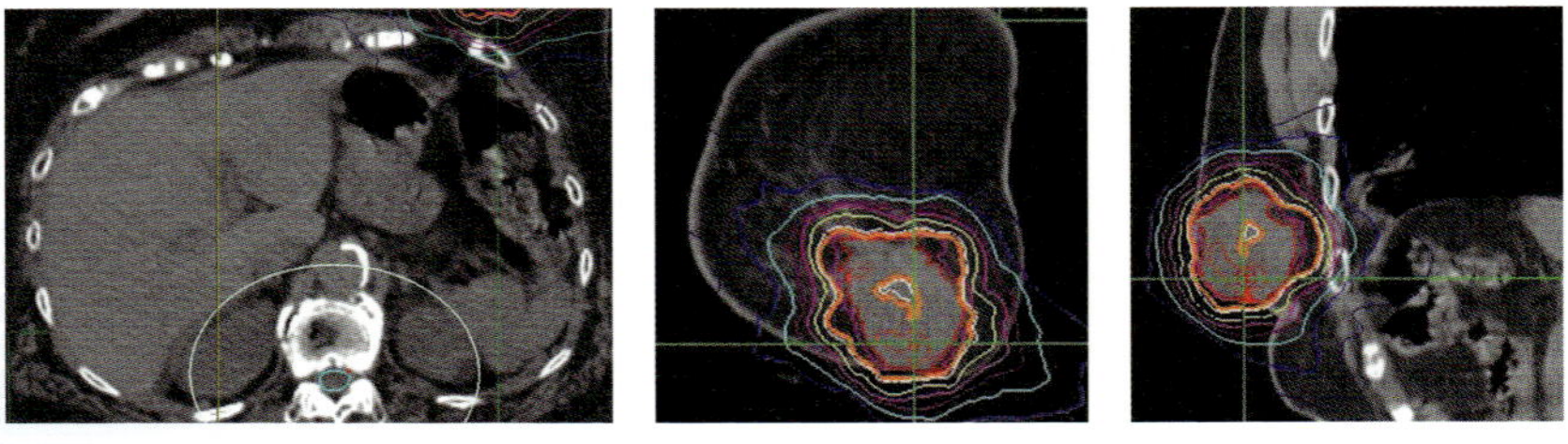

図 4

左乳がんの治療から 2 年 4 ヵ月後のPETCT。右乳がんがみられた

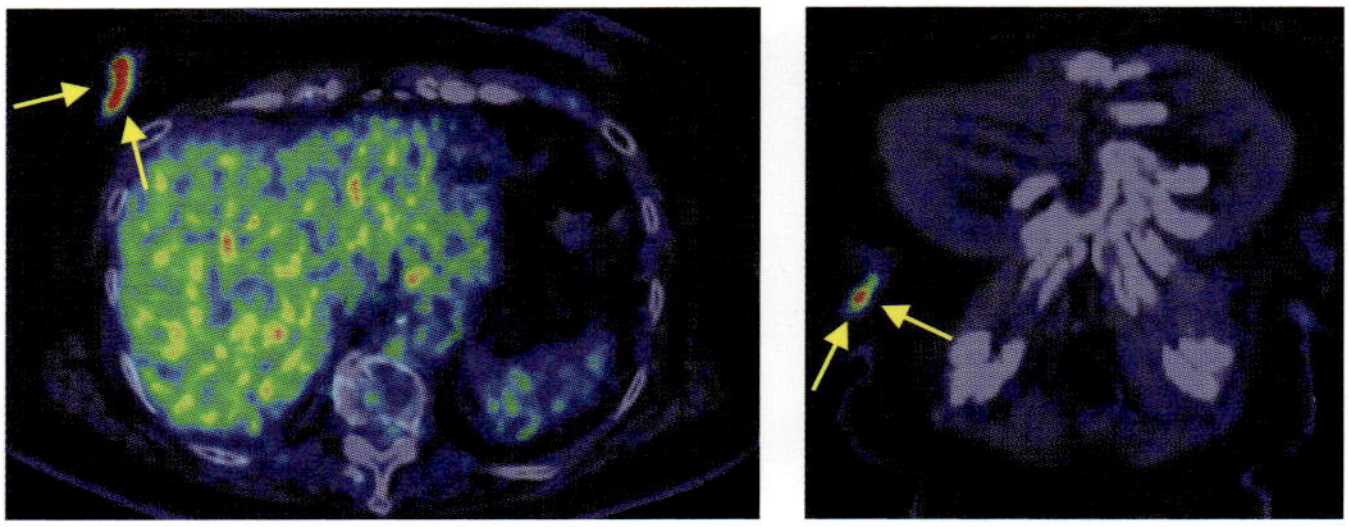

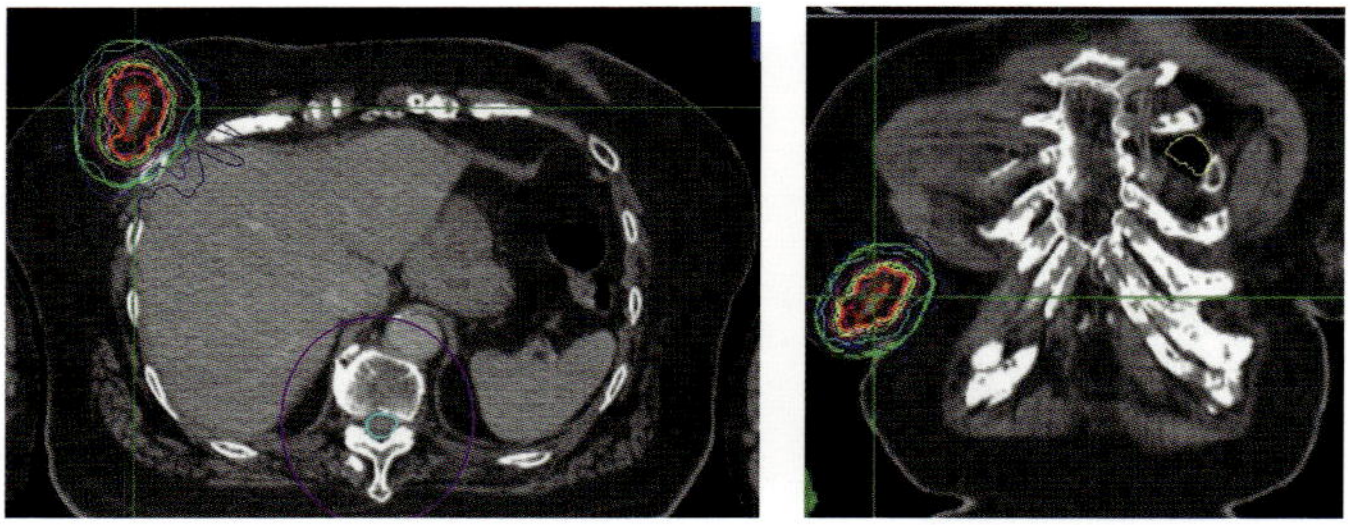

図 5

CT治療計画図。赤い線で囲まれている部位が右乳がんを示す

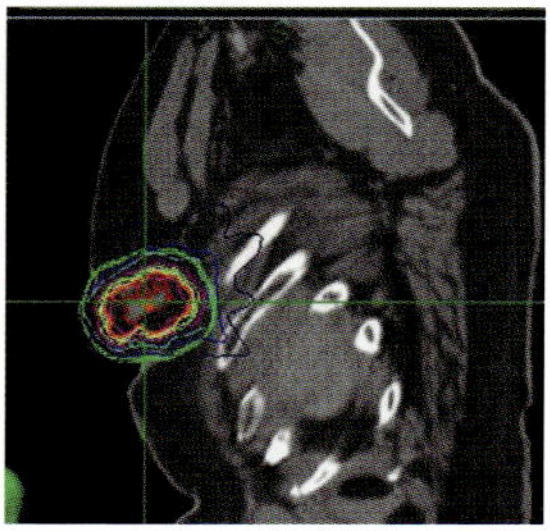

14 乳がん、肝転移……50歳代

症状

6年前の春、右乳房腫瘤と圧痛を自覚したことから、程なく大学病院の乳腺外科を受診しました。

大学病院での諸検査、生検では、女性ホルモン（エストロゲン、プロゲステロン）によく反応する腋窩リンパ節転移を伴う乳がんで、〈T2N1Mx StageⅡB以上〉と診断されて、引続き約6ヵ月、ホルモン療法を主体とした化学療法が実施されました。

化学療法を済ませた診断確定7ヵ月後に手術が実施され、引続き乳房腋窩領域への30回の通常放射線分割照射の治療が年末まで行われました。

その後はホルモン治療を続けていましたが、手術から3年後の秋に肝臓へ転移していることがわかりました。ホルモン治療の方法も変更になり、さらに治療を継続しましたが、肝転移は治療に抗して次第に増大傾向を示しました。

手術から4年4ヵ月後、大学病院からの紹介で、肝転移についてサイバーナイフ治療の相談に当院へ来院されました。

治療経過

治療前にPETCTで評価して、肝転移（図1）とともに手術跡の右乳がんの再発（図4）を確認しました。それぞれについてCTの治療計画図を作成し、肝転移（図3）は5日間5分割で、右乳がん（図6）も5日間5分割で自宅からの通院で実施しました。

治療後

その後も大学病院での治療は継続されましたが、サイバーナイフ治療から6ヵ月後のPETCTで、治療を済ませた右乳がんの肝転移は縮小消退を示し（図2）、併せて治療した右乳房内の乳がん（再発）も縮小消退傾向を示していることが確認されました（図5）。

図1
治療前のPETCT。右乳がんの肝転移がみられる

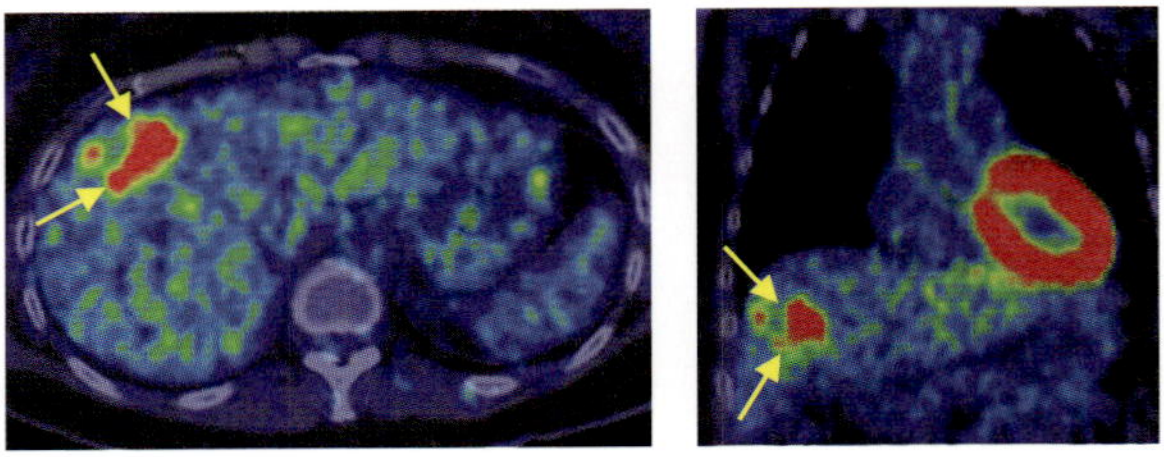

図2
治療から6ヵ月後のPETCT。右乳がんの肝転移は縮小消退を示した

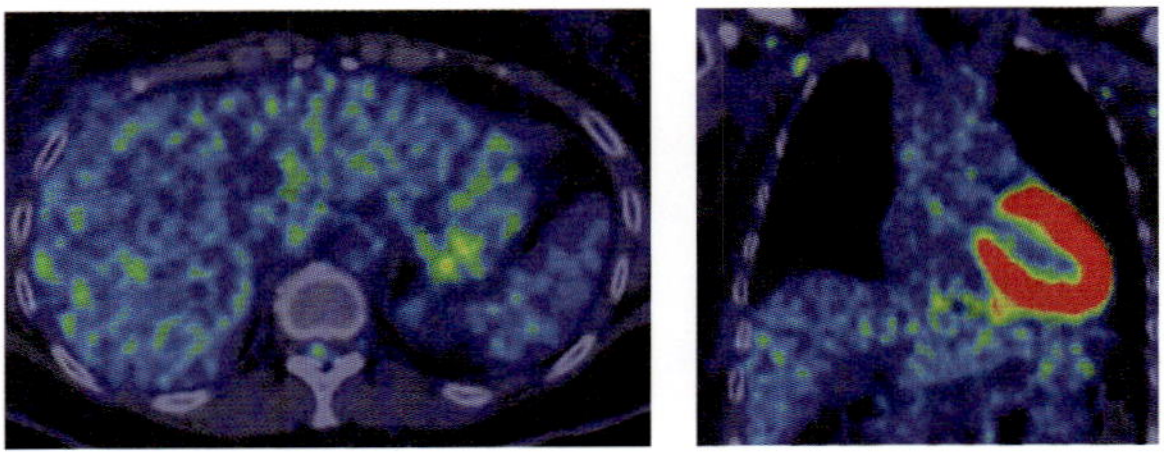

図3
CT治療計画図。赤い線で囲まれている部位が右乳がんの転移性肝腫瘍を示す

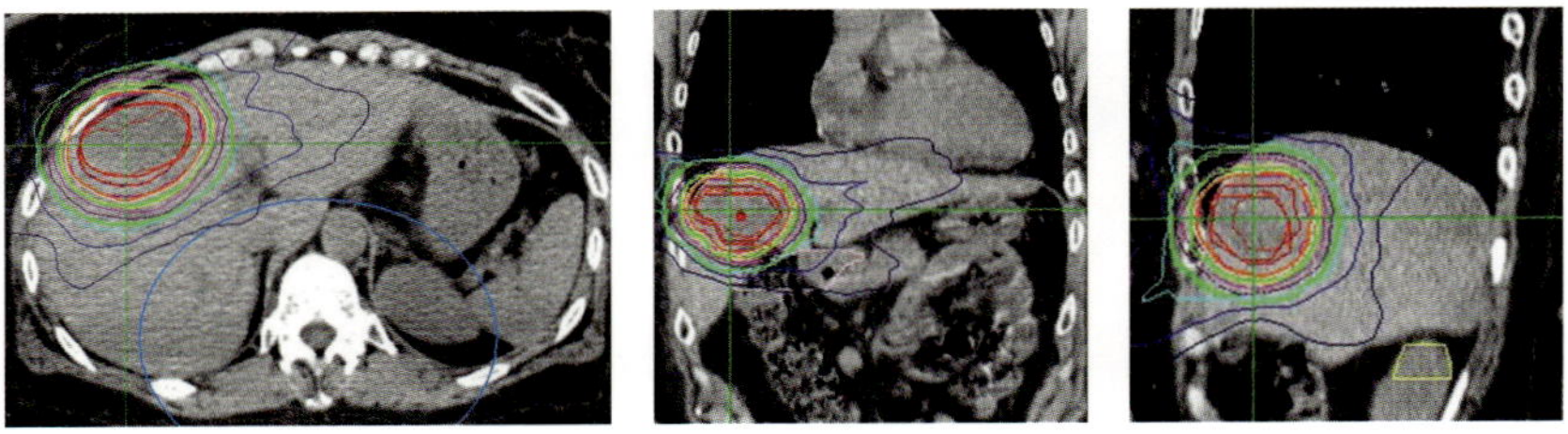

図 4

治療前のPETCT。右乳房内に乳がん（再発）がみられる

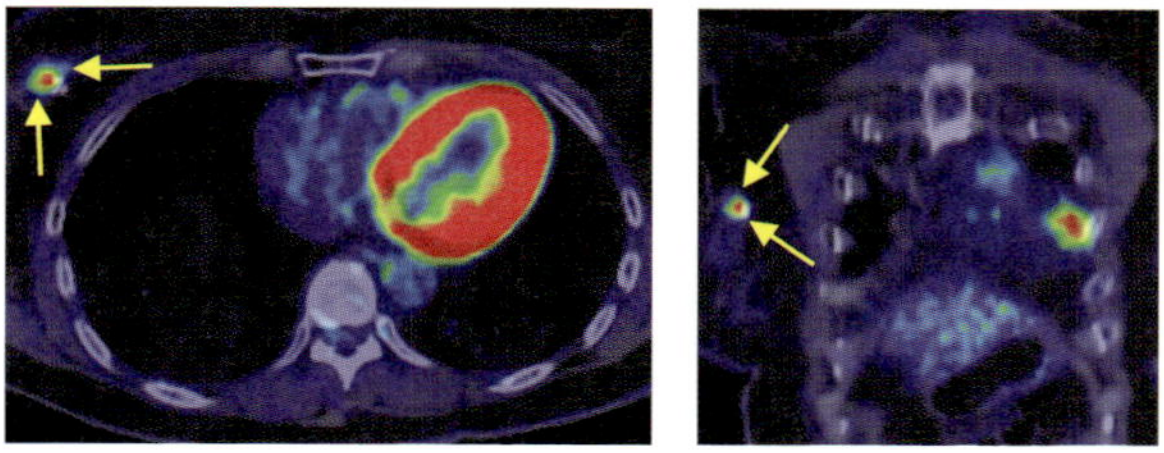

図 5

治療から 6 ヵ月後のPETCT。右乳房内の乳がん（再発）は縮小消退傾向を示した

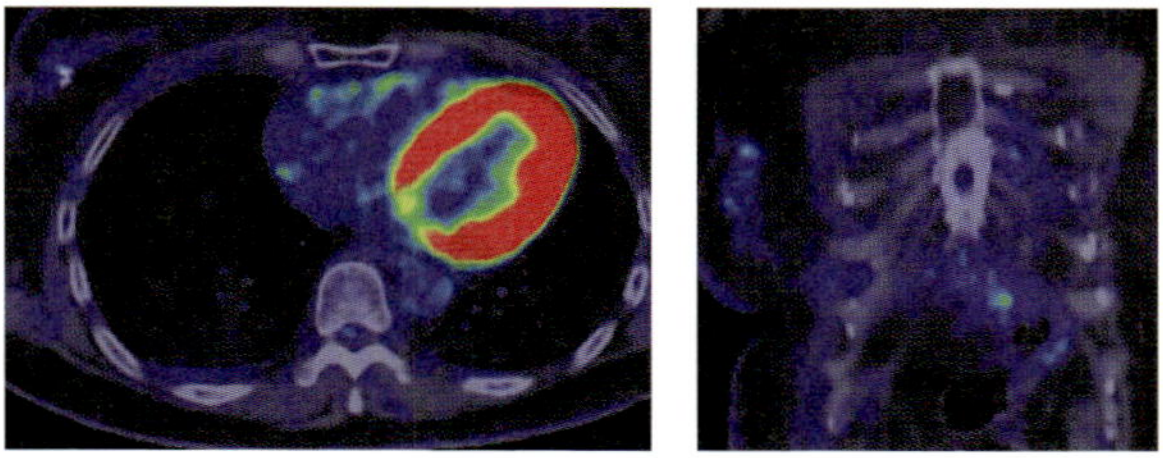

図 6

CT治療計画図。赤い線で囲まれている部位が右乳房内の乳がん（再発）を示す

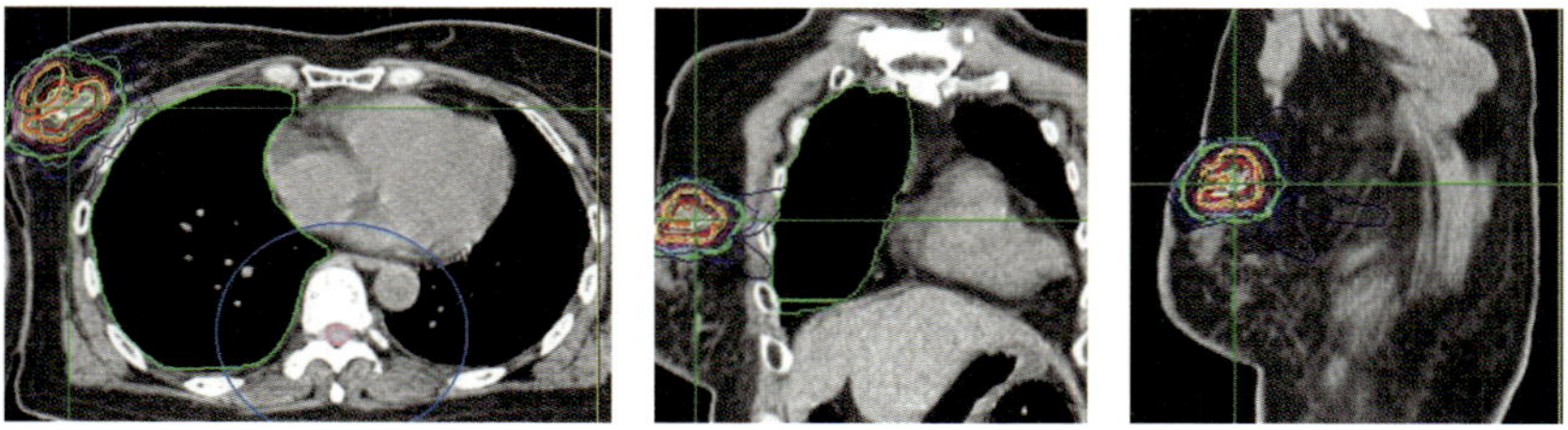

15 乳がん、脳下垂体転移、尿崩症、下垂体機能不全 ……50歳代

症状

16年前、乳がんの診断で、乳房温存の乳がん切除と腋窩リンパ節転移の摘出手術を受けました。手術後は、乳房照射という通常の分割放射線治療を25回受けました。

そして、その後は5年間のホルモン治療が続けられて、治療は一段落しました。

4年前に、咳が続くために受診した近くの病院で両側肺の肺転移を指摘され、大学病院を受診しました。3年前より、乳腺外科にてホルモン剤注射の治療を4週ごとに受け、その後の肺転移は制御されていたようです。

1年前に視野障害、食欲不振、体重減少の症候が出てきたので、内科を受診しました。内科の諸検査で乳がんが脳下垂体に転移したこと、それによる副腎機能不全を来していると診断されました。脳下垂体転移について、近くの病院でガンマナイフの治療をすすめられて、早速、その治療を受けて一時は症状も軽減しました。

しかし、3ヵ月後には再度、視野障害が悪化してきたことから、紹介状を持ってサイバーナイフの治療の相談に当院へ来院されました。

治療経過

視力視野障害を訴え、尿量が多くて制御できない尿崩症を示し、ホルモン採血では下垂体機能低下を確認しました。

早速、CT（図1）、MR（図2）を撮影し、乳がんの脳下垂体転移と、それによる視野視力障害と下垂体機能不全および尿崩症と診断しました。

図 1

治療前のCT。脳下垂体より上方に伸びる脳下垂体転移がみられる

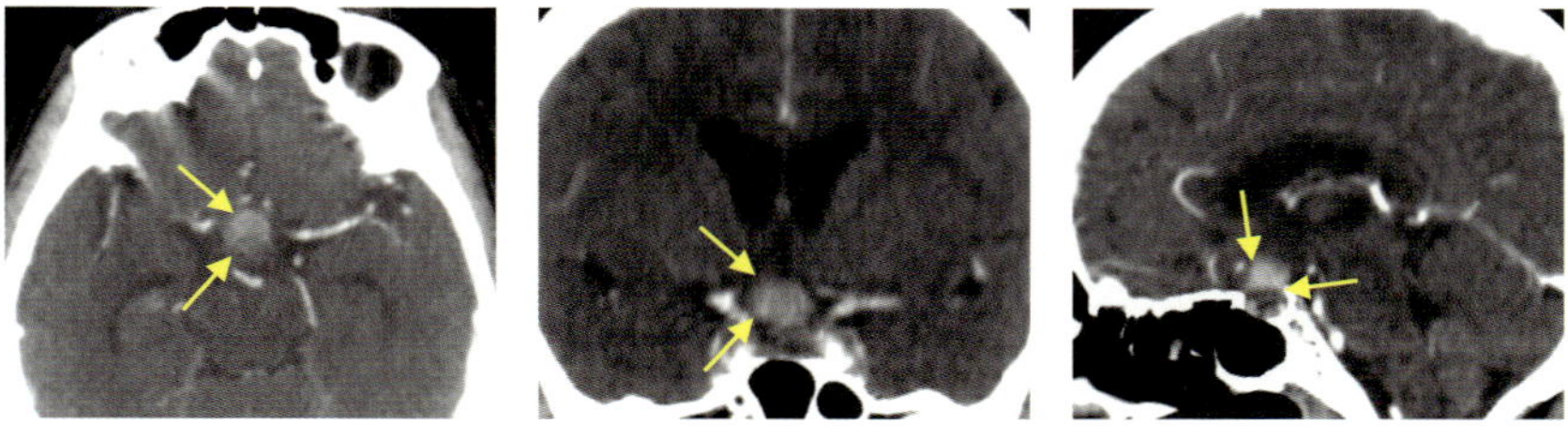

図 2

治療前のMR。脳下垂体より上方に伸びる脳下垂体転移がみられる

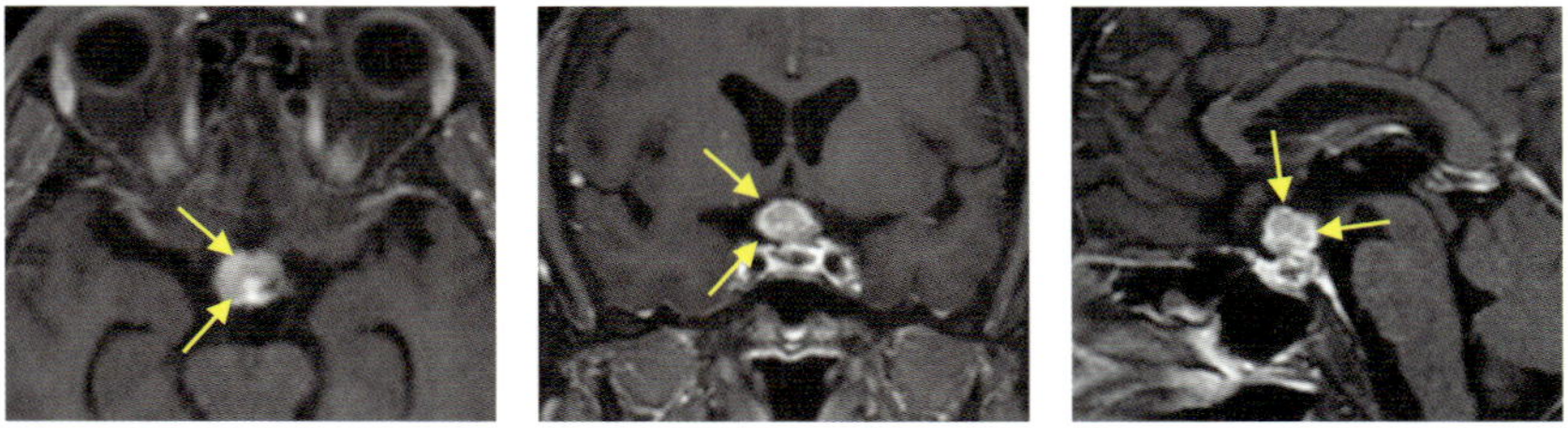

図 3

治療から 3 ヵ月後のMR。脳下垂体転移は縮小消退傾向を示した

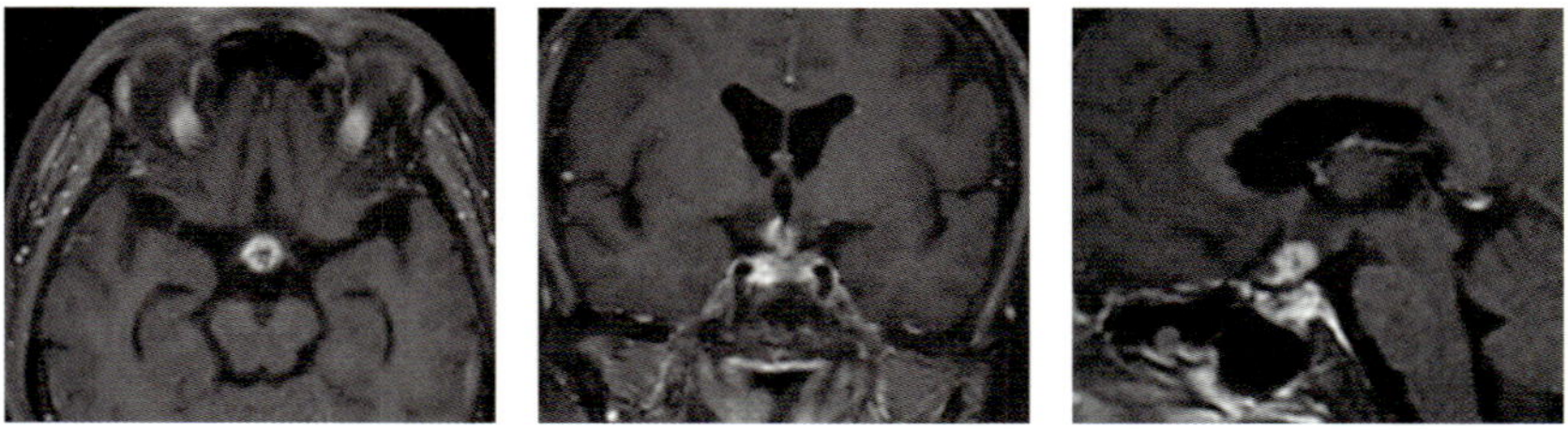

下垂体機能不全と尿崩症については専門医によりホルモンの補充療法が始まり、CTとMRによる治療計画図（図4）を作成しました。治療は通院で8日間8分割で実施しました。

治療後

治療後は、下垂体機能不全についてホルモン剤の補充と内服による尿崩症のコントロールを続け、安定した状況になりました。

また、視野視力障害も回復をみせました。

治療から3ヵ月後のMR（図3）では、下垂体転移腫瘍は縮小消退傾向を示していることが確認されました。

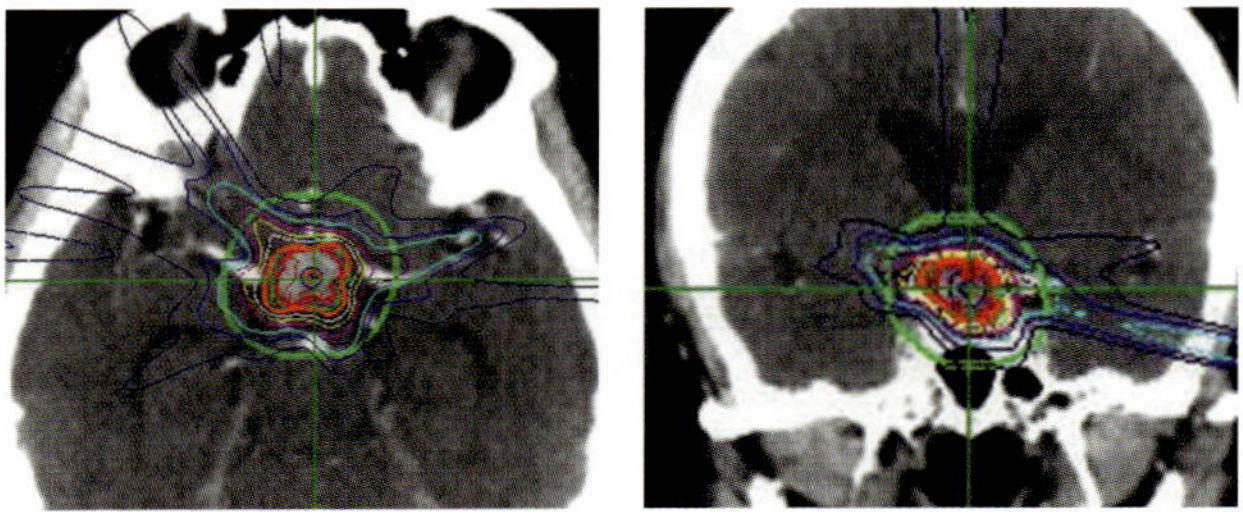

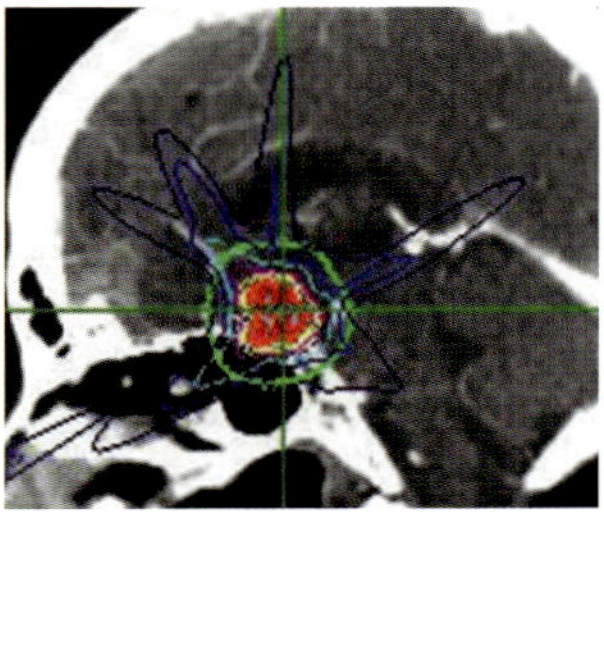

図4

CT治療計画図。赤い線で囲まれている部位が脳下垂体転移を示す

16 乳がん、頸椎転移……60歳代

症状

5年前に都内の大学病院で左乳がんの手術治療と、放射線治療を受けました。乳がんは女性ホルモン（エストロゲン）とHER2に反応する種類と判明したので、以後はこれらを主体とした化学療法が繰り返し実施されてきました。

今回、数ヵ月前から後頸部の疼痛を訴えてきたことから、脳神経外科などを受診したのち、頸部の骨転移を疑い、当院へ来院されました。

治療経過

治療前のPETCTにおいて、第1頸椎（C1）左側に頸椎転移（図1）を、第6頸椎（C6）右側に頸椎転移（図4）をそれぞれ認めました。

それぞれについてCTの治療計画図を作成し、第1頸椎（C1）を3日間3分割（図3）で、第6頸椎（C6）（図6）も3日間3分割でサイバーナイフの治療を実施しました。

治療後

治療後は引続き化学療法を継続していましたが、疼痛は次第に軽快緩和されました。

4ヵ月後のPETCT（図2・5）では、治療部位の2ヵ所の頸椎転移は、ともに縮小消退を示していることが確認されました。

図 1

治療前のPETCT。第１頸椎（C１）左側に頸椎への骨転移がみられる

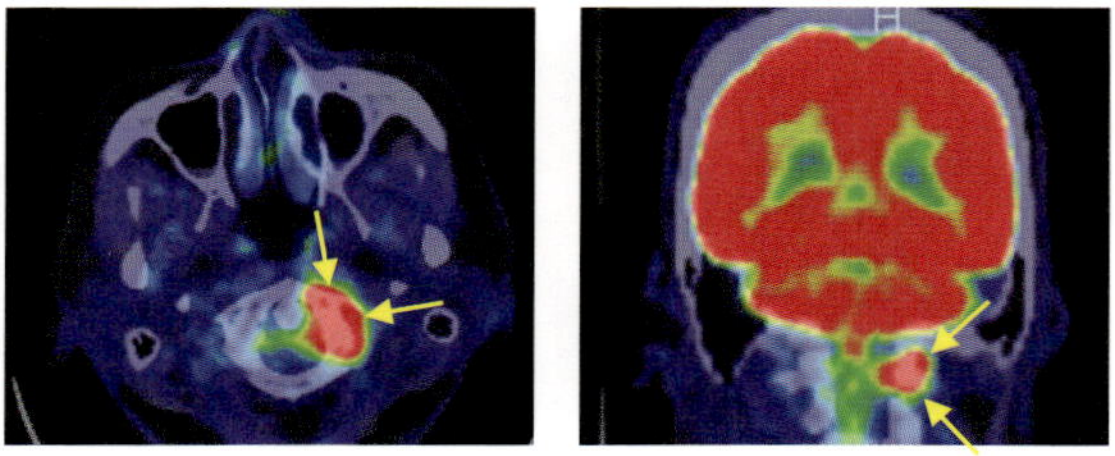

図 2

治療から４ヵ月後のPETCT。第１頸椎（C１）転移は縮小消退を示している

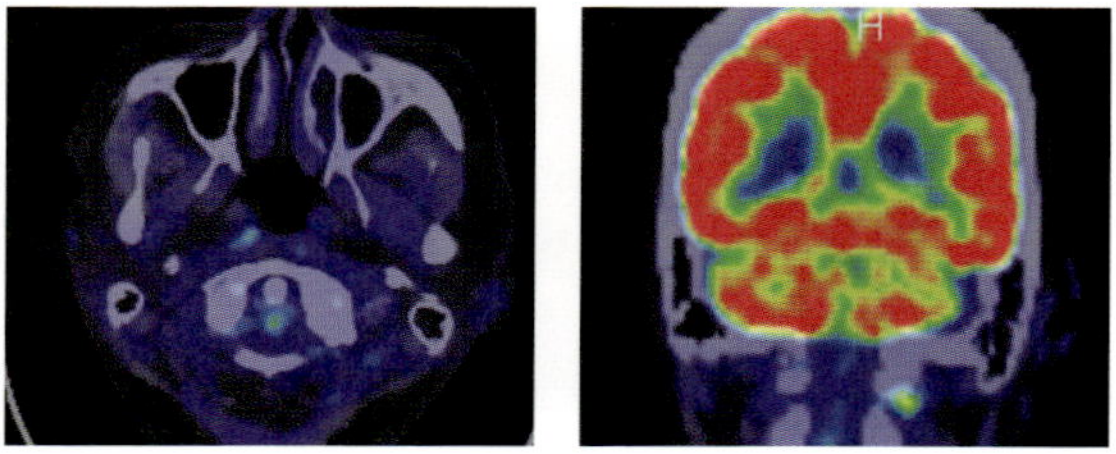

図 3

CT治療計画図。赤い線で囲まれている部位が第１頸椎（C１）転移を示す

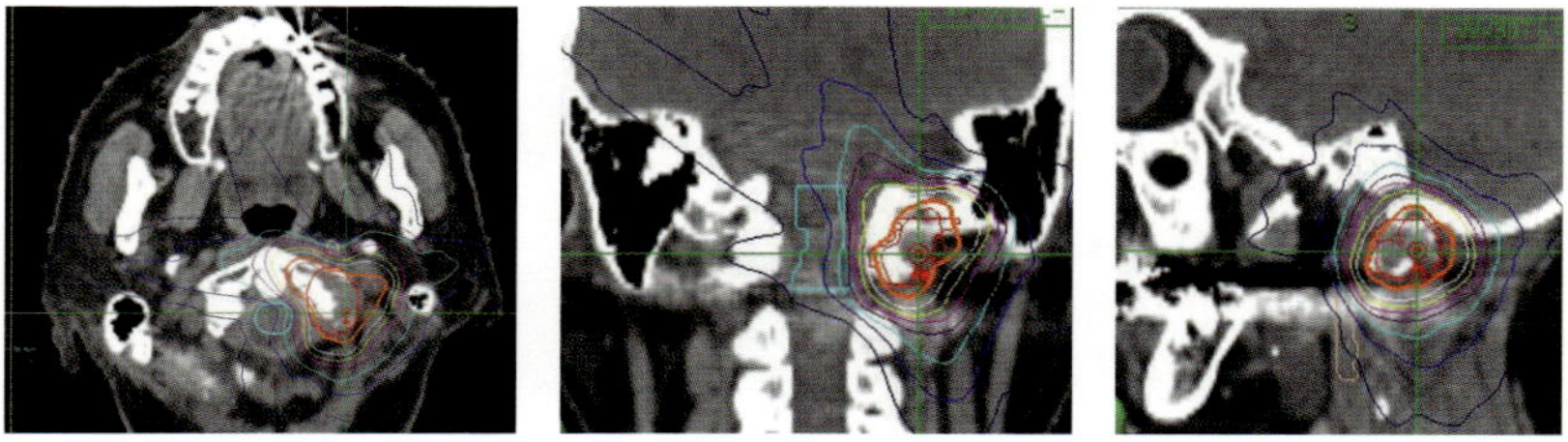

図4

治療前のPETCT。第6頸椎（C6）右側に頸椎への骨転移がみられる

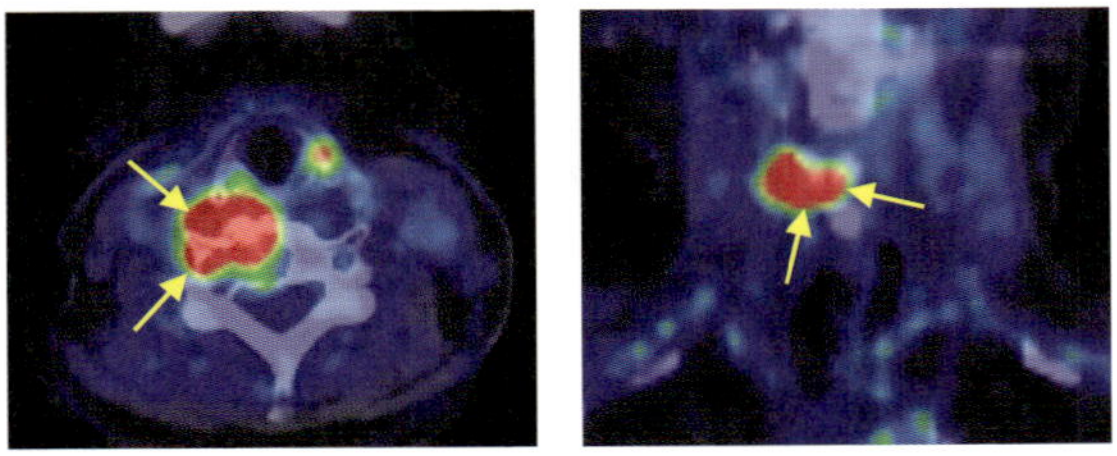

図5

治療から4ヵ月後のPETCT。第6頸椎（C6）への骨転移は縮小消退を示している

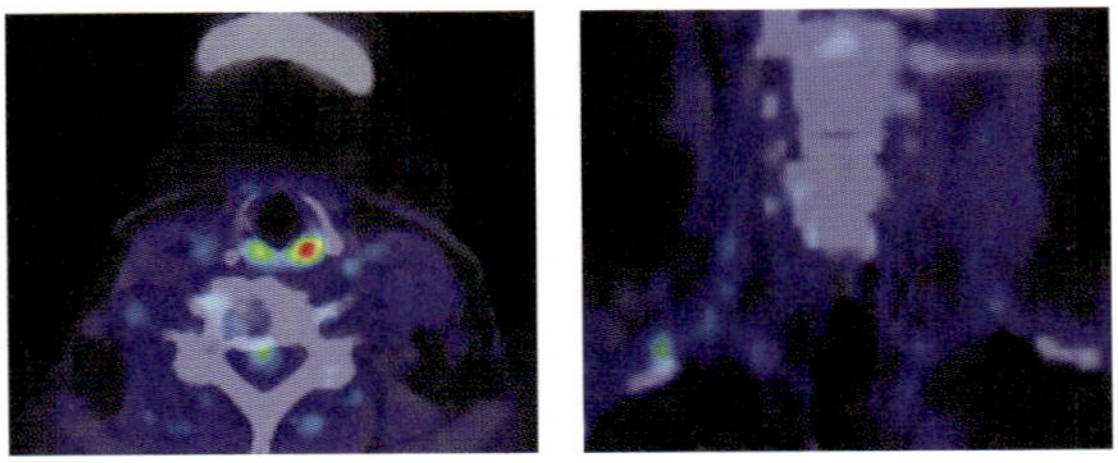

図6

CT治療計画図。赤い線で囲まれている部位が第6頸椎（C6）転移を示す

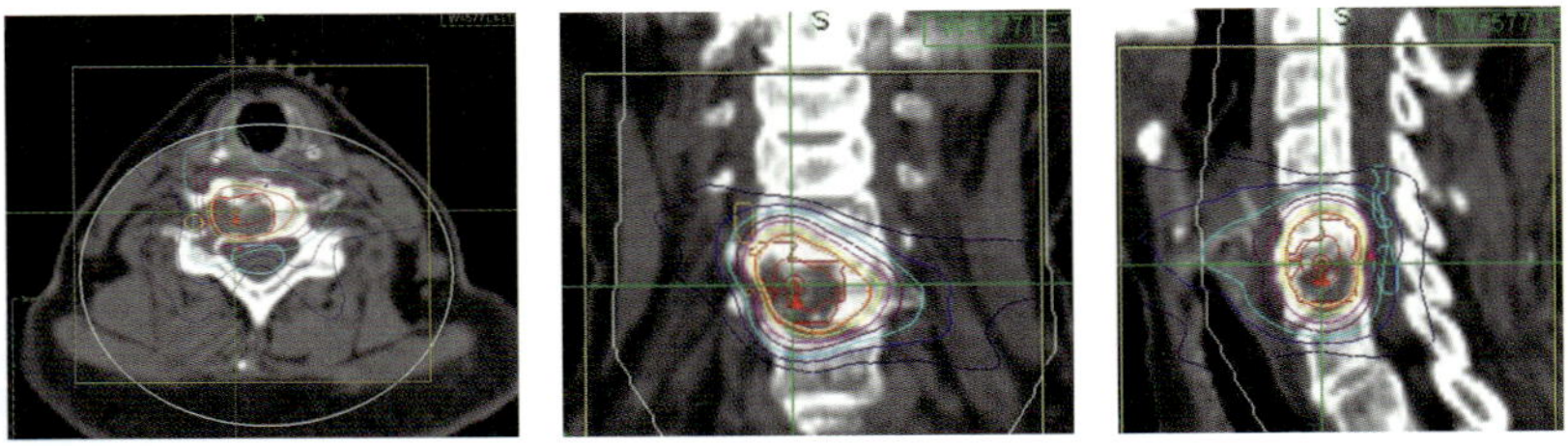

17 乳がん、胸椎転移、腰椎転移 ……80歳代

症状

9年前に乳がん専門の病院で乳がんと診断され、手術と放射線治療を受けました。

乳がんの組織はいわゆる、ホルモン治療やハーセプチンの治療が無効である〝トリプル・ネガテイブ〟であることから、年齢や体力あるいは、身体の負担などを考慮して、それ以上の負担のかかる化学療法は控えて経過をみてきました。

4年前に、しばらく前より続く腰痛のため、整形外科や内科などを受診していましたが、内科で撮ったPETCTで第5腰椎（L5）転移（図5）と第1胸椎転移（Th1）（図1）が指摘されたことから、その治療のため内科医よりサイバーナイフ治療をすすめられて当院へ来院されました。

治療経過

持参されたPETCT画像を参照して、第1胸椎転移（図3）、第5腰椎転移（図7）のそれぞれについてCTの治療計画図を作成し、それぞれともに3日間3分割でサイバーナイフの治療を実施しました。

治療後

治療後は次第にゆっくりと、疼痛などは改善傾向を示しました。治療から1年2ヵ月後のPETCTでは、治療部位も含めて転移病巣はみられませんでした（図2・6）。

また、治療から3年後の乳腺外科での追跡SPECT（シンチカメラ）でも骨転移の再発はみられないことが確認されました。

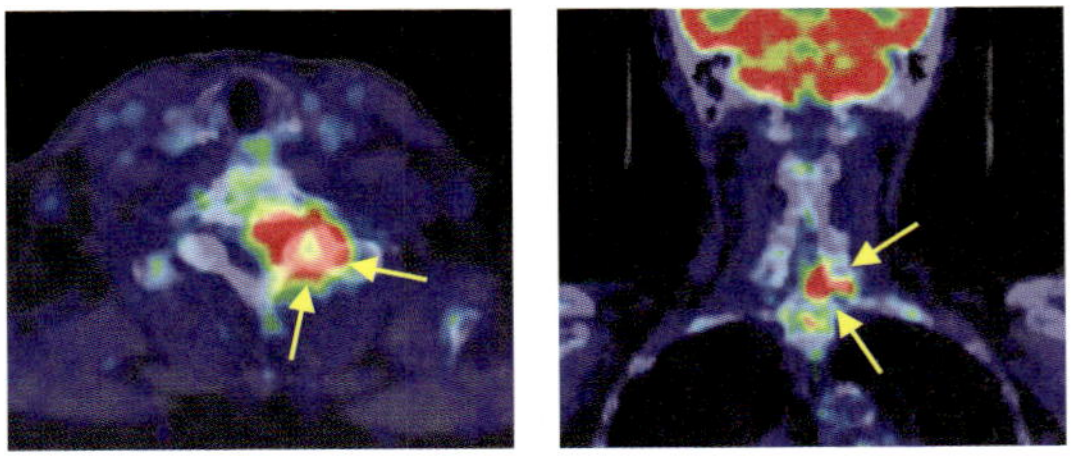

図1

治療前の内科でのPETCT。第1胸椎（Th1）左側に胸椎転移がみられる

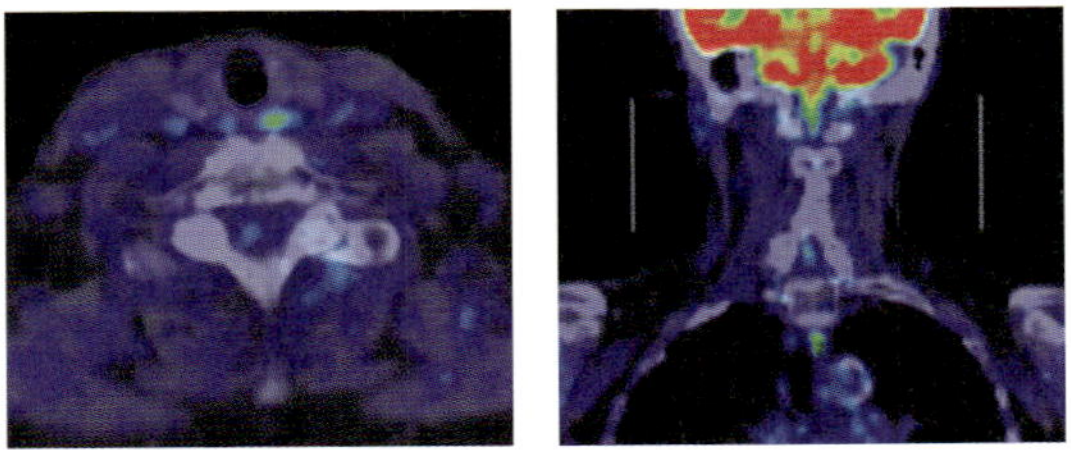

図2

治療から1年2ヵ月後のPETCT。第1胸椎（Th1）への骨転移は縮小消退を示している

図3

CT治療計画図。赤い線で囲まれている部位が第1胸椎（Th1）への骨転移を示す

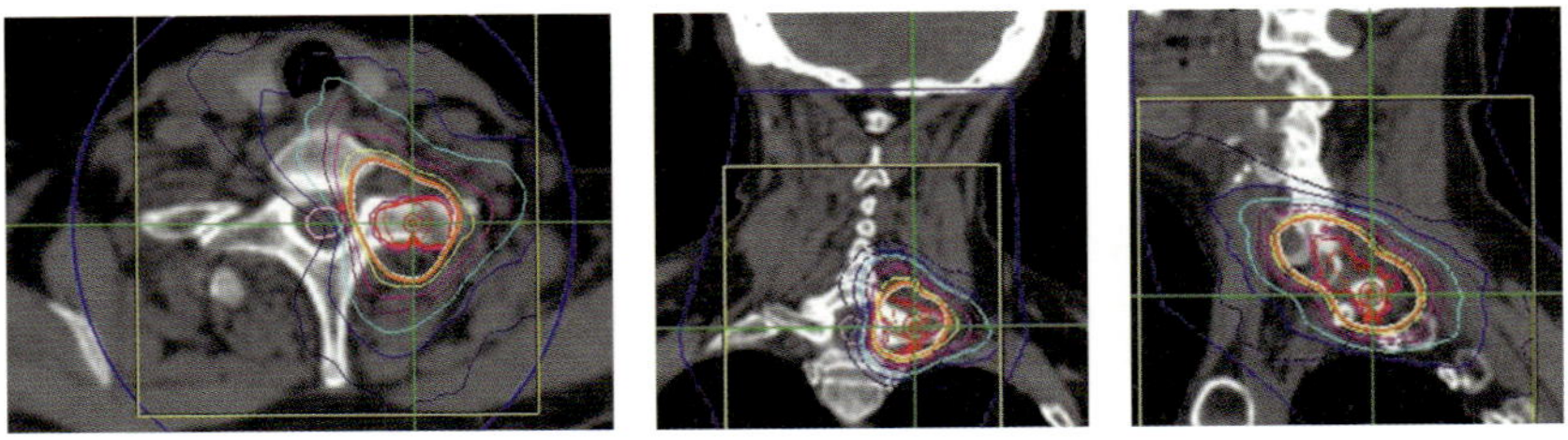

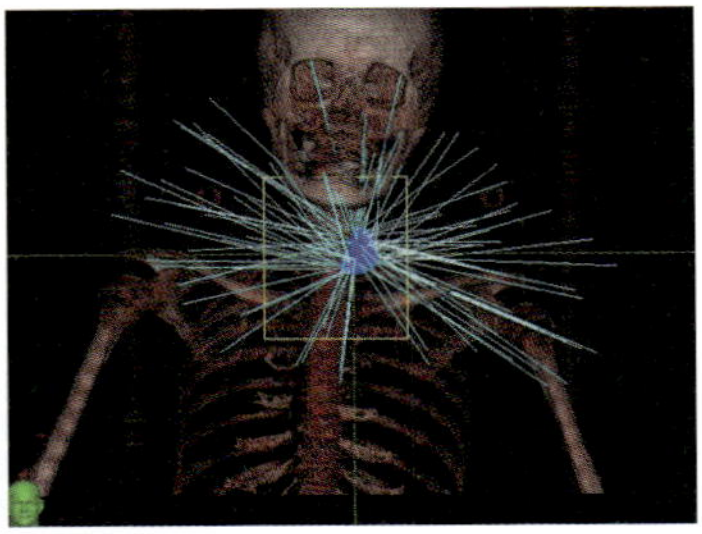

参考

サイバーナイフ治療計画図。胸椎転移を目指して、集中して照射されるイメージ図

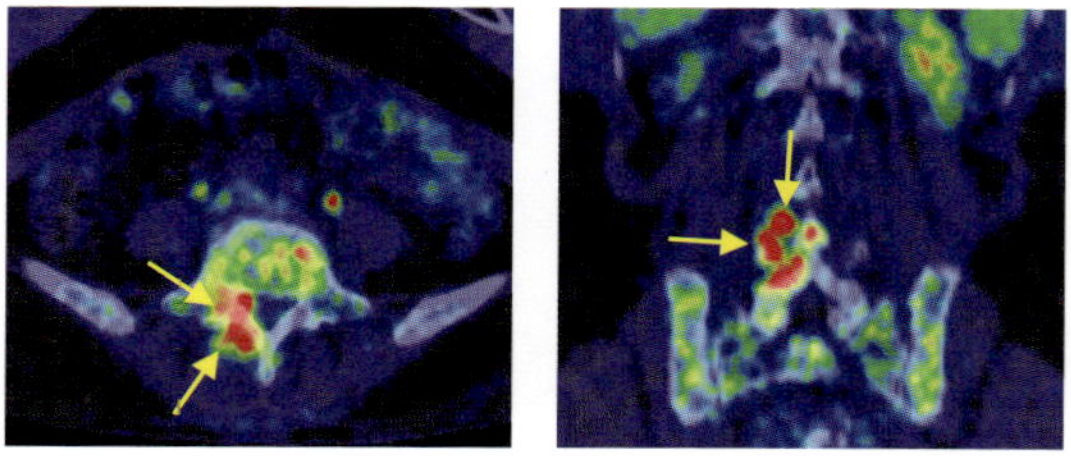

図 5
治療前の内科でのPETCT。第５腰椎（L5）右側に腰椎への骨転移がみられる

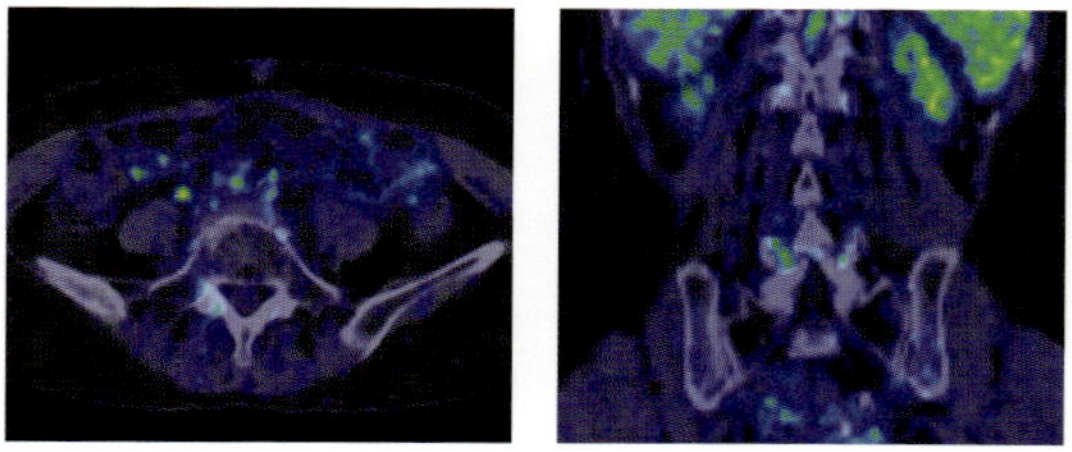

図 6
治療から１年２ヵ月後のPETCT。第５腰椎（L5）への骨転移は縮小消退を示している

図 7
CT治療計画図。赤い線で囲まれている部位が第５腰椎（L5）への骨転移を示す

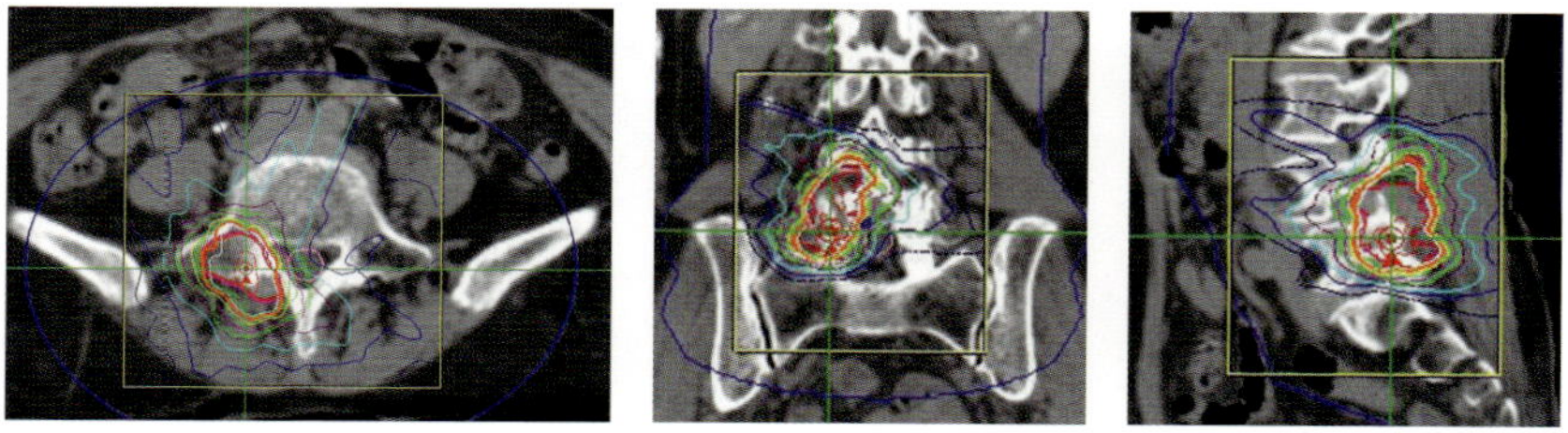

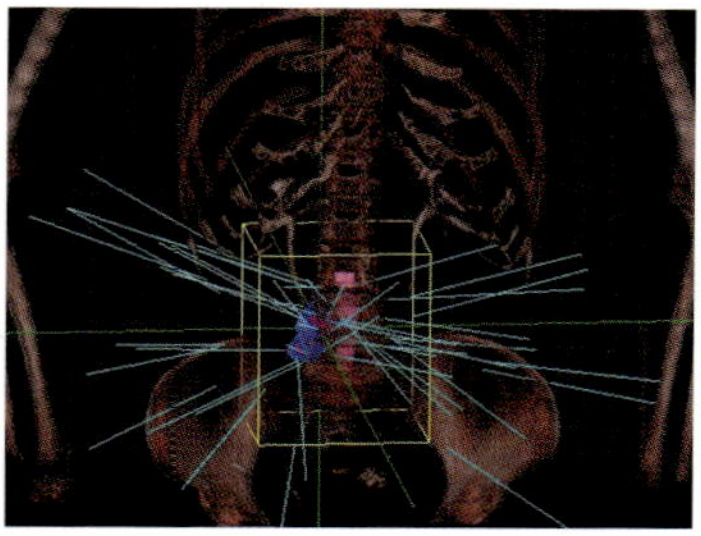

参考
サイバーナイフ治療計画図。腰椎転移を目指して、ペンシルビームが照射されるイメージ図

18 乳がん、鎖骨上リンパ節転移、傍胸骨リンパ節転移、頭蓋底の右海綿静脈洞部転移、右顔面知覚低下……40歳代

症状

10年前、都内にある総合病院の乳腺外科で右乳がん〈T2N2M0 StageⅢA〉と診断されて、約6ヵ月間、化学療法を実施した後に乳房温存、腋窩リンパ節郭清の手術を受けました。その後も、ホルモン療法とハーセプチンの治療を含めて化学療法が継続されてきました。

術後3年目頃より骨転移や皮下転移などがみられるようになり、手術から5年後には左鎖骨下リンパ節転移が目立つようになってきました。

このとき、左鎖骨下リンパ節転移を一部摘出して生検しましたが女性ホルモンの反応はなくなり、HER2だけに反応するように変化していました。この年の暮れに、乳がんの胸椎転移と脊椎硬膜外転移で大学病院に緊急搬送され、手術が実施されました。

最初の手術から7年後の春、大学病院より紹介状を持って、大きな鎖骨上リンパ節転移についてサイバーナイフ治療のために当院へ来院されました。

治療経過

PETCTで大きな左鎖骨上リンパ節転移（図1）や傍胸骨リンパ節転移（図4）を確認したのち、CT治療計画図（図3・6）を作成し、大きな左鎖骨上リンパ節転移は8日間8分割で、傍胸骨リンパ節転移は3日間3分割でそれぞれ治療を実施しました。

これらの治療中は連日、本人と診察、面談を行いましたが、前年の暮れ頃より右顔面の知覚低下、知覚障害を自覚するとの訴えがあり、脳MR（図7）を撮影しました。

その結果、ＭＲで右頭蓋底の海綿静脈洞部に転移がみられることが判明しました。これが顔面知覚低下、知覚障害の原因と考えられるため、ＣＴ治療計画図（図9）を作成して、サイバーナイフ治療を3日間3分割で実施しました。

治療後

治療後、顔面の知覚障害は次第に改善・回復をみせ、9ヵ月後のＭＲ（図8）では、頭蓋底の右海綿静脈洞部の転移性腫瘍は消退していることが確認されました。

また、治療を済ませた左鎖骨上リンパ節転移と傍胸骨リンパ節転移も、4ヵ月後のＰＥＴＣＴ（図2・5）でそれぞれ縮小消退傾向を示しているのが確認されました。

参考1

サイバーナイフ治療計画図。左鎖骨上のリンパ節に転移した病変に対して、ペンシルビームが照射されるイメージ図

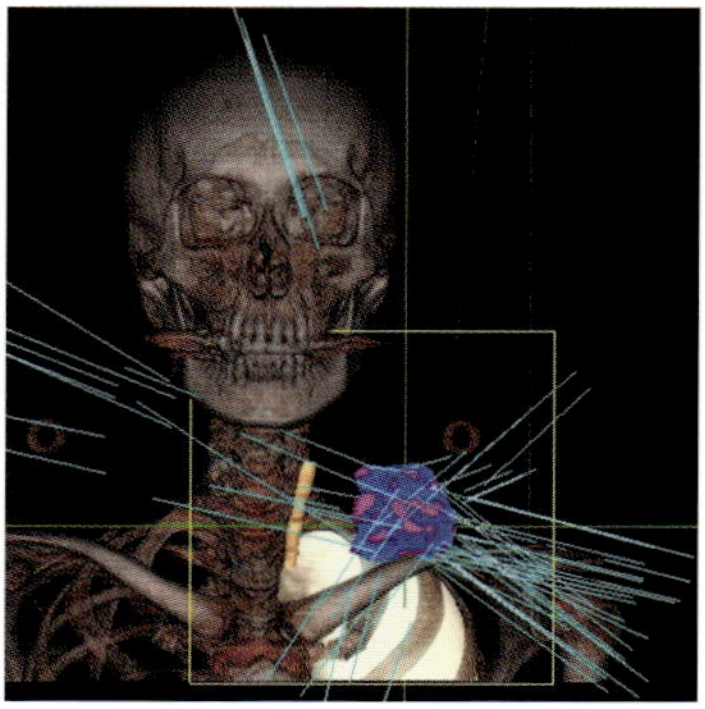

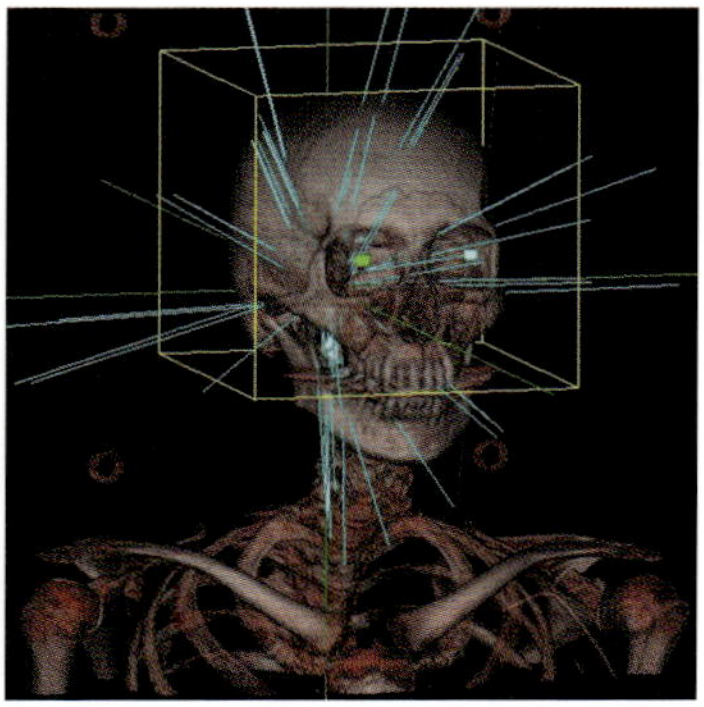

参考2

サイバーナイフ治療計画図。右頭蓋底の海綿静脈洞部に転移した病変に対して、ペンシルビームが照射されるイメージ図

図1

治療前のPETCT。大きな左鎖骨上リンパ節転移がみられる

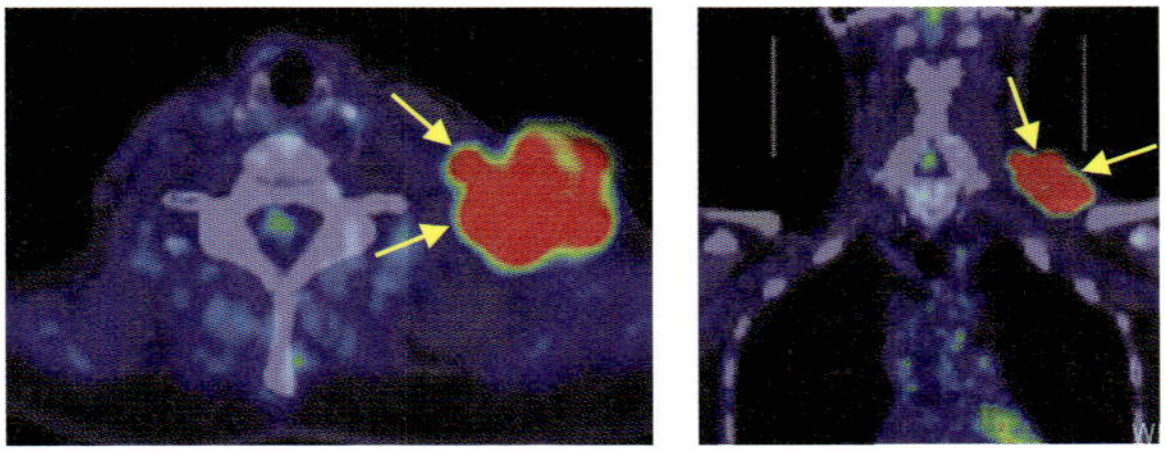

図2

治療から４ヵ月後のPETCT。治療を済ませた左鎖骨上リンパ節転移は縮小消退を示した

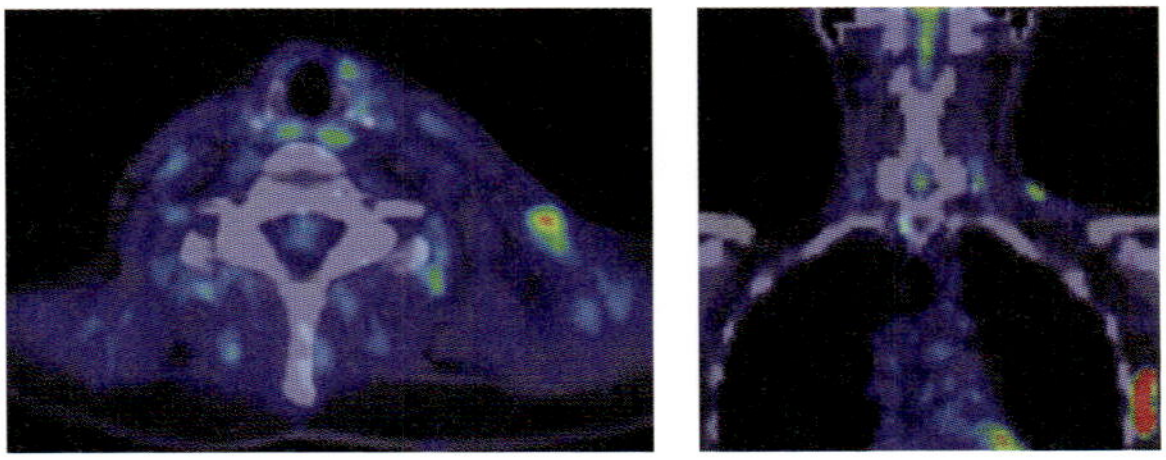

図3

CT治療計画図。赤い線で囲まれている部位が左鎖骨上リンパ節転移を示す

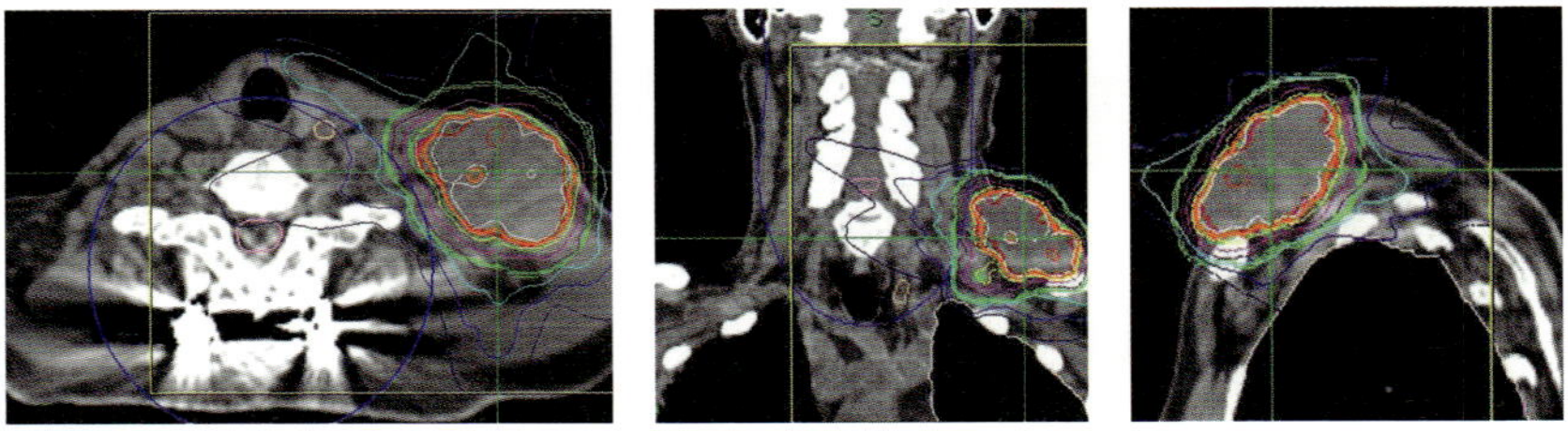

図4

治療前のPETCT。傍胸骨リンパ節転移がみられる

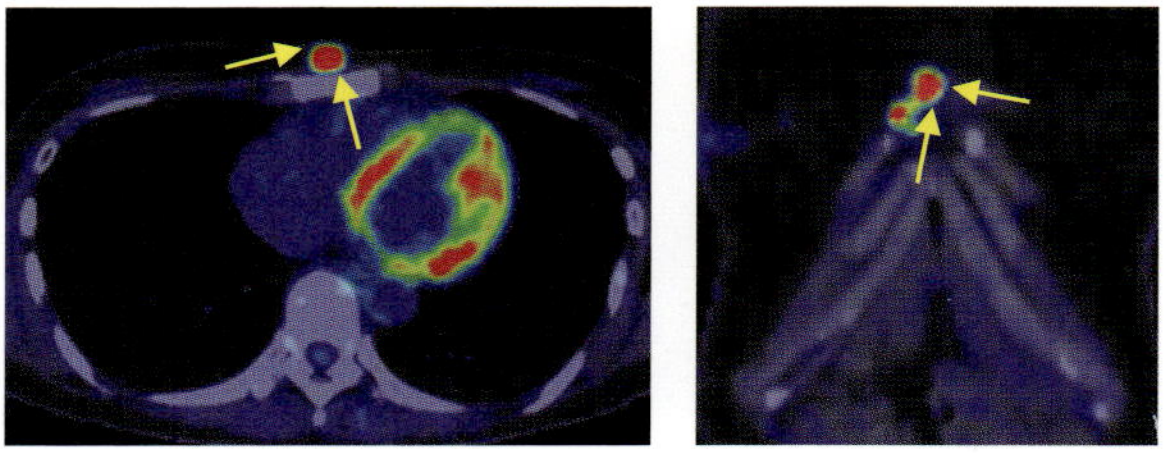

図5

治療から4ヵ月後のPETCT。治療を済ませた傍胸骨リンパ節転移は縮小消退を示した

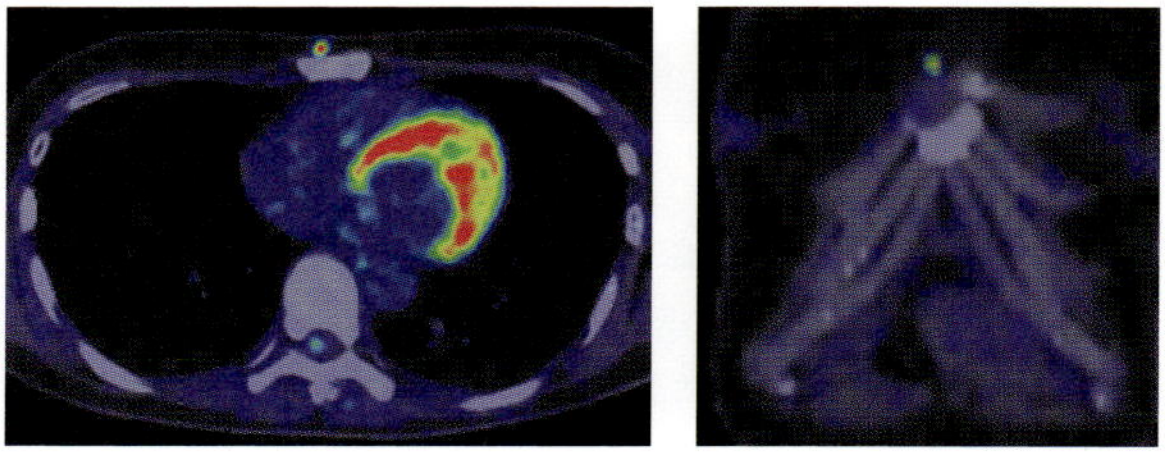

図6

CT治療計画図。赤い線で囲まれている部位が傍胸骨リンパ節転移を示す

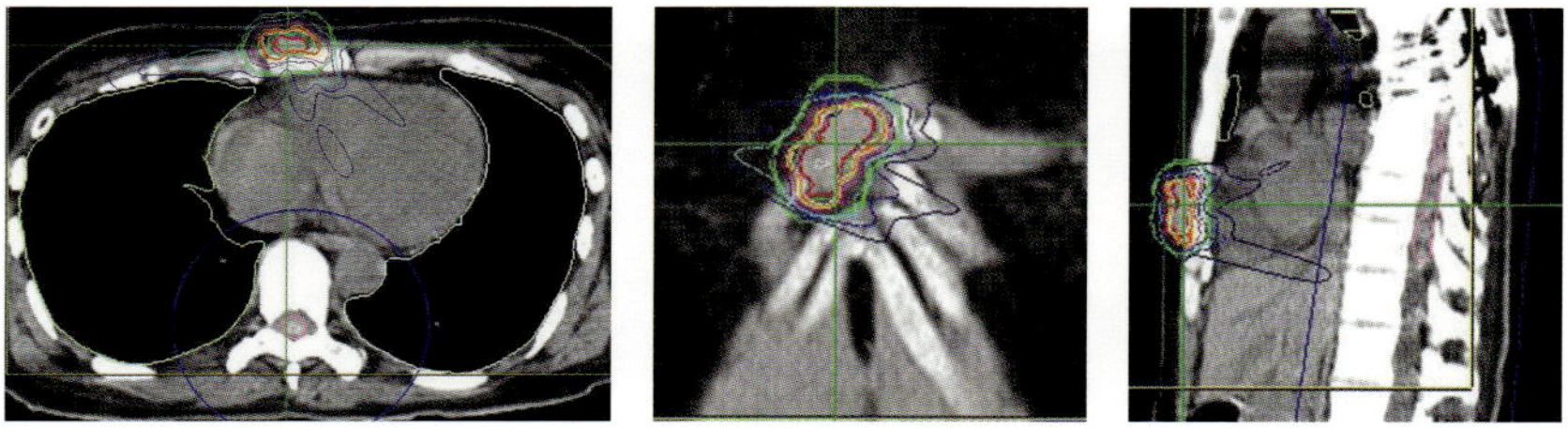

図 7

治療前の脳MR。右頭蓋底の海綿静脈洞部に転移がみられる

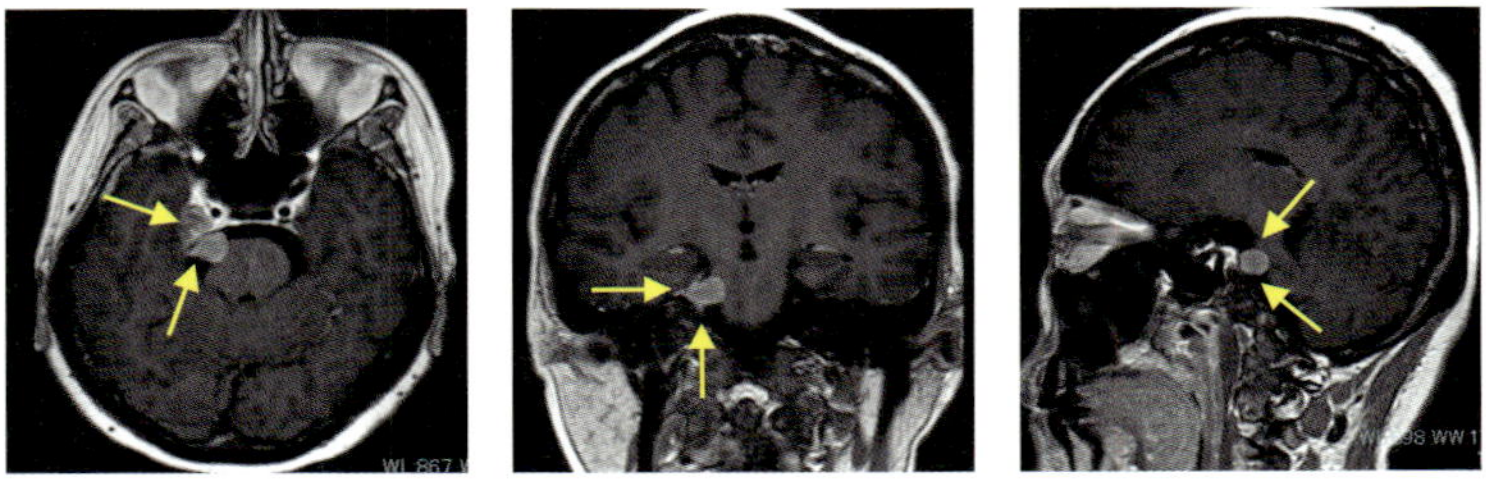

図 8

治療から 9 ヵ月後の脳MR。右頭蓋底の海綿静脈洞部への転移は治療後に消退している

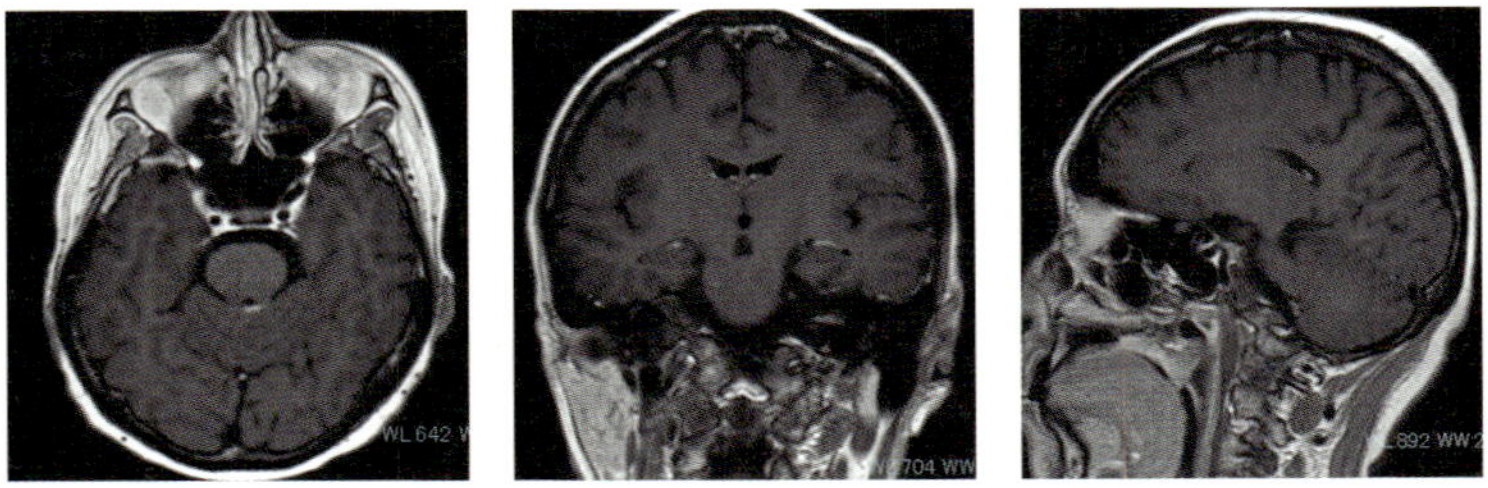

図 9

CT治療計画図。赤い線で囲まれている部位が右頭蓋底の海綿静脈洞部に転移を示す

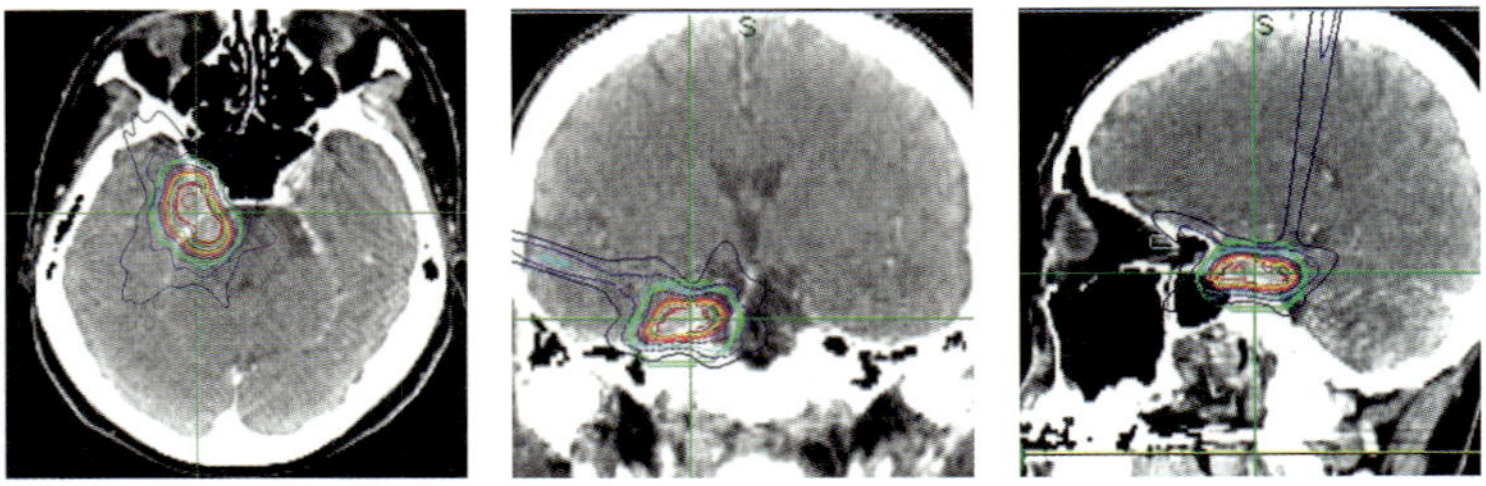

19 乳がん、多発骨転移……50歳代

症状

14年前に左乳がんのため大学病院で手術を受け、5年間ホルモン治療を継続してきました。その後も定期的な追跡は行われていましたが、特に再発はみられませんでした。

4年前、定期的な超音波検査で右乳がんがみつかり、これも手術治療を受けました。前回と同様に今回も女性ホルモン（エストロゲン）に反応するタイプで、ホルモン治療が続けられました。

この手術から2年が経過したとき、骨転移がみつかり、ホルモン治療もこれに対応して変えましたが、多発する骨転移について、サイバーナイフ治療のため大学病院より紹介されて当院へ来院されました。

治療経過

治療前のPETCTで全体を評価して、骨転移がみられる左腸骨（図1）、第6頸椎（図4）、第12胸椎（図7）、左第12肋骨（図10）、左腸骨（図13）、左第2肋骨（図16）のそれぞれについてCT治療計画図を作成しました。

治療は、左腸骨転移（図3）は5日間5分割で、第6頸椎転移（図6）は2日間2分割で、第12胸椎転移（図9）、左第12肋骨転移（図12）、左腸骨の骨転移（図15）、左第2肋骨転移（図18）はそれぞれ3日間3分割で実施しました。

治療後

治療後もホルモン治療は継続されました。治療から12ヵ月後のPETCT（図2・5・8・11・14・17）

では、治療した部位について、縮小消退傾向を示していることが確認されました。

図1

治療前のPETCT。左腸骨への骨転移がみられる

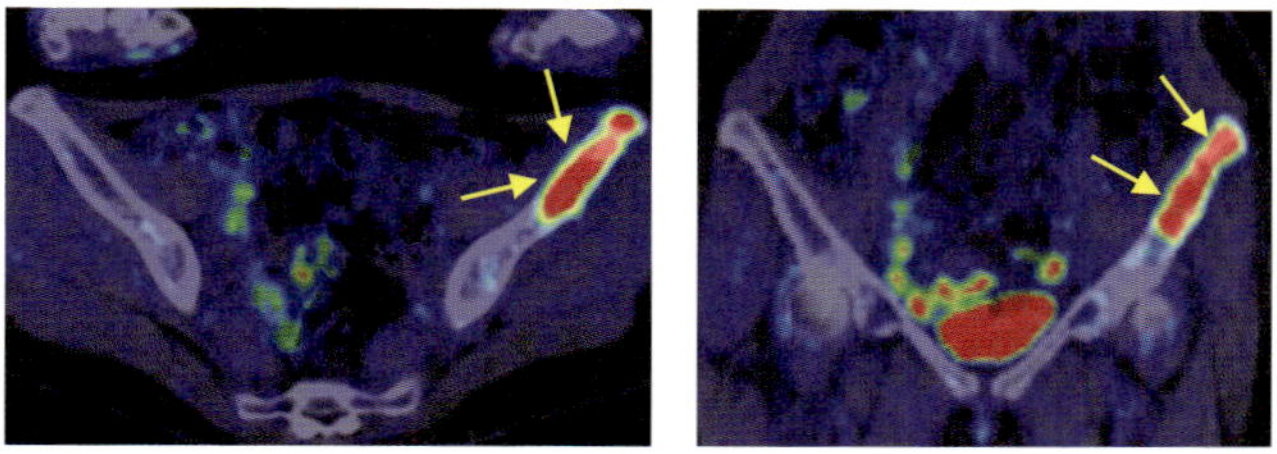

図2

治療から12ヵ月後のPETCT。治療を済ませた左腸骨への骨転移は縮小消退を示した

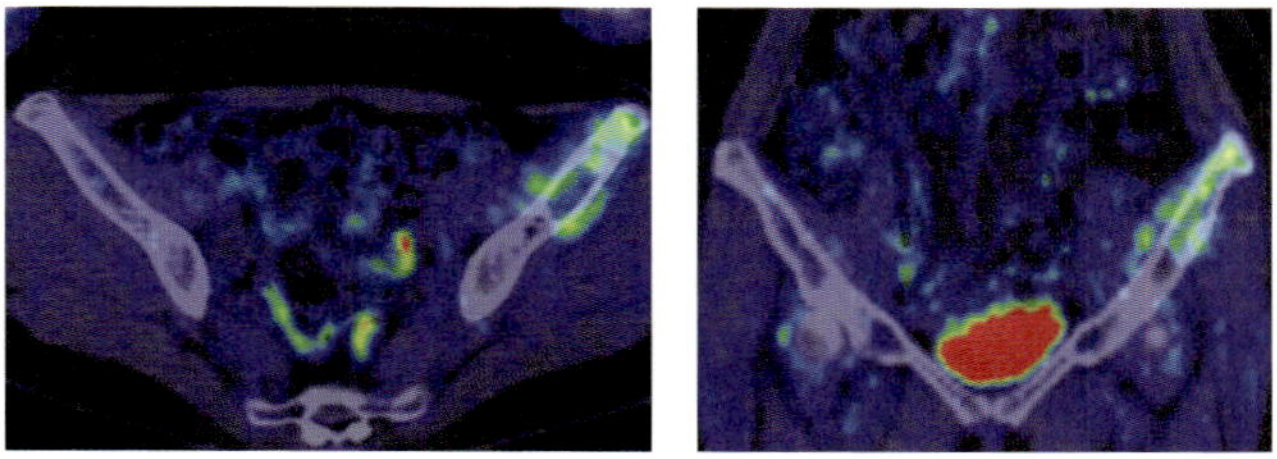

図3

CT治療計画図。赤い線で囲まれている部位が左腸骨への骨転移を示す

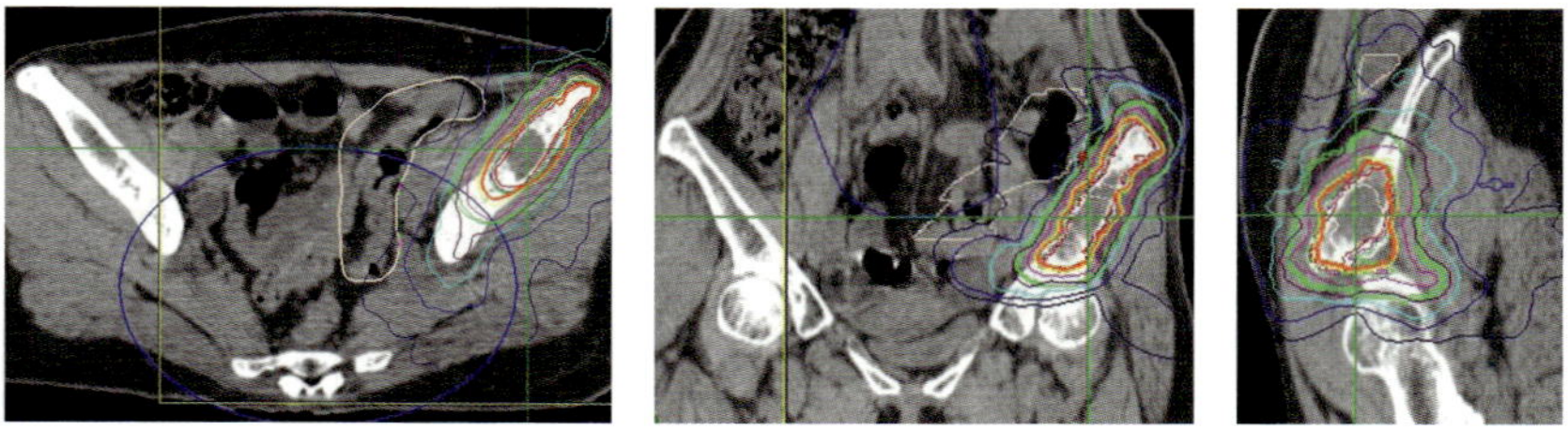

図 4

治療前のPETCT。第 6 頸椎への骨転移がみられる

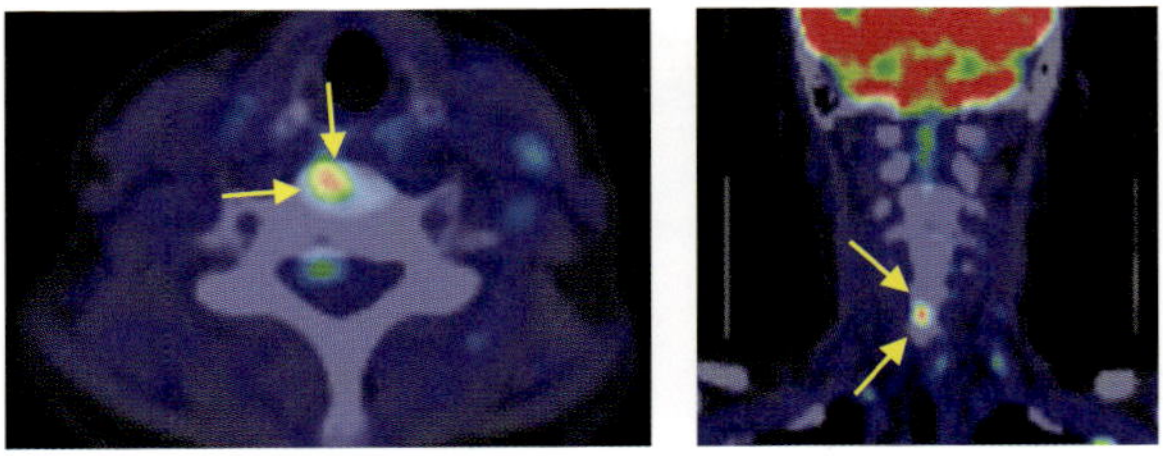

図 5

治療から12ヵ月後のPETCT。治療を済ませた第 6 頸椎への骨転移は縮小消退を示した

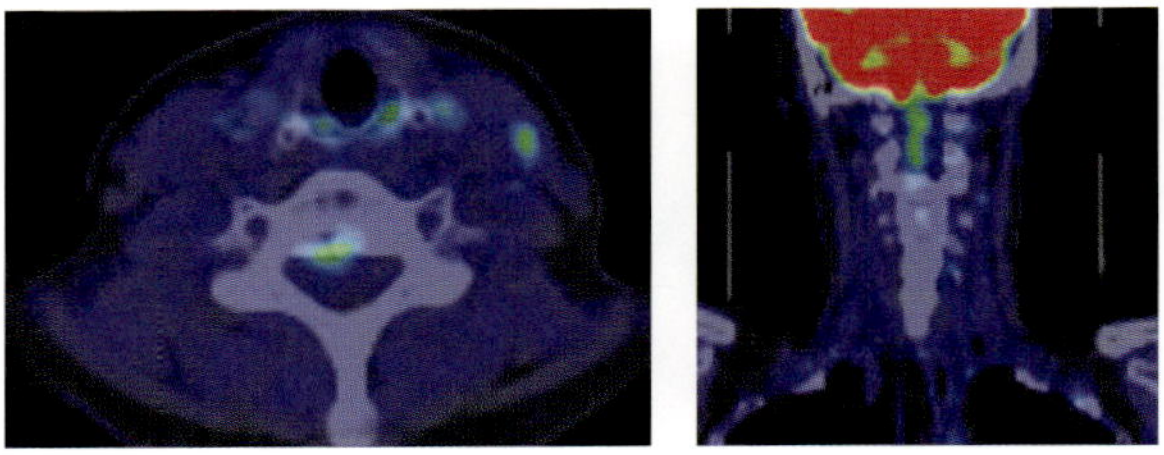

図 6

CT治療計画図。赤い線で囲まれている部位が第 6 頸椎への骨転移を示す

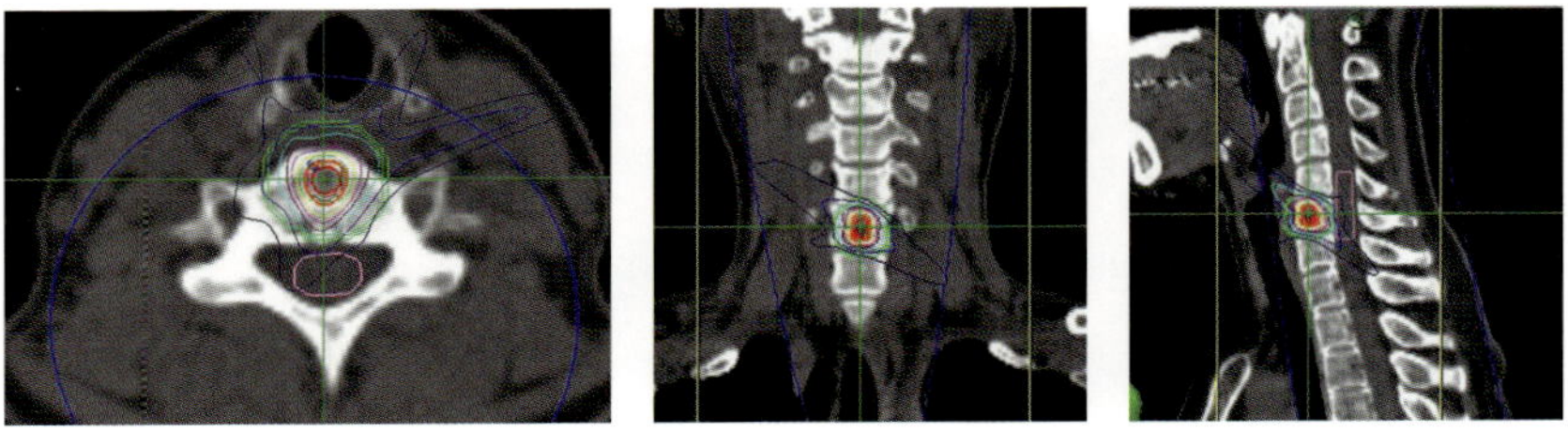

図7

治療前のPETCT。第12胸椎への骨転移がみられる

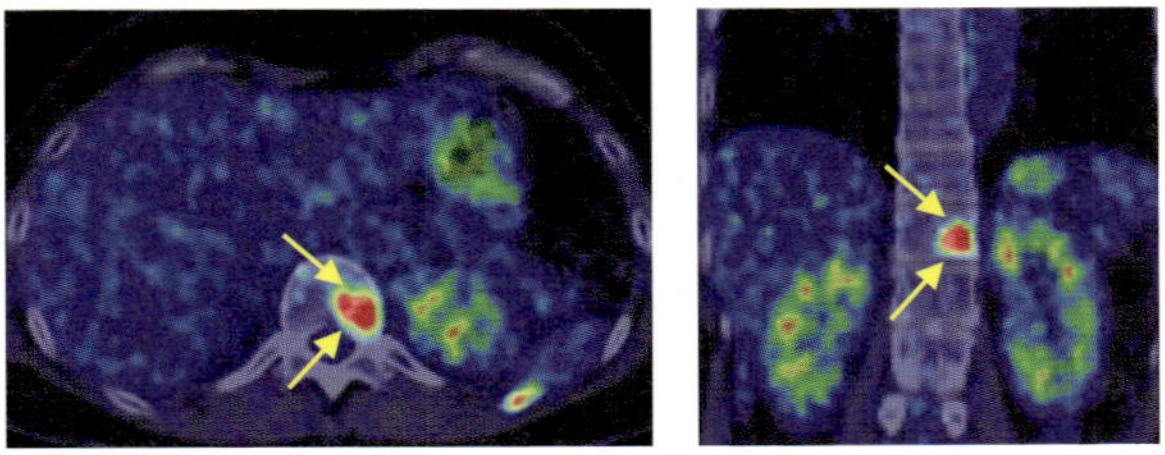

図8

治療から12ヵ月後のPETCT。治療を済ませた第12胸椎への骨転移は縮小消退を示した

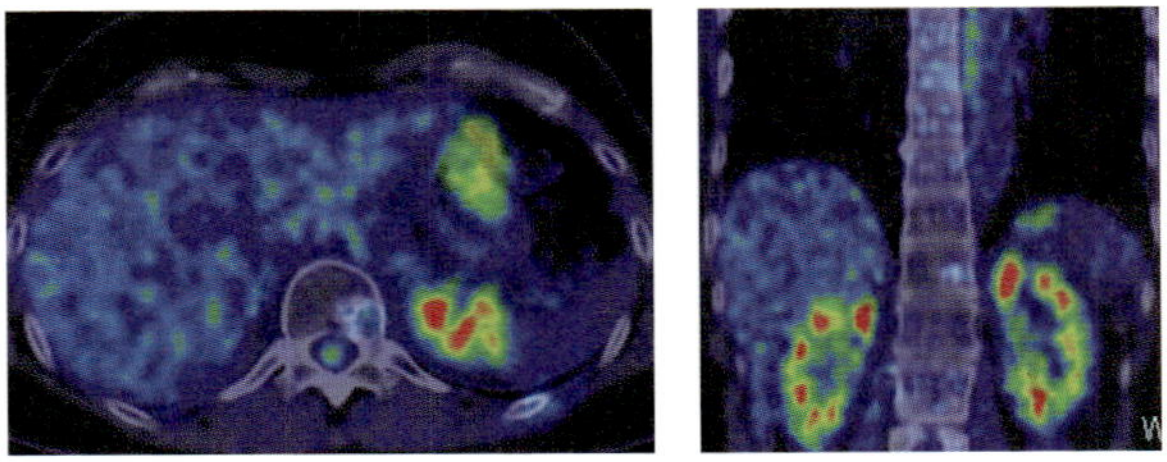

図9

CT治療計画図。赤い線で囲まれている部位が第12胸椎への骨転移を示す

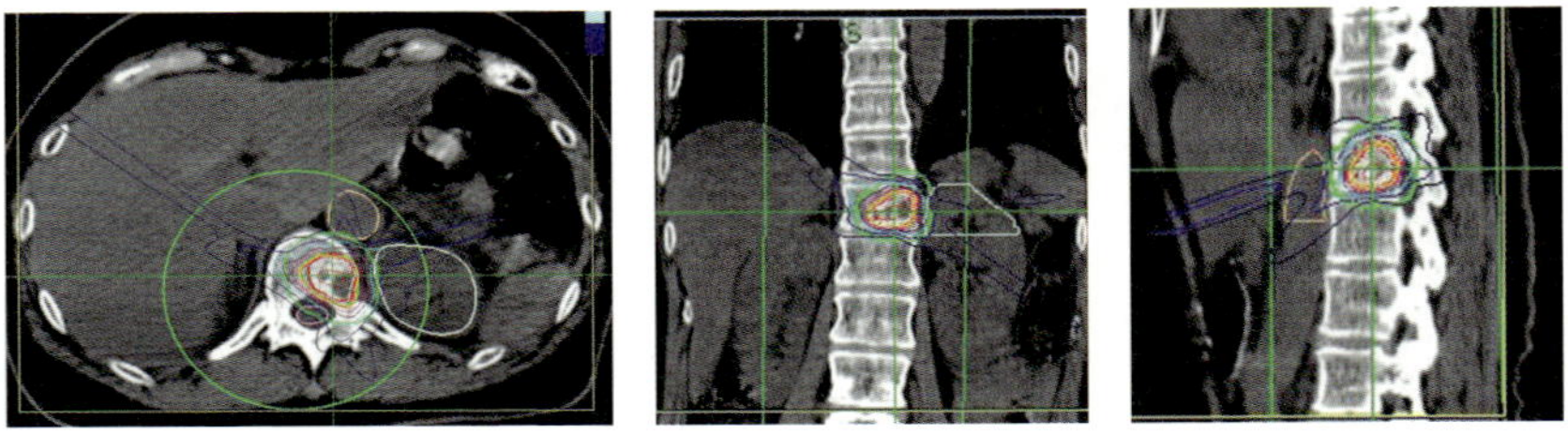

図10

治療前のPETCT。左第12肋骨への骨転移がみられる

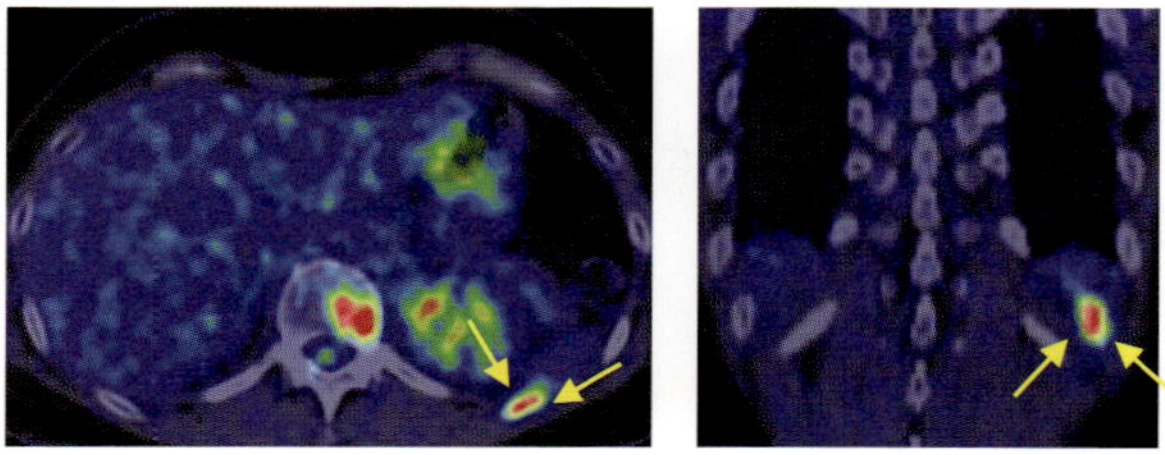

図11

治療から12ヵ月後のPETCT。治療を済ませた左第12肋骨への骨転移は縮小消退を示した

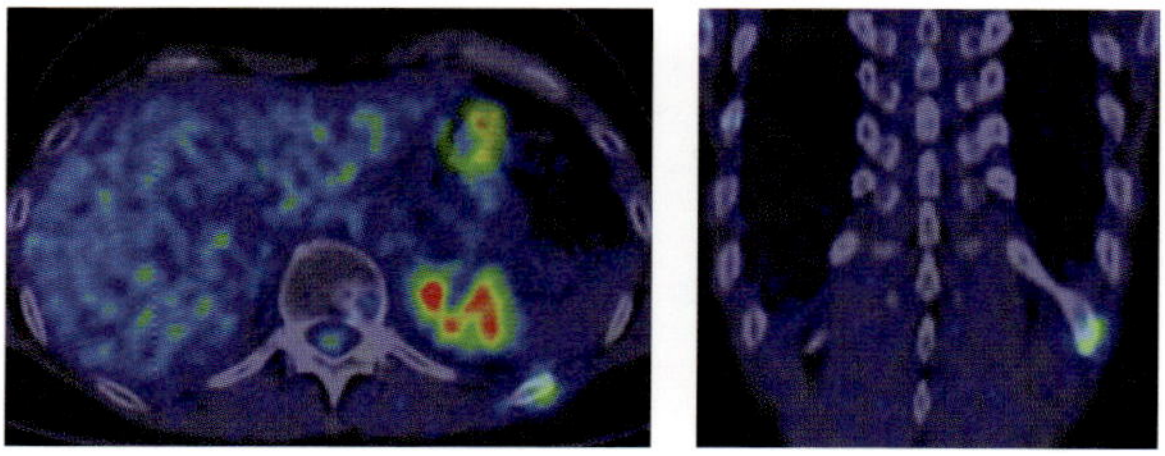

図12

CT治療計画図。赤い線で囲まれている部位が左第12肋骨への骨転移を示す

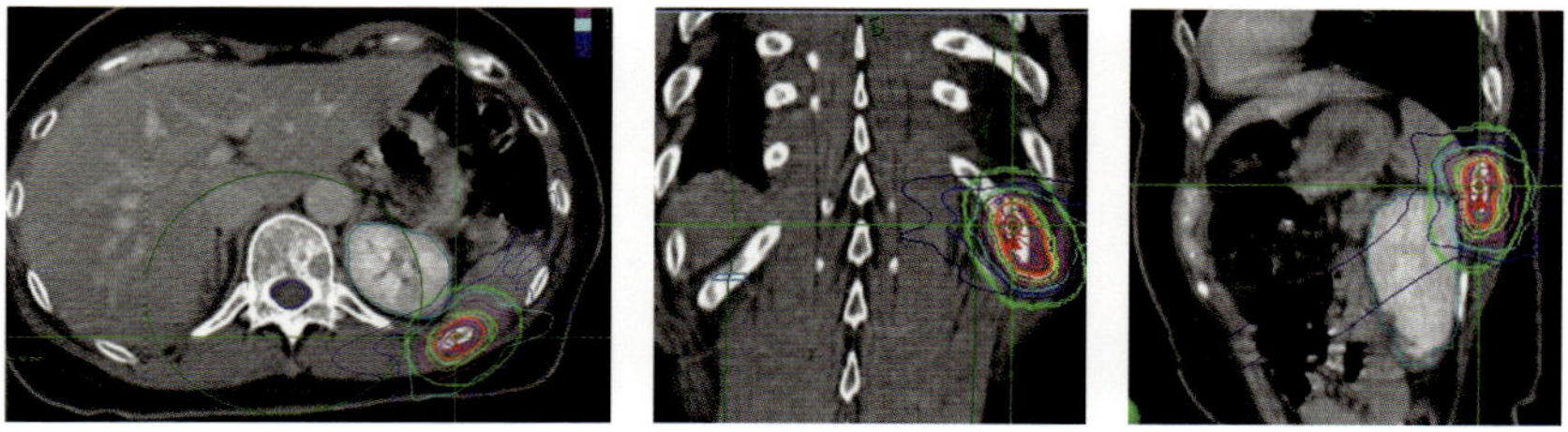

図13

治療前のPETCT。左腸骨への骨転移がみられる

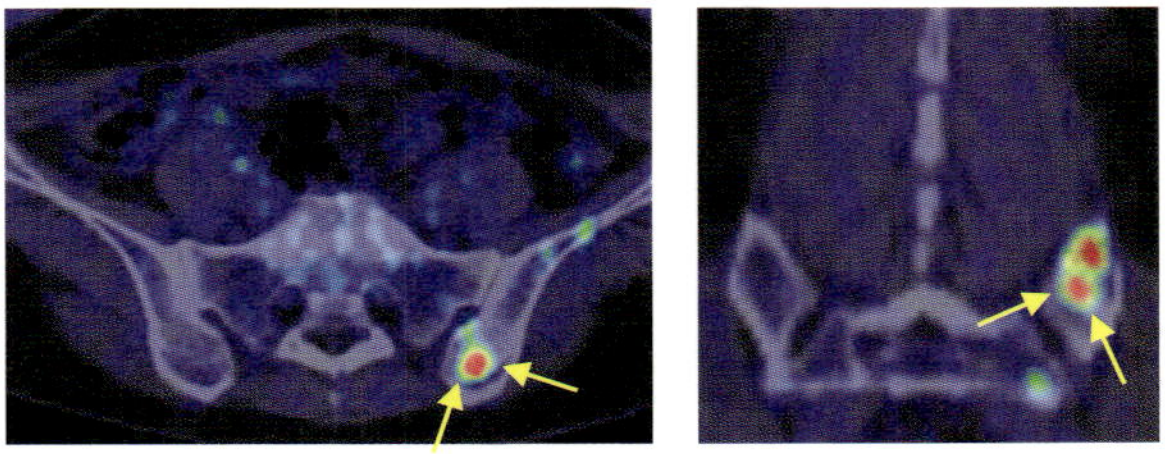

図14

治療から12ヵ月後のPETCT。治療を済ませた左腸骨への骨転移は縮小消退を示した

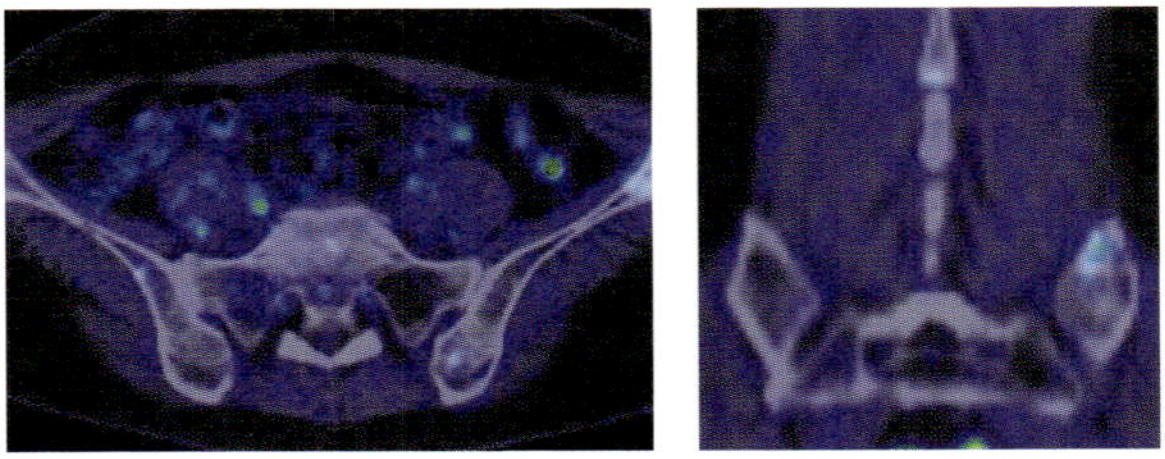

図15

CT治療計画図。赤い線で囲まれている部位が左腸骨への骨転移を示す

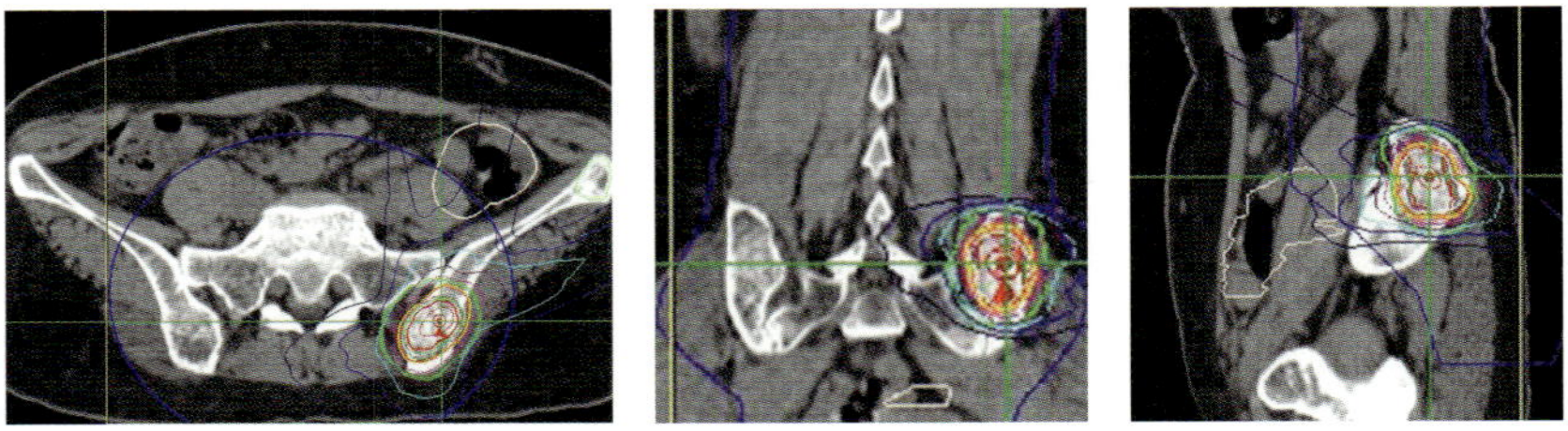

図16

治療前のPETCT。左第 2 肋骨への骨転移がみられる

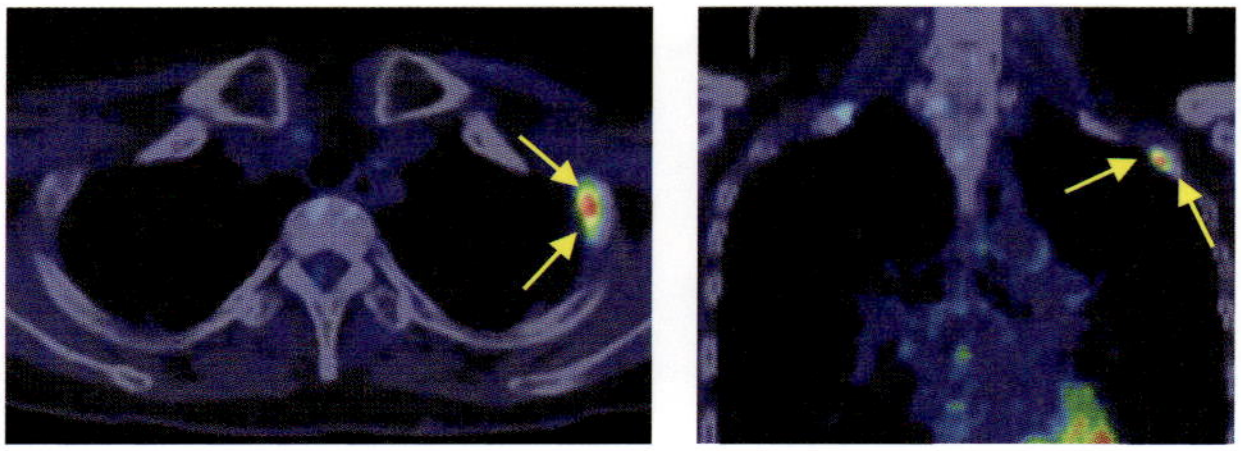

図17

治療から12ヵ月後のPETCT。治療を済ませた左第 2 肋骨への骨転移は縮小消退を示した

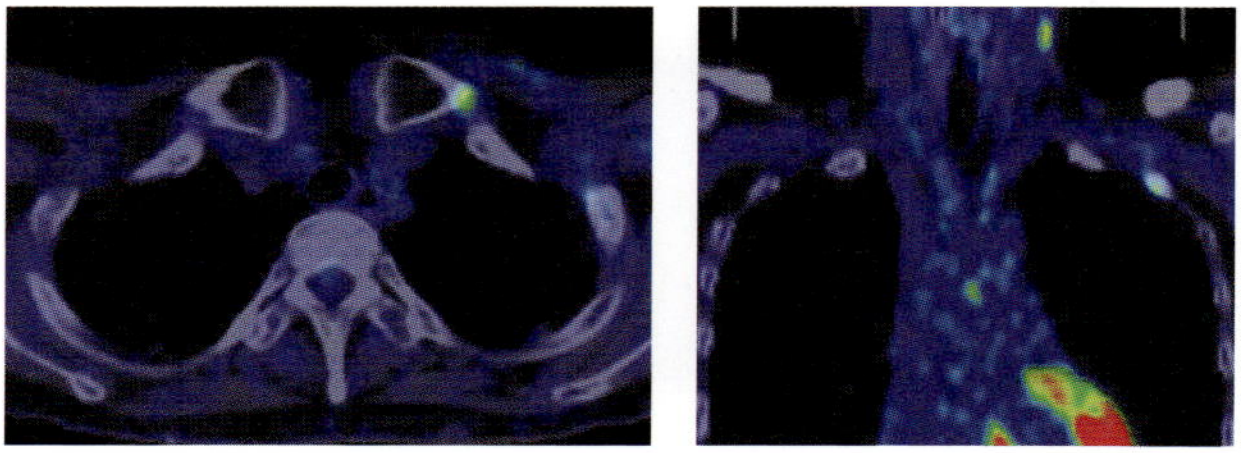

図18

CT治療計画図。赤い線で囲まれている部位が左第 2 肋骨への骨転移を示す

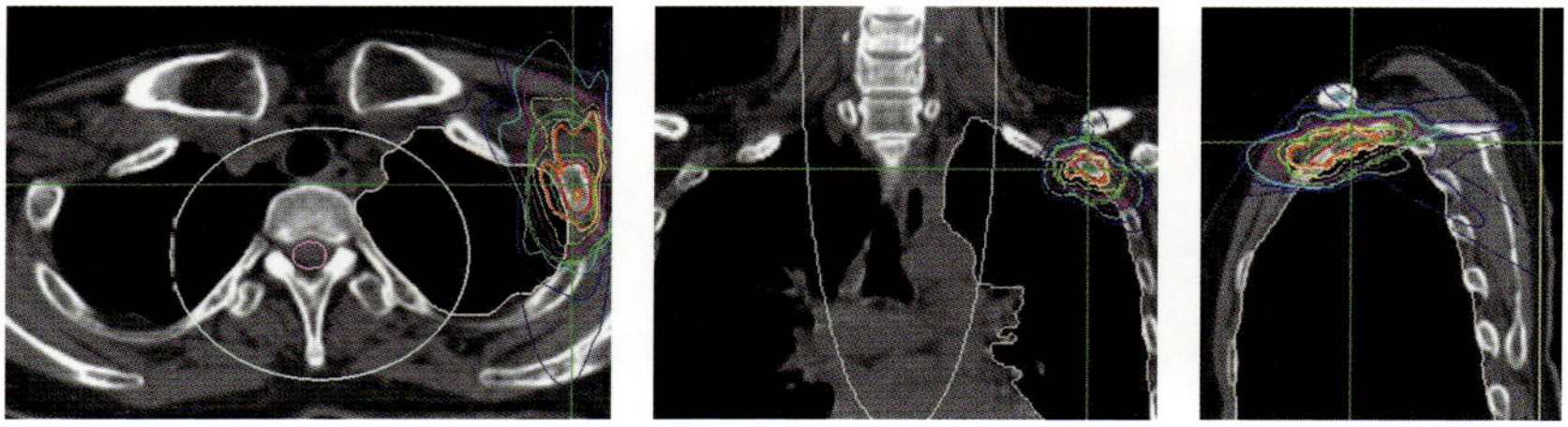

COLUMN

ホルモン受容体と化学（薬物）療法

乳がんや子宮がんは、ある特定のホルモンと深い関係があることは知られています。たとえば乳がんは、エストロゲンという女性ホルモンと関係があります。こうした特定のホルモンを抑える働きをもつタンパク質のことを、「ホルモン受容体」と呼んでいます。

がんの発症には、がん遺伝子と呼ばれる「HER 2」が多く生産されているのが影響しているといわれます。こうしたがん遺伝子やがんを引き起こすホルモンを抑えるために行われるのが、化学（薬物）療法です。

化学（薬物）療法は、①化学療法薬、②分子標的薬、③ホルモン療法薬、の3つの方法があります。がんの症状に合わせて、これらの治療薬を単独もしくは組み合わせて投薬します。

次にその一例を紹介します。

化学療法薬

- シスプラチン（子宮頸がん、卵巣がんなど）
- シクロホスファミド（乳がん、子宮頸がん、子宮体がんなど）
- 5-フルオロウラシル（乳がん、頭頸部がんなど）
- ビンクリスチン（多発性骨髄腫、悪性リンパ腫など）
- ドセタキセル（転移・再発性の乳がん、肺がんなど）
- パクリタキセル（乳がん、肺がん、卵巣がんなど）　など

分子標的薬

- イマチニブ（白血病など）
- スニチニブ（腎臓がんなど）
- リツキシマブ（リンパ腫など）
- トラスツズマブ（乳がんなど）
- イブリツモマブチウキセタン（悪性リンパ腫など）
- エルロチニブ（肺がんなど）　など

ホルモン療法薬

- アナストロゾール（閉経後の乳がんなど）
- エキセメスタン（閉経後の乳がんなど）
- エチニルエストラジオール（前立腺がんなど）
- リュープロレリン（閉経後の乳がん、前立腺がんなど）
- ゴセレリン（閉経前の乳がん、前立腺がんなど）
- タモキシフェン（乳がんなど）
- レトロゾール（乳がんなど）　など

2 子宮頸がんの症例

1 子宮頸がん、肺転移……50歳代

症状

4年前の子宮がん検診では異常はみられませんでしたが、3年前の夏頃より3ヵ月ほど性器出血と腹痛が続くことから、同じ年の10月に近くの医院を受診しました。その後、出血がさらに増加してきたことから、総合病院を紹介され入院することになりました。

総合病院の婦人科における診断は、子宮頸がん〈ⅡB期〉でした。その後、治療のためがんセンターを紹介され受診し検査したところ、がんセンターでも同様の診断結果となりました。

約2ヵ月にわたり放射線治療（骨盤照射）と化学療法を同時に行う治療を受け、その後、子宮頸部に装具を挿入して行われる「腔内照射」と呼ばれる局所の小線源放射線治療を、12月末までの計4回追加されました。

これらの治療の後、元の総合病院へ戻り経過をみていましたが、2年前の5月の採血で腫瘍マーカーCA19－9が上昇し、多発肺転移が確認されたことから化学療法を開始し、約6ヵ月続けられました。しかし、肺転移の制御はできず、むしろ増大する事態となりました。

その年の12月、本人の希望により、これまでの診療情報を持ってサイバーナイフの治療を求めて当院へ来院されました。

CA19－9

CA19－9は、「シリアルルイスA糖類」という物質の一種。膵臓や胆のう、胆管など、おもに消化器系にがんが生じた場合に顕著に増加することから、広く知られた腫瘍マーカーとして利用される。また、肺がんや乳がんなどでも高値を示すことがある。

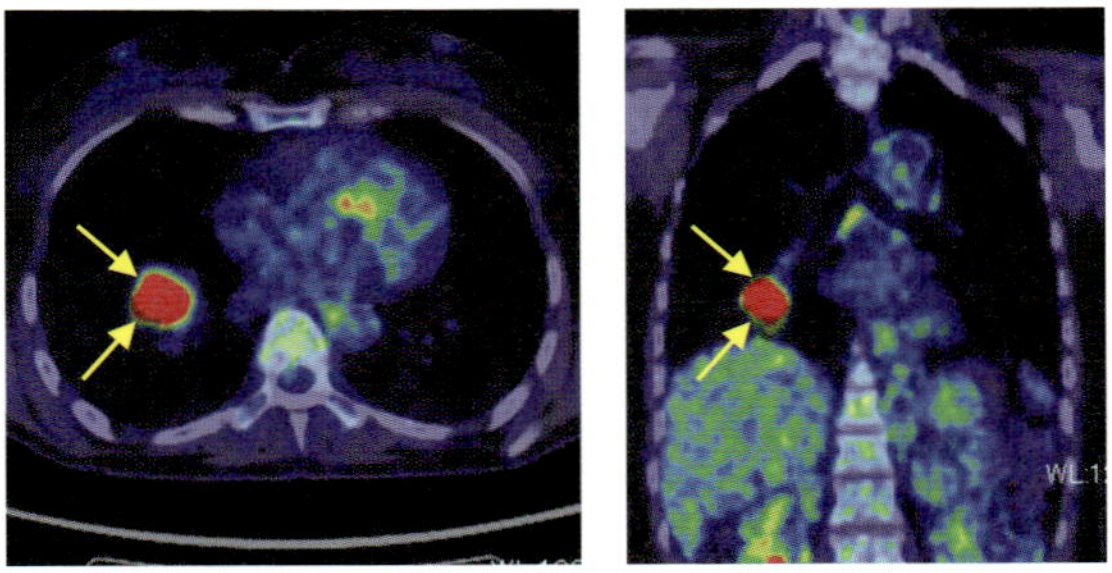

図1

治療前のPETCT。赤い部位（矢印）が大きな右肺下葉の肺転移を示す

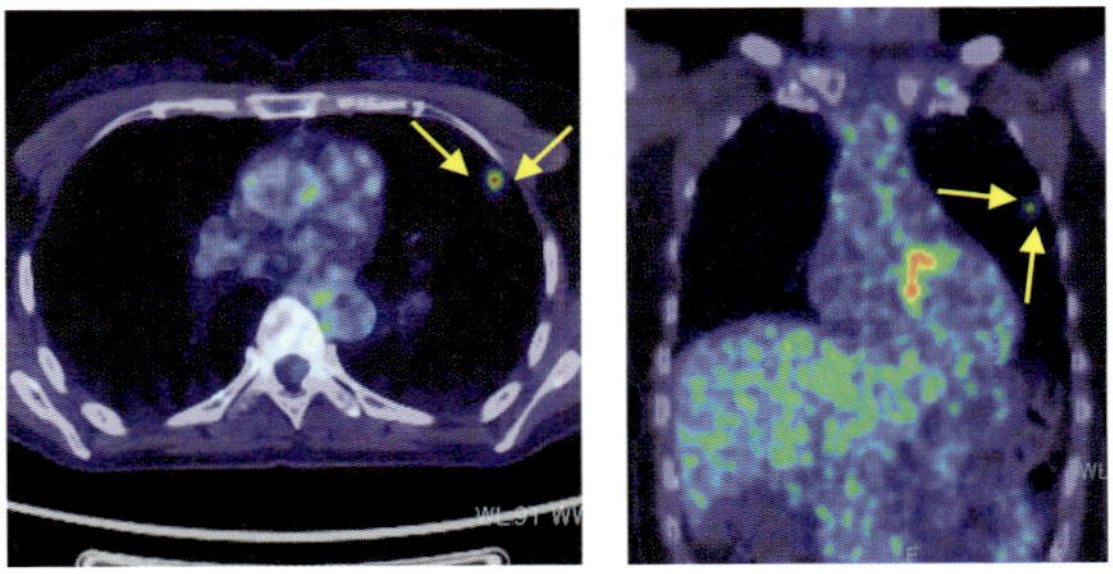

図2

治療前のPETCT。赤い部位（矢印）が小さな左肺上葉の肺転移を示す

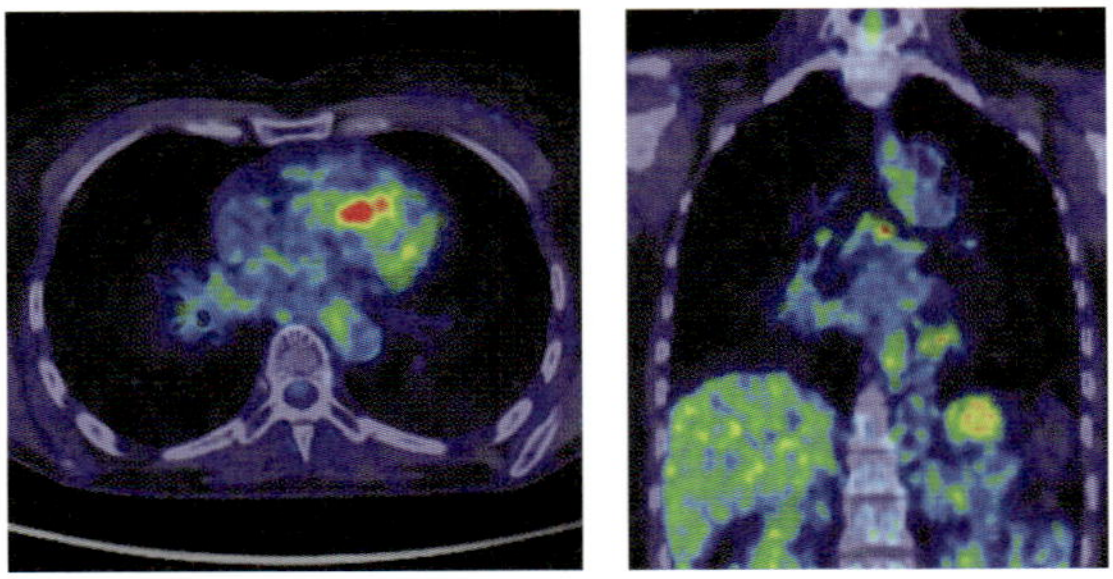

図3

治療から2年2ヵ月後のPETCT。前回治療を実施した右肺下葉の大きな肺転移は、縮小消退しているのが確認された

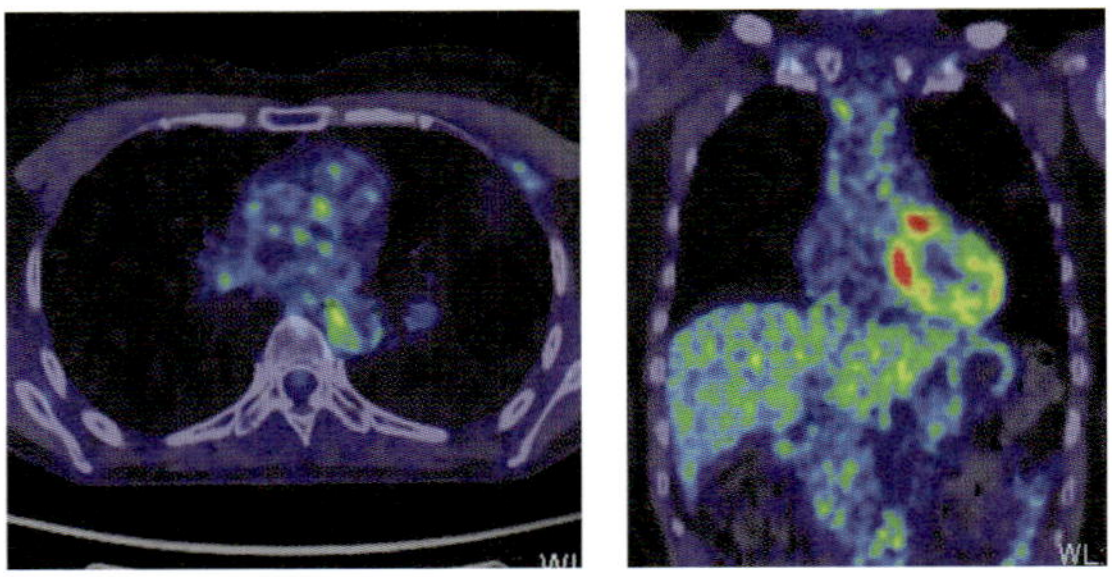

図4

治療から2年2ヵ月後のPETCT。前回治療を実施した左肺上葉の肺転移は、縮小消退しているのが確認された

治療経過

来院後まず、PETCTにより肺転移が右肺下葉（図1）と、左肺上葉（図2）に1つずつ、合わせて2つあることを確認しました。

2つの肺転移それぞれについてCTによる治療計画図を作成しました（図5：大きな右肺下葉の肺転移、図6：左肺上葉の肺転移）。2つの治療をともに、それぞれ5日間5分割、年末年始をはさんで合計10日間の通院による治療を実施しました。

その後、慎重を期して当科（放射線治療科）と連携している化学療法内科に依頼して化学療法の実施をお願いし、経過をみていました。

また、サイバーナイフによる肺転移治療後、約6ヵ月が経過した頃に、治療による治療部位の周辺に肺臓炎の併発が確認されたことから、約2ヵ月を当院内科にて内服治療を行い、その後、改善を確認しました。

治療後

サイバーナイフ治療から2年が過ぎた時点の内科でのCT検査では、異常はみられませんでした。

念のため、2年2ヵ月後にPETCTを実施したところ、前回の治療部位は改善している（図3・4）ことが確認されましたが、新たに左肺下葉に比較的大きな肺転移（図7）が確認されました。

そこで、CT治療計画図（図8）を作成して、サイバーナイフの追加治療を5日間5分割で実施しました。この治療を済ませて再び、化学療法内科との共同作業により、現在は経過観察を続けています。

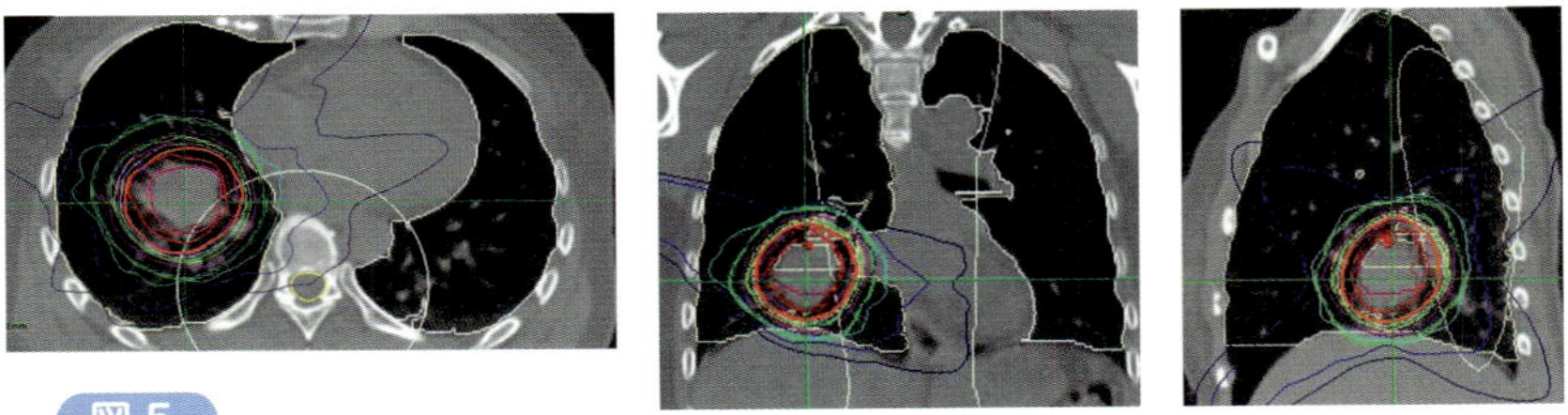

図 5

CT治療計画図。赤い線で囲まれている部位が右肺下葉の大きな肺転移

図 6

CT治療計画図。赤い線で囲まれている部位が左肺上葉の肺転移

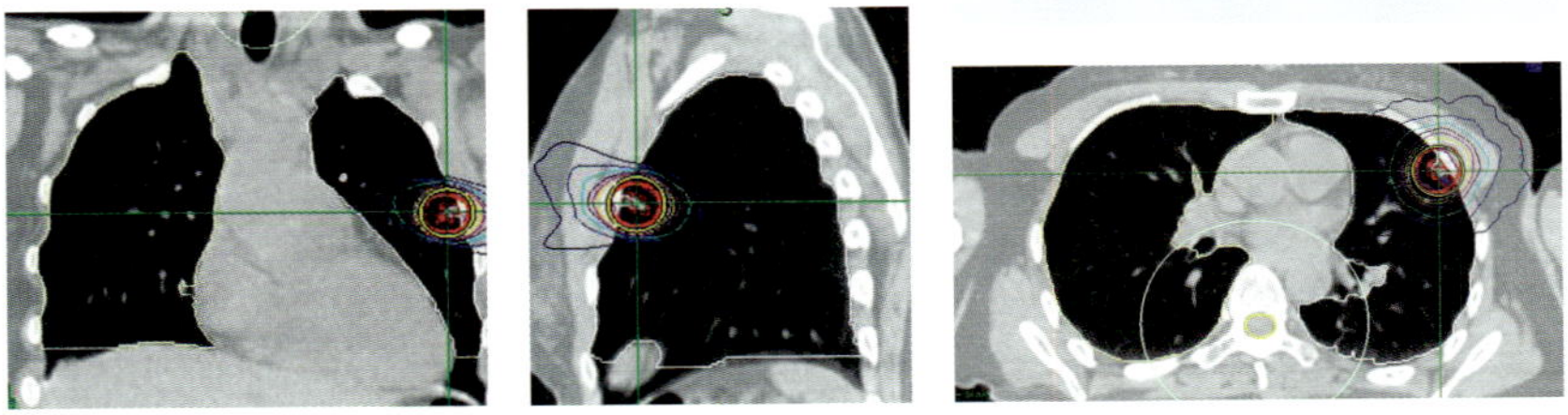

図 7

治療から 2 年 2 ヵ月後の PETCT。前回のサイバーナイフの治療部位はよく改善されていたが、新たに左肺下葉に新規の肺転移が出現しているのが確認された

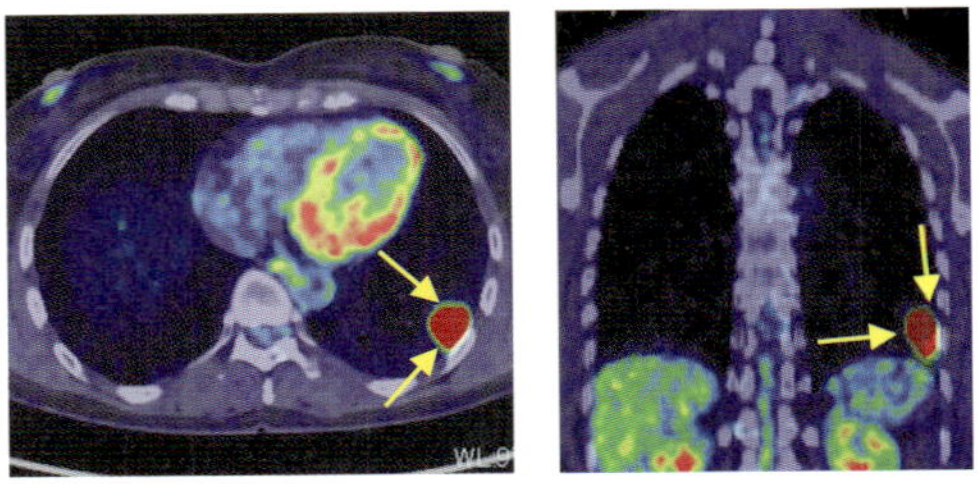

図 8

CT治療計画図。赤い線で囲まれている部位が左肺下葉の新たな肺転移を示す

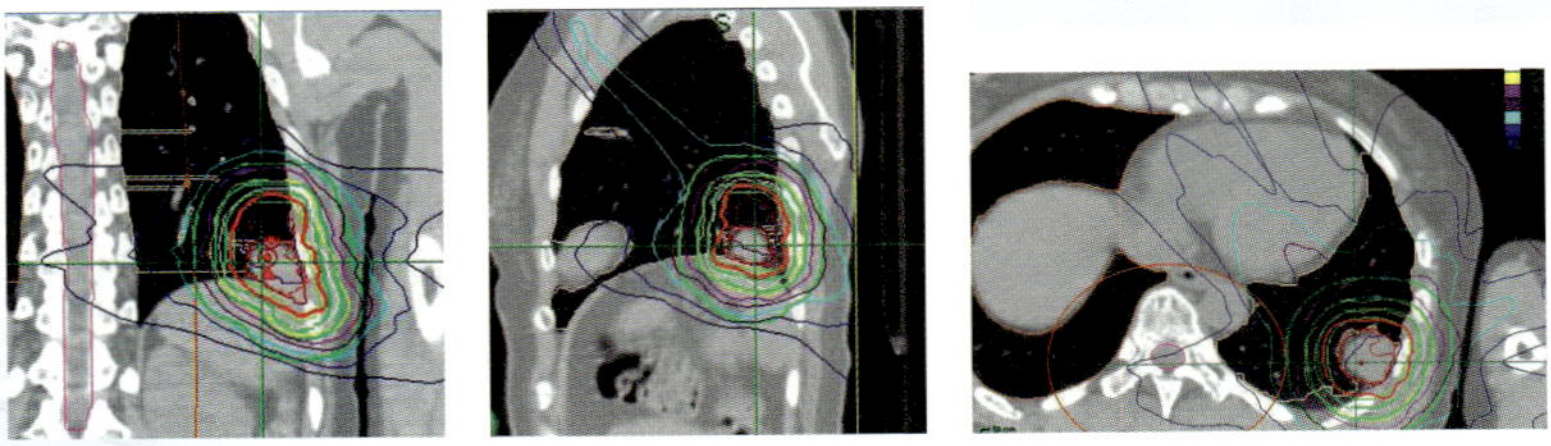

2 子宮頸部腺がん、骨盤内リンパ節転移 ……… 40歳代

症状

５年前に不正出血のため都内にある大学病院の婦人科を受診したところ、診察と検査の結果から子宮頸がんが疑われました。そこで、診断のための円錐切除術を行い検査したところ、子宮頸部腺がんという診断結果でした。

治療は本人の希望もあって、がん専門病院を受診し、相談したところ、結局はそのがん専門病院で手術治療を受けることになりました。手術は、子宮体部と卵巣を温存した子宮頸部摘出術および骨盤リンパ節郭清という内容でした。

手術後の確定診断は、〈ｐＴ１ｂ１Ｎ１Ｍ０〉の子宮頸部の内膜腺がんとのことでした。手術のときに骨盤リンパ節に複数のリンパ節転移がみられていたため、追加の抗がん剤による化学療法を約５ヵ月間実施しました。

その後は定期的に経過を観察していましたが、３年前の採血検査で腫瘍マーカーが少し上昇をみせたことから、すぐにＰＥＴＣＴによる検査を行ったところ、骨盤内リンパ節転移の再発がみつかりました。

がん専門病院では、骨盤への放射線照射とリンパ節転移の局所の摘出手術などが提示されましたが、その後、本人がサイバーナイフの治療が可能かどうかを聞きたいとのことで、主治医の紹介状を持って来院されました。

治療経過

当院でＰＥＴＣＴ（図１）を撮ったところ、動脈のそばに存在するリンパ節転移の病変をもう一度確認しました。

図 1

治療前のPETCT。子宮頸がんの手術と化学療法の治療１年後にみられた骨盤内リンパ節転移が、腰椎と太い腸骨動脈のそばに１つみられる

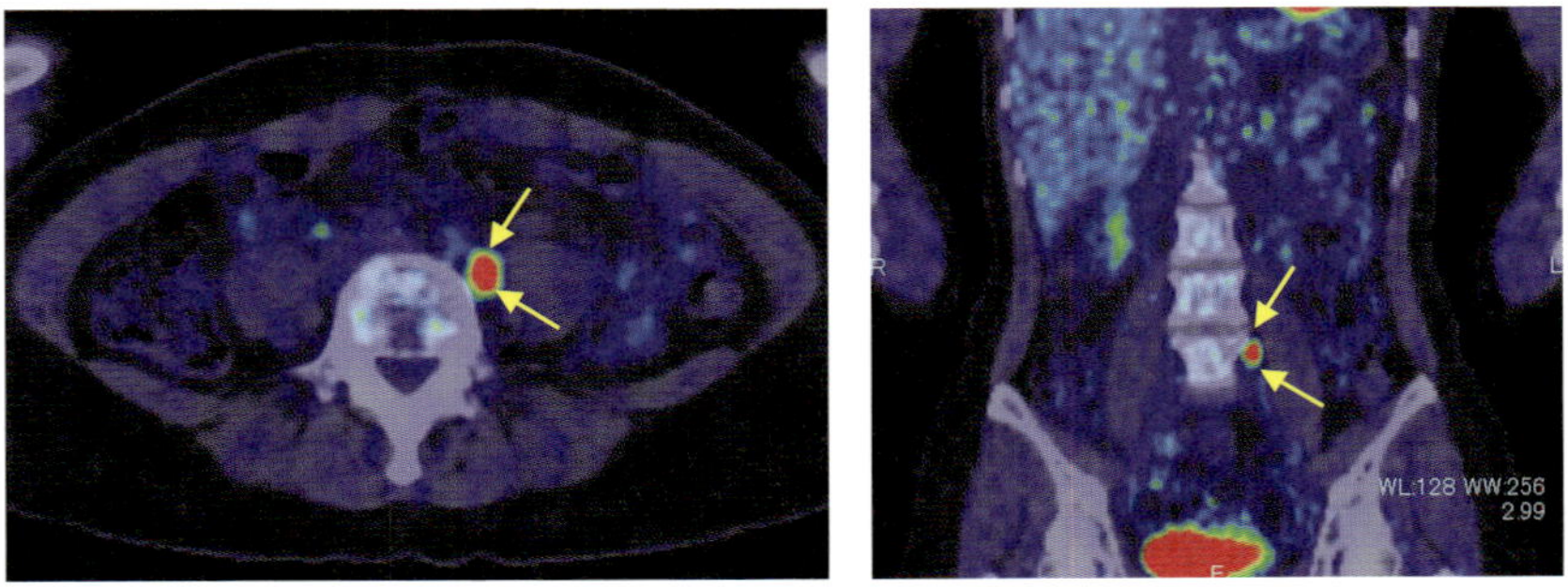

図 2

治療から４ヵ月後のPETCT。治療前にみられた左傍腸骨動脈リンパ節転移は縮小消退を示している

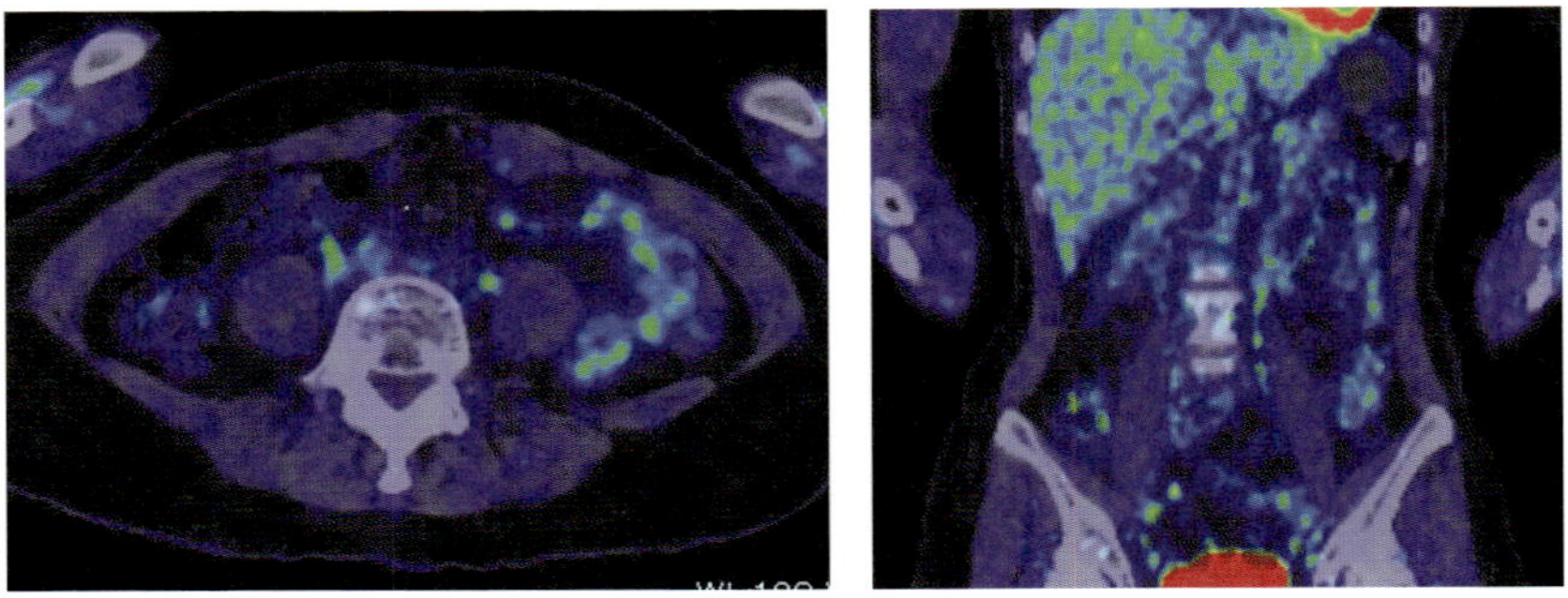

治療目標を定めたのちCT治療計画図（図3）を作成しました。治療は自宅からの通院ということで、4日間4分割で行うことになりました。

治療後

サイバーナイフの治療後は再びがん専門病院の婦人科へ戻り、経過をみていました。

治療から4ヵ月後に行った当院での追跡PETCT（図2）では、治療部位の骨盤内のリンパ節転移は、縮小消退を示しているのが確認されました。

その後は、がん専門病院での経過観察が3年半続いていますが、特に再発兆候もなく、元気に過ごしているとの連絡がありました。

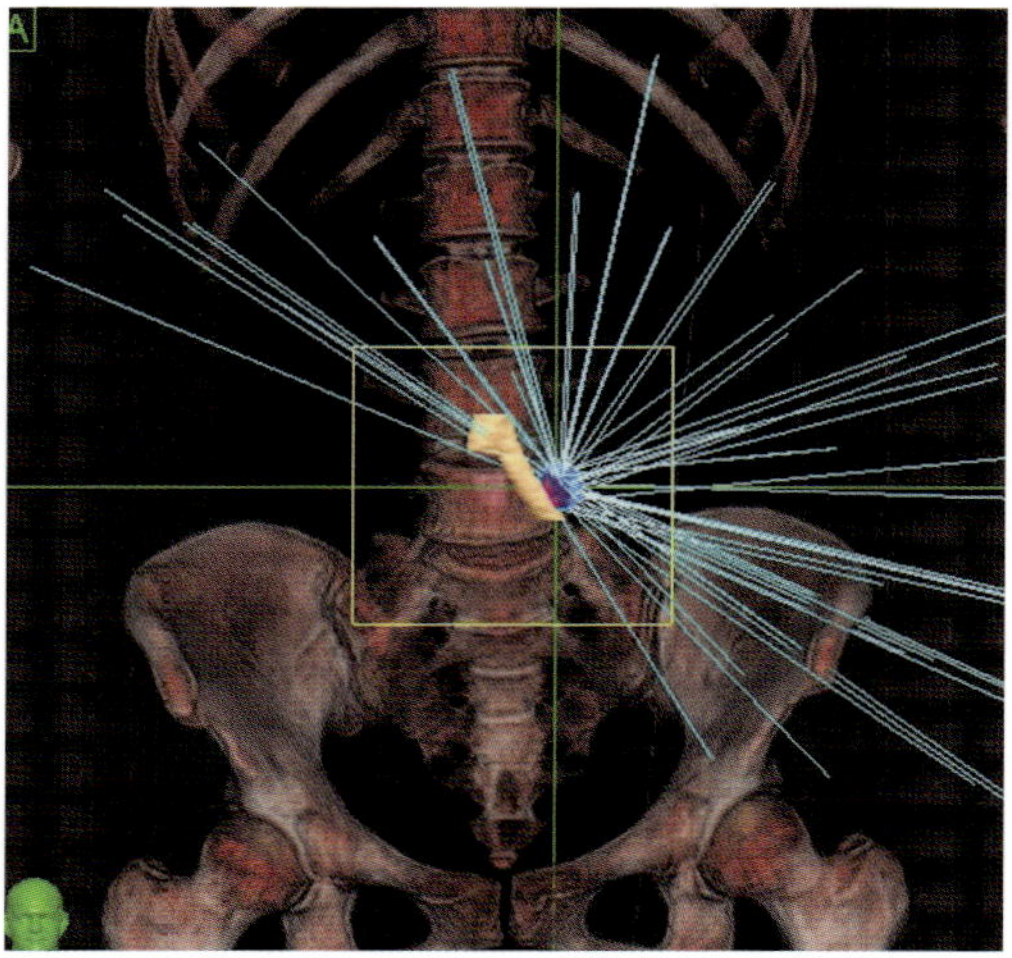

参考

サイバーナイフ治療計画図。骨盤内のリンパ節転移に対して、細いペンシルビームが照射されるイメージ図

図3

CT治療計画図。赤い線で囲まれている部位が動脈のそばのリンパ節転移を示している

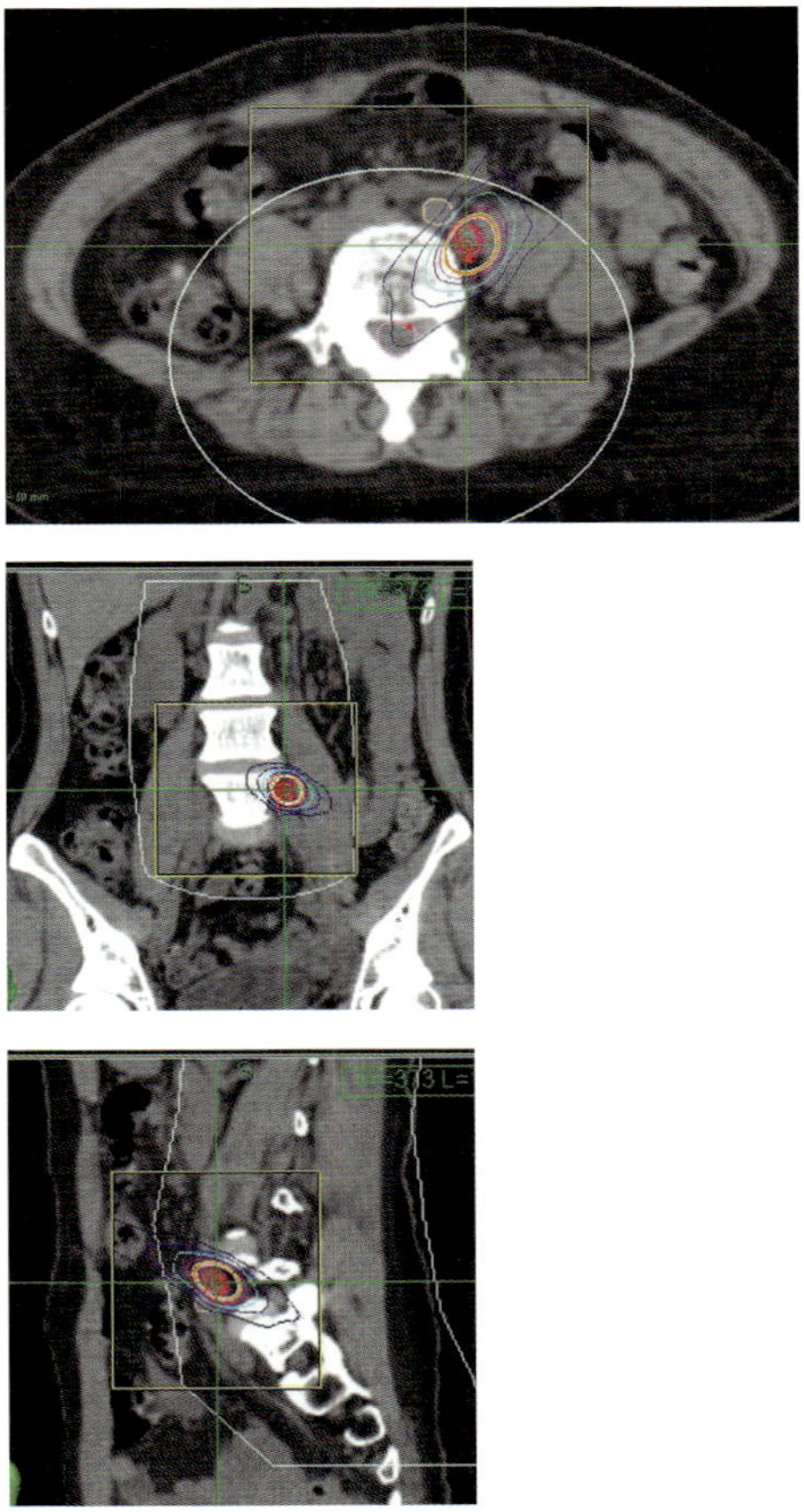

3 子宮頸部、膣断端の再発がん……60歳代

症状

10年前に総合病院の婦人科で、卵巣がん〈1a期〉、子宮体がん〈1b期〉の併発の診断を受け、子宮、付属器摘出術および骨盤リンパ節郭清術を受けました。卵巣は5～6㎝に腫大していたそうです。術後の病理診断は、内膜腺がんの同時多発がんでした。

術後の化学療法や放射線治療といった追加治療は、他の病気も持っていることから、み送られることになりました。術後5年までは定期的に追跡診断が続けられていましたが、この間はとくに異常はみられませんでした。

しかし、術後から9年目の夏頃より不正出血がみられたことから、10月に同院を受診しました。診察で子宮膣部断端に腫瘍がみられたことから、同部の組織診断を行ったところ、以前の手術のときと同じ内膜腺がんという結果が出ました。

同院の婦人科の主治医からの依頼により直接、当院でPETCT（図1）撮影をしたところ、膣断端以外のがんが存在しないことが判明しました。

通常は、従来よりの骨盤領域の放射線外照射や腔内照射の治療が適当と思われるところ、合併症などを考慮して当院でのサイバーナイフによる治療はどうかということになり、診療情報を持って家人に伴われて当院の婦人科へ来院されました。

治療経過

当院の婦人科とも話し合いをした結果、サイバーナイフの治療を実施することになりました。早速、CTによる治療計画図（図3）を作成し、治療は通院による7日間7分割で実施しました。

治療後

治療から3ヵ月後のCTでは腫瘍は著しく縮小消退傾向を示し、4ヵ月後のPETCT（図2）でもさらに治療部のがんは、縮小消退傾向を示していることが確認されました。今後も、婦人科での追跡診察が続けられる予定です。

図1

治療前のPETCT（軸断像、冠状断像）。正中にみられる赤い部位が膣断端部のがんを示す。正面像で左右にみえるのは膀胱の一部分を示している

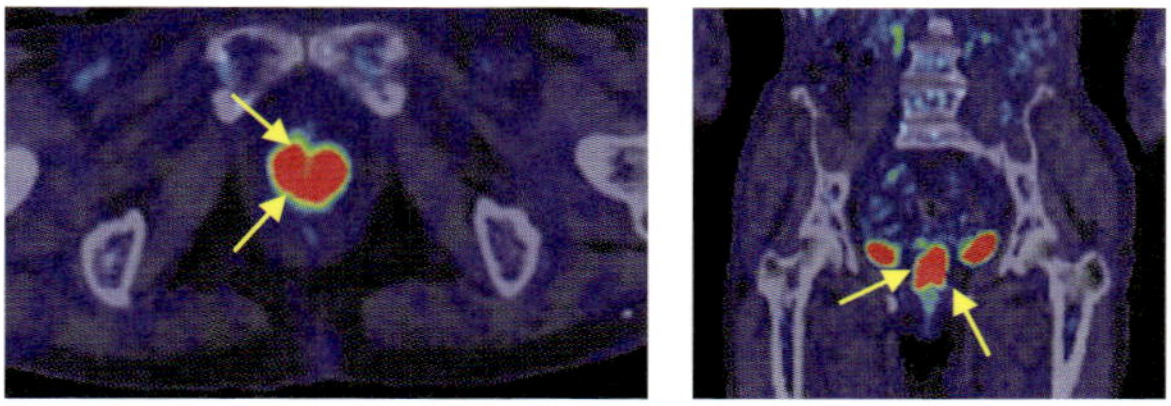

図2

治療から４ヵ月後のPETCT(軸断像、冠状断像)。治療前にみられた膣部断端の再発がんは消退を示した

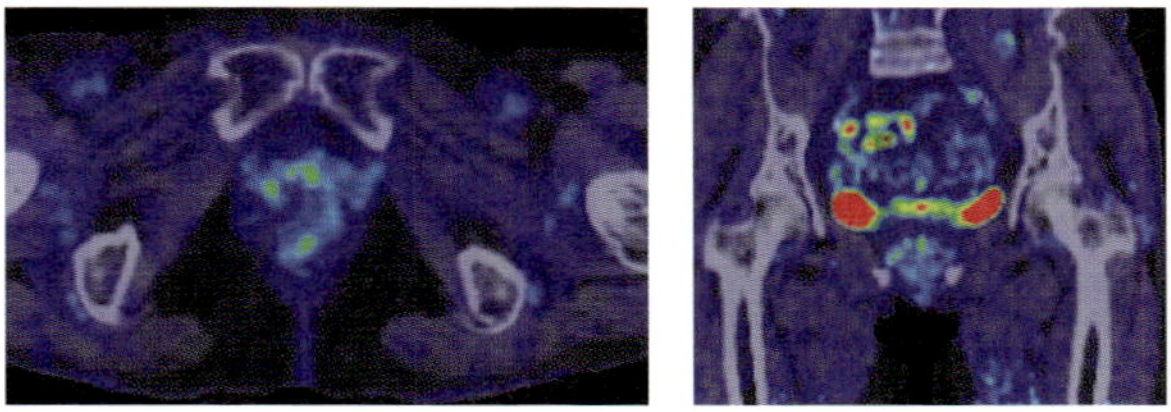

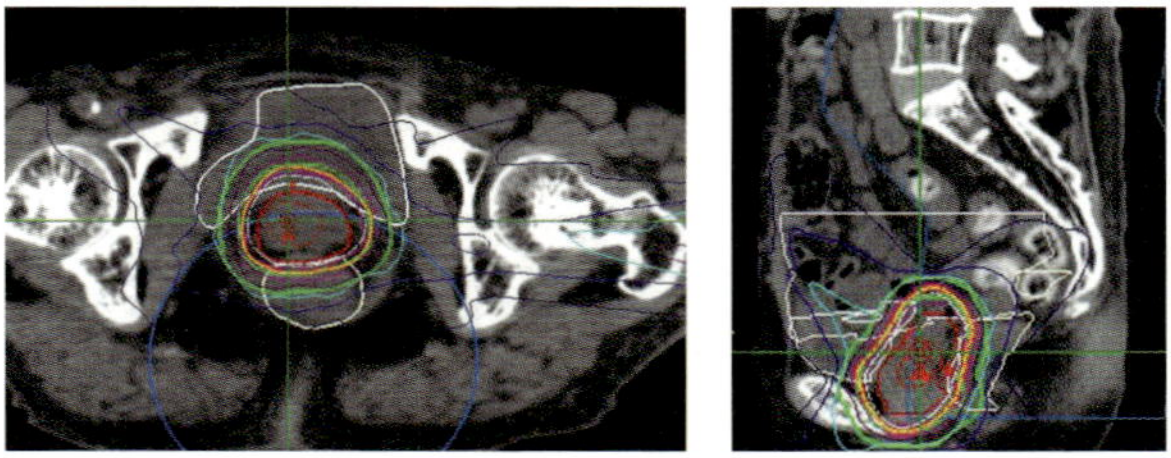

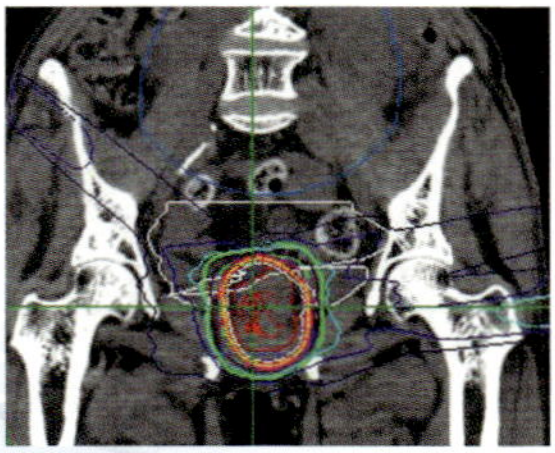

図3

CT治療計画図。赤い線で囲まれている部位が内膜腺がんの膣部断端再発を示す

4 子宮頸がん、膣部再発……80歳代

症状

18年前に子宮頸がんの診断をされ、大学病院で手術摘出を受けました。

術後、放射線治療により25回の骨盤照射治療が追加されました。その後、良好な経過をたどっていましたが、5年前、子宮頸がん膣部再発がみつかり、局所の小線源放射線治療とレーザー治療を行い、このときもことなきを得ました。

しかし、2年前に子宮頸がん膣部再発を来し、腫瘍マーカーの上昇も認められたことから、サイバーナイフの治療のため大学病院より紹介状を持って当院へ来院されました。

治療経過

治療前のＰＥＴＣＴ（図1）では、子宮頸がんの膣部再発がみられました。早速、ＣＴ治療計画図（図3）を作成しました。治療は自宅からの通院により、10日間10分割で実施しました。

治療後

治療後は再び大学病院へ戻り経過をみていましたが、経過は良好で、1年後のＰＥＴＣＴ（図2）では治療部位の腫瘍は縮小消退をみせていることが確認されました。

図1

治療前のPETCT（軸断像と冠状断像）。子宮頸がんの膣部再発がみられる

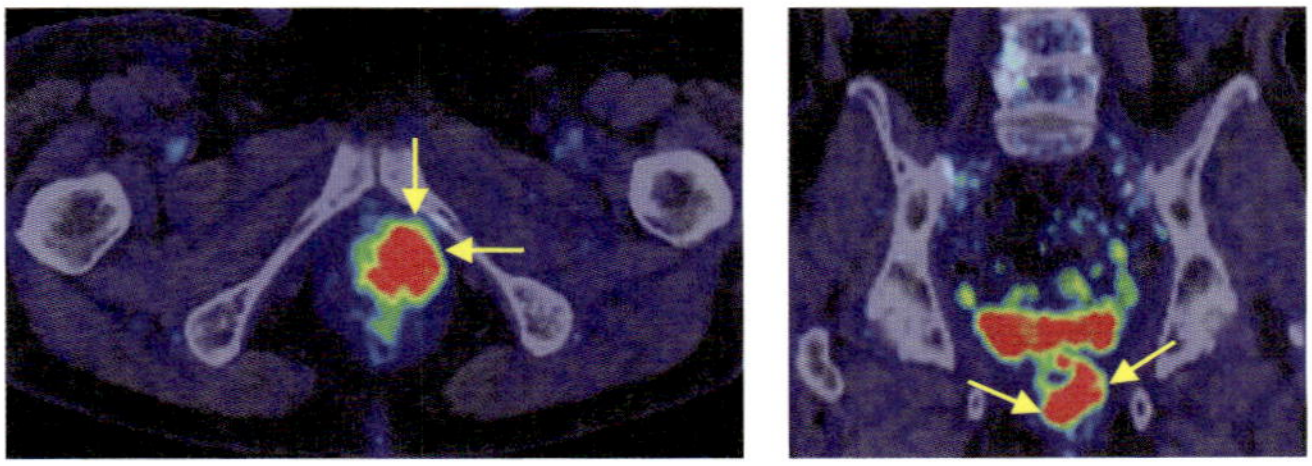

図2

治療から1年後のPETCT（軸断像と冠状断像）。再発腫瘍は縮小退縮を示した。冠状断像で赤くみえるのは尿の貯留した膀胱を示す

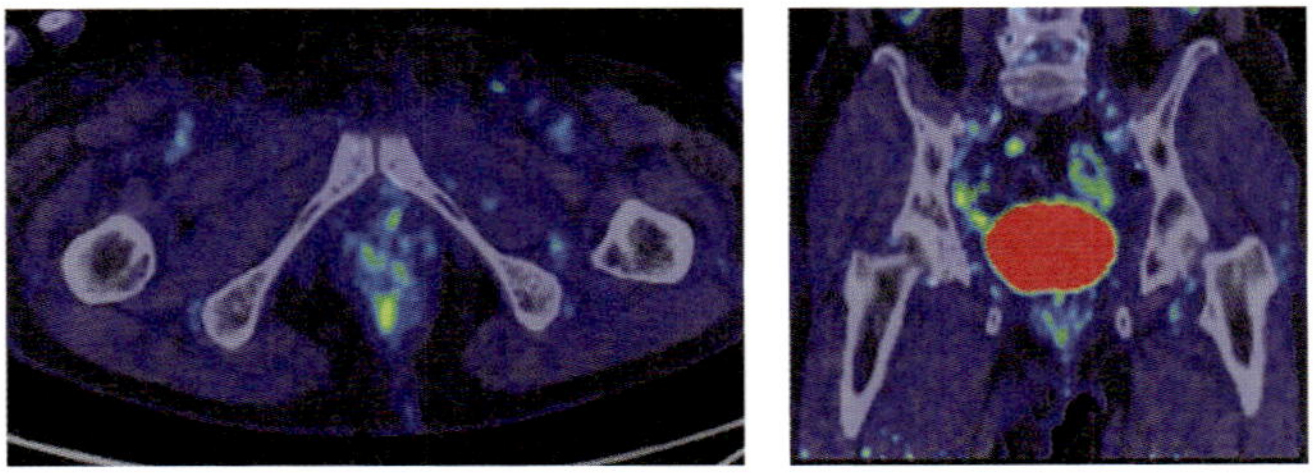

図3

CT治療計画図（軸断像、冠状断像、矢状断像）。赤い線で囲まれている部位が膣部に再発した子宮頸がんを示す

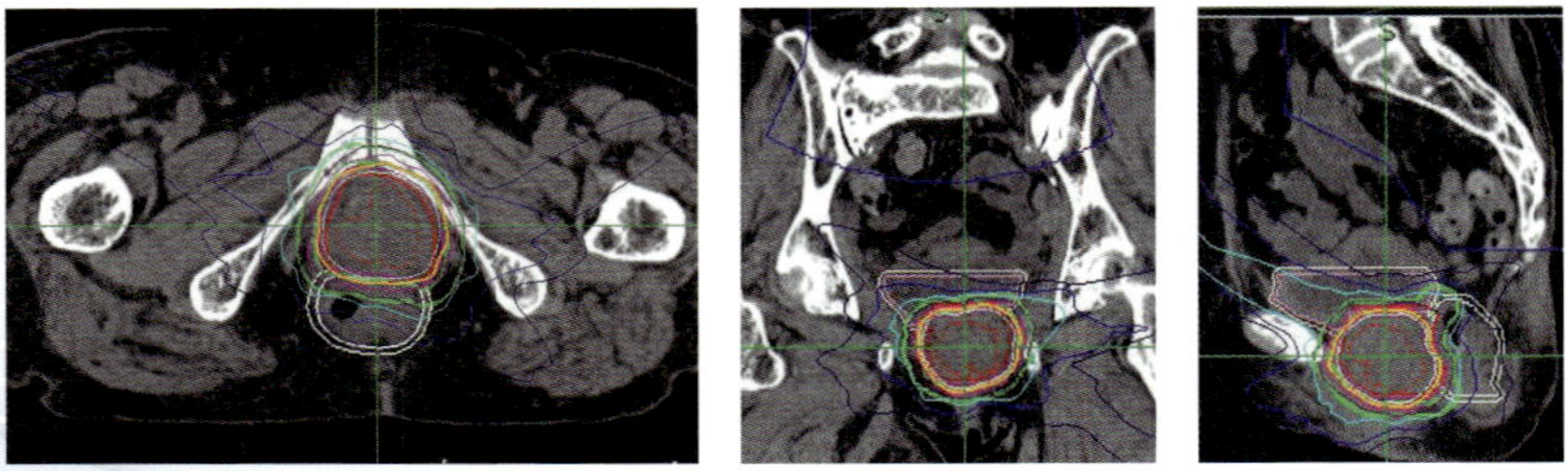

5 子宮頸がん再発（膣断端）……60歳代

症状

12歳で初潮があり、50歳で閉経した方です。27歳と29歳で経膣の正常分娩を済ませています。

3年前の夏、不正出血がみられたので近くの産婦人科を受診し、診察と細胞診をしたところ、子宮頸部の上皮内がんと診断されて、がん専門病院を受診するようにすすめられました。

3年前の9月、がん専門病院の婦人科を受診して検査を受けたところ、子宮頸がん〈Ⅱa1期〉と診断が確定し、医師より手術治療を提示されたので、同年11月に手術を受けました。術式は広汎子宮全摘術に加えて両側付属器摘出術でした。

病理診断は扁平上皮がんで、手術断端や周辺のリンパ節、腹腔内に腫瘍の進展がみられなかったことから、追加の治療は不要と判断され、その後は経過観察となりました。

定期的に手術治療後の経過観察が続けられていましたが、2年後の10月に経過観察の診察と膣断端細胞診でASC-H（クラスⅢa、Ⅲb、高度な細胞異型の可能性）、生検でCIN3（高度異形成～上皮内がん）の結果が出て、小さな腫瘤形成もみられたことから、子宮頸がんの膣断端再発と診断されました。再発した子宮膣部断端がんについてがん専門病院では、骨盤部への放射線体外照射治療を提示されました。

そこで知人などの意見もあって、どう治療すればよいのか、相談のため当院へ来院されました。

治療経過

サイバーナイフの治療の相談と合わせて、当院の婦人科でも局所の診察や治療法について話し合いまし

図 1

治療前のPETCT。膣断端の右側に小さな再発腫瘍がみられる

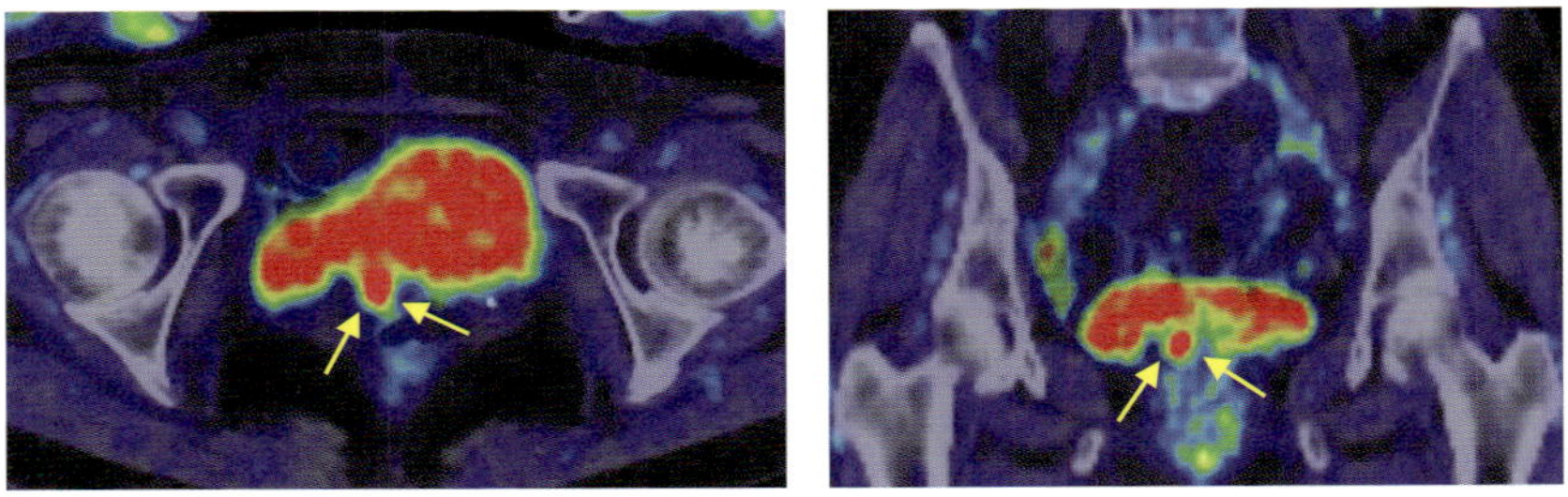

図 2

治療から 6 ヵ月後のPETCT。膣断端の再発腫瘍は縮小消退を示した

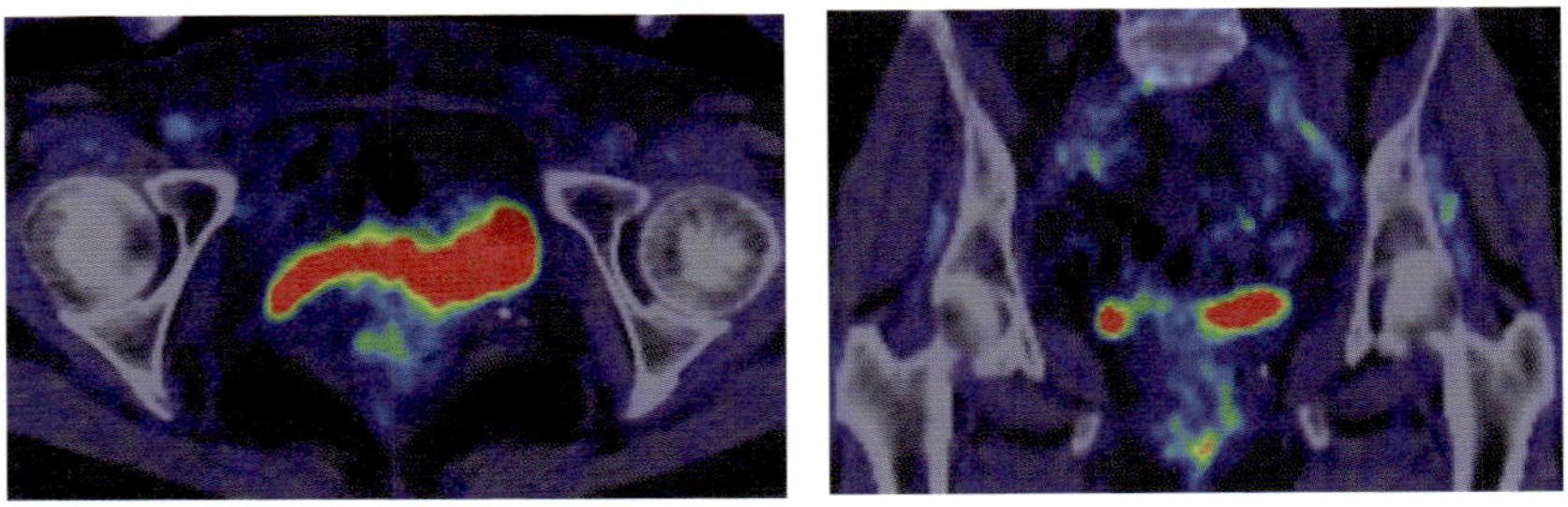

図 3

CT治療計画図。赤い線で囲まれている部位が子宮頸がんの膣断端再発を示す

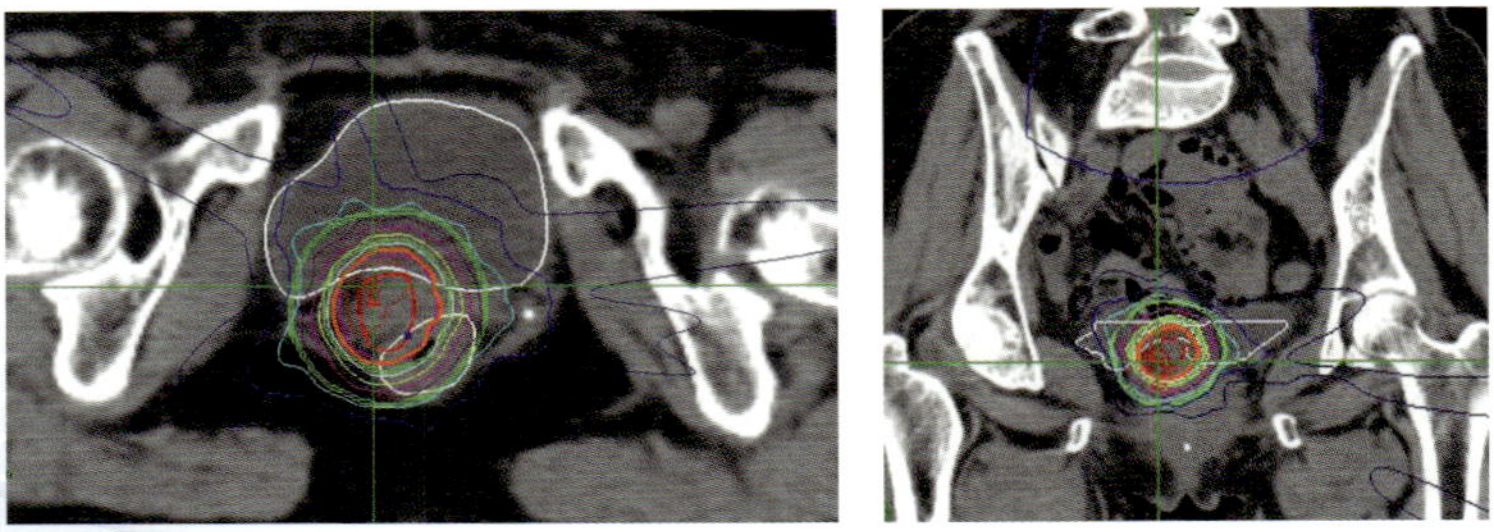

た。その結果、骨盤部への放射線体外照射に代えて、サイバーナイフによる局所治療を実施し、婦人科と一緒に経過をみることになりました。

PETCT（図1）では、明確に腟断端の右側に再発腫瘍を認めましたが、その他については何ら異常がないことを確認しました。CTによる治療計画図（図3）を作成し、治療は通院で8日間8分割で実施しました。

治療後

治療を済ませた2ヵ月後の婦人科の診察では、肉眼的にみても腫瘍は消退しており、生検すべき部位はみあたらなくなりました。診察時のコルポスコープ（図4）による拡大した局所の詳細な観察でも、まったく異常はみられませんでした。

治療から6ヵ月後のPETCT（図2）では治療前にみられた腟断端の再発腫瘍は縮小消失しているのが確認され、組織診と細胞診でもがん細胞がみられないことが確認されました。今後も婦人科で経過観察を続ける予定です。

図4

婦人科診察時のコルポスコープによる観察。子宮腟断端に異常はみられず

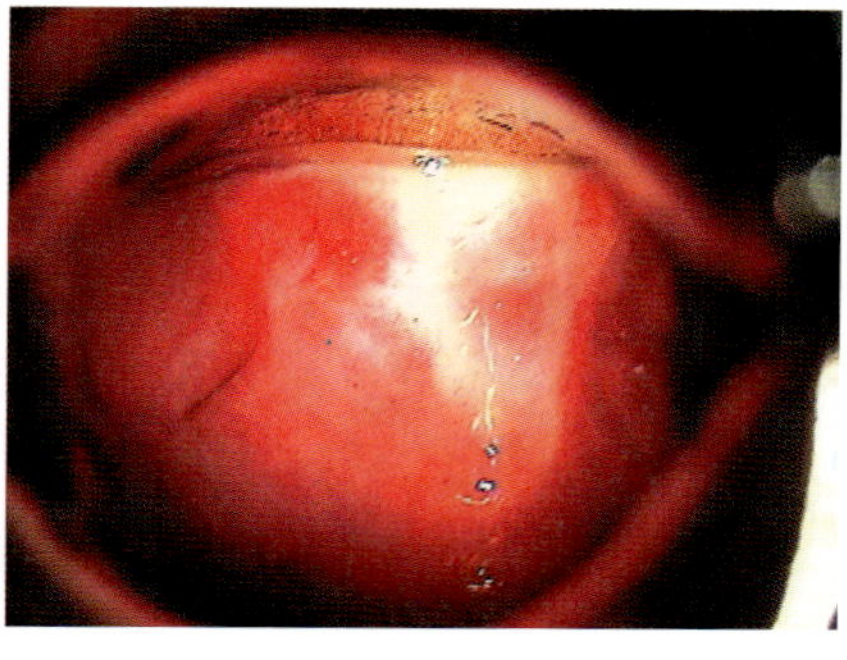

6 膀胱がんの子宮膣部再発、鼠径部リンパ節転移 ……… 60歳代

症状

4年前の年末、尿に血が混じることに気づいて、近くの総合病院を受診しました。その後、同院より大学病院の泌尿器科への受診をすすめられ、紹介状を持って受診しました。

大学病院の泌尿器科で膀胱鏡による組織診断の結果、浸潤性膀胱がんという確定診断がなされ、がんの縮小を目的に抗がん剤による化学療法が開始されました。

約6ヵ月の抗がん剤治療の効果によりがんが縮小したことが確認されたので、翌年に根治的膀胱全摘除術が行われ、さらに抗がん剤治療を1ヵ月追加した後、経過観察を定期的に受けていました。

2年前の夏、今度は膣よりの不正出血がみられたことから大学病院でCT、MRの画像検査を行ったところ、膣断端のがんの再発が確認されました。

そこで、大学病院の泌尿器科では手術による治療が難しいこと、これに代わる治療として放射線治療があることなどの説明を受けたことから、放射線治療が可能かどうかを相談するために、大学病院のすすめもあり、紹介状を持って当院へ来院されました。

治療経過

まず、サイバーナイフの治療について可能かどうか話し合いをしました。そして、治療をするための画像検査としてPETCTを撮影して、がんの全体像を確認することにしました。

PETCT（図1）では子宮膣部にやや大きな膀胱がんの再発の塊がみられ、また右鼠径部にリンパ節転移が存在することを確認しました。しかしそれ以外に

は再発がんはみ当たらず、治療は可能であることが確認されたことから、CTを用いて子宮膣部再発がん（図3）と右鼠径部リンパ節転移（図4）のそれぞれの治療計画図を作成しました。

サイバーナイフの治療は、子宮膣部は10日間10分割で、右鼠径部リンパ節転移は3日間3分割で実施しました。

治療後

治療後は、泌尿器科とともに経過観察をしましたが、特別の治療による副作用もなく経過し、治療後の画像でも次第に腫瘍の縮小が観察されました。

治療から6ヵ月後のPETCT（図2）では、2つの治療部位の再発がんは消退し、みられなくなっていました。治療から2年間、現在まで抗がん剤の治療を組み合わせているところですが、がんの再発はみられていません。

図1

治療前のPETCT。軸断像と冠状断像。子宮膣部に比較的大きながんの塊と右鼠径部にリンパ節転移がみられる

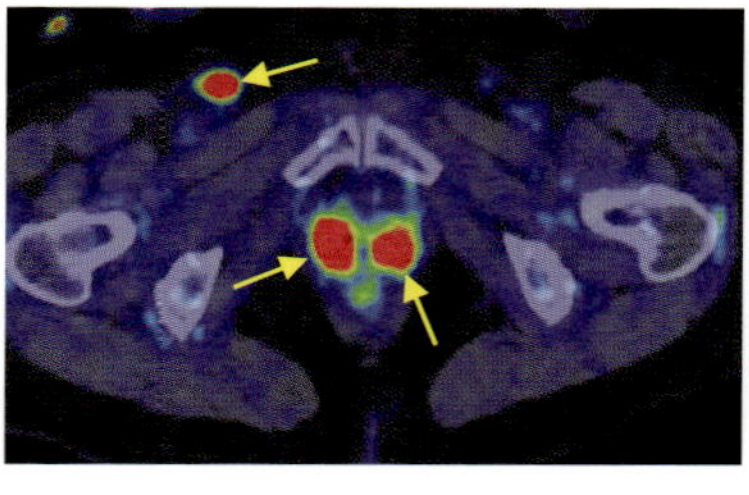

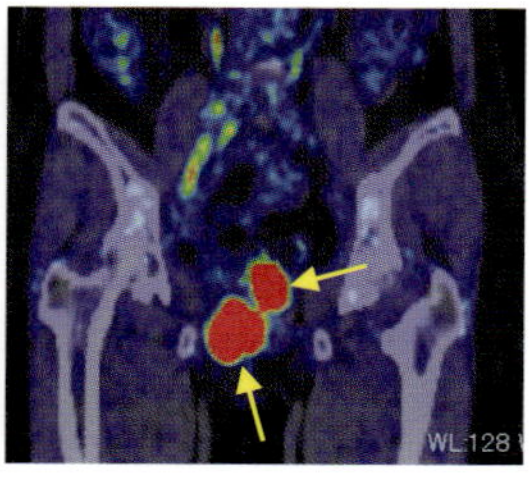

図2

治療から6ヵ月後のPETCT。軸断像と冠状断像。子宮膣部にみられた再発がんと右鼠径部リンパ節転移は消退している

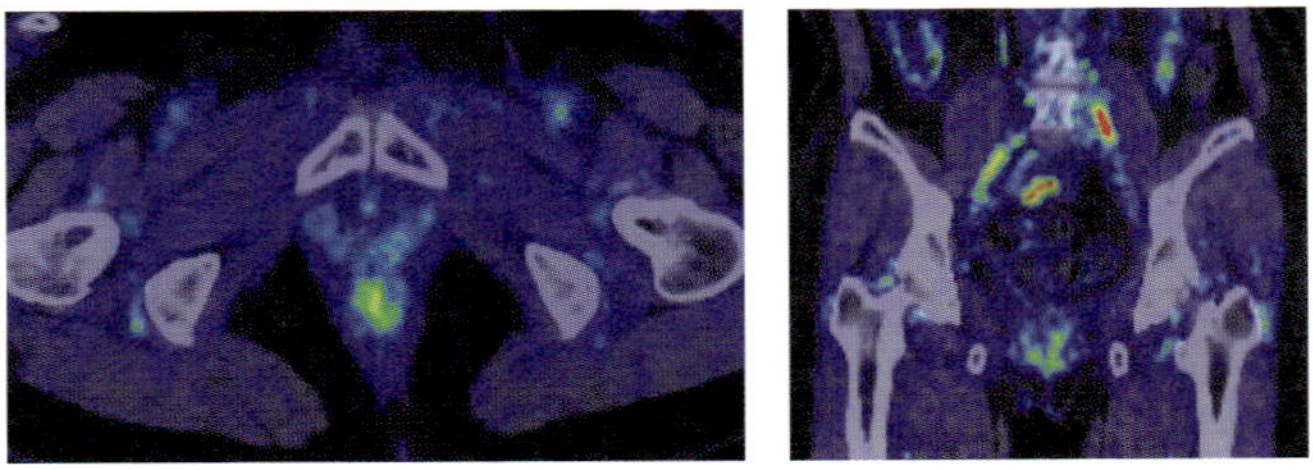

図3

子宮膣部の再発がんに対するCT治療計画図。軸断像、矢状断像、冠状断像。赤い線で囲まれている部位が再発がんを示す

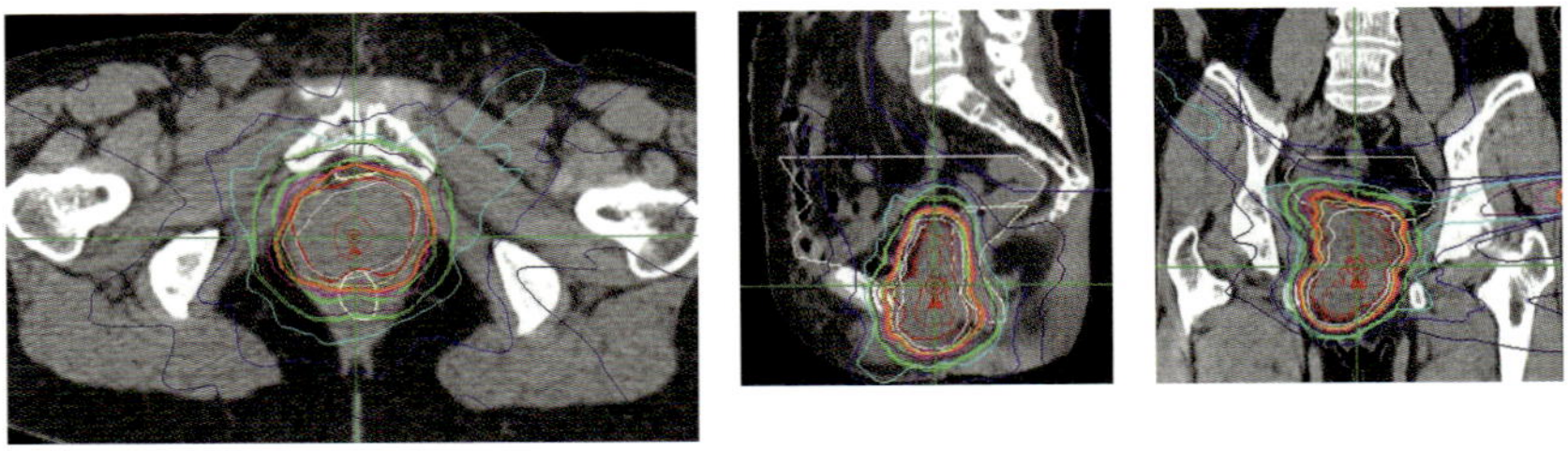

図4

右鼠径部リンパ節転移に対するCT治療計画図。軸断像、矢状断像、冠状断像。赤い線で囲まれている部位が、がんの右鼠径部リンパ節転移を示す

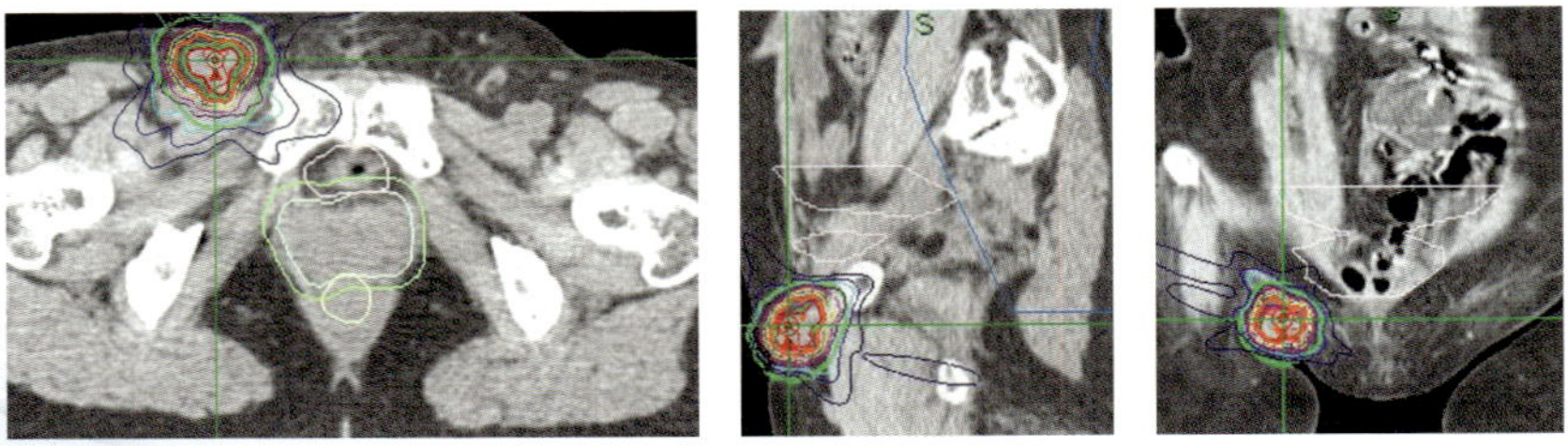

7 子宮頸がん、骨盤内腫瘍再発……60歳代

症状

10年前の秋に不正出血が続いていたことから、近くの大学病院を受診したところ、大きな子宮頸がんが発見されました。

術前の診断はⅡa期の腺がんで、治療は約1ヵ月間の抗がん剤による化学療法が行われた後、広汎子宮全摘手術が行われました。病理診断も低分化の腺がんと判明し、術後、化学療法と放射線治療（骨盤照射）がさらに約2ヵ月間追加されました。

その後は大学病院の婦人科で定期的に経過をみていましたが、8年後の年末、右骨盤内に再発腫瘍がみつかったことから開腹手術が試みられたものの、摘出は困難と判断されました。そこで術後に、化学療法を約1年間継続されることとなりました。

右骨盤内腫瘍は、増大はしないもののそれほどは縮小もせず、一進一退を繰り返していました。そのうちに右の尿管が詰まるという症状が現れたことから、尿管にステントという管を挿入する処置なども行われました。

最初の手術から10年後の年末、疼痛や不正出血を解決するために同院より診療情報を持って、家人に伴われてサイバーナイフの治療ができないかどうか、相談のため当院へ来院されました。

治療経過

診療情報をよく確認して、家人と本人からの話も充分に聴取したうえで、サイバーナイフ治療が可能かどうか、PETCT（図1）で評価してみました。

PETCTでは膣断端右側から骨盤の右側壁に連続する大きな腫瘍性病変がみられ、子宮頸がんの再発と

図1

治療前のPETCT（軸断像と冠状断像）

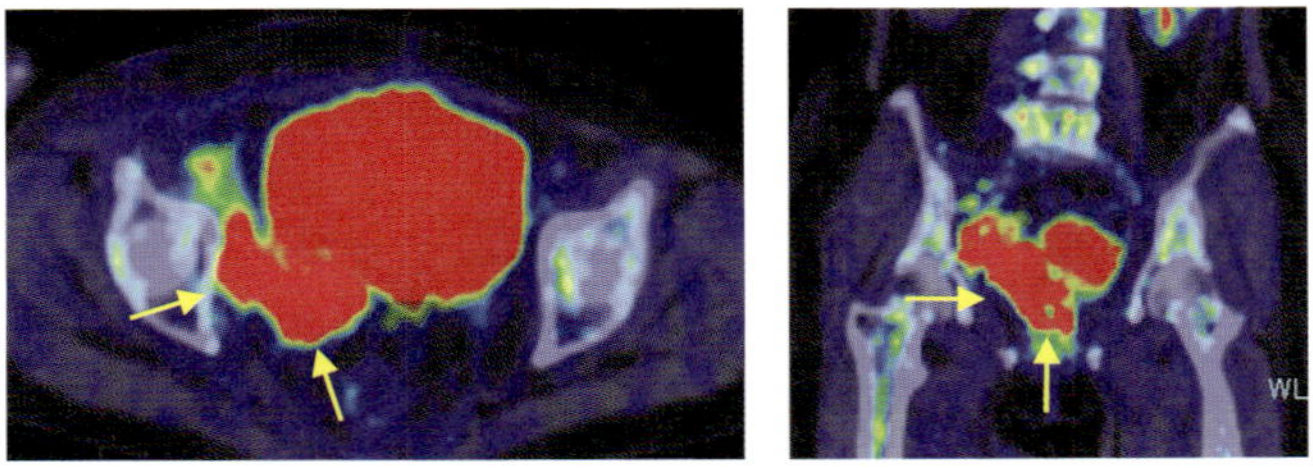

図2

治療から3ヵ月後のPETCT（軸断像と冠状断像）。子宮膣部より右骨盤壁にみられた骨盤内再発がんは縮小、消退傾向を示している

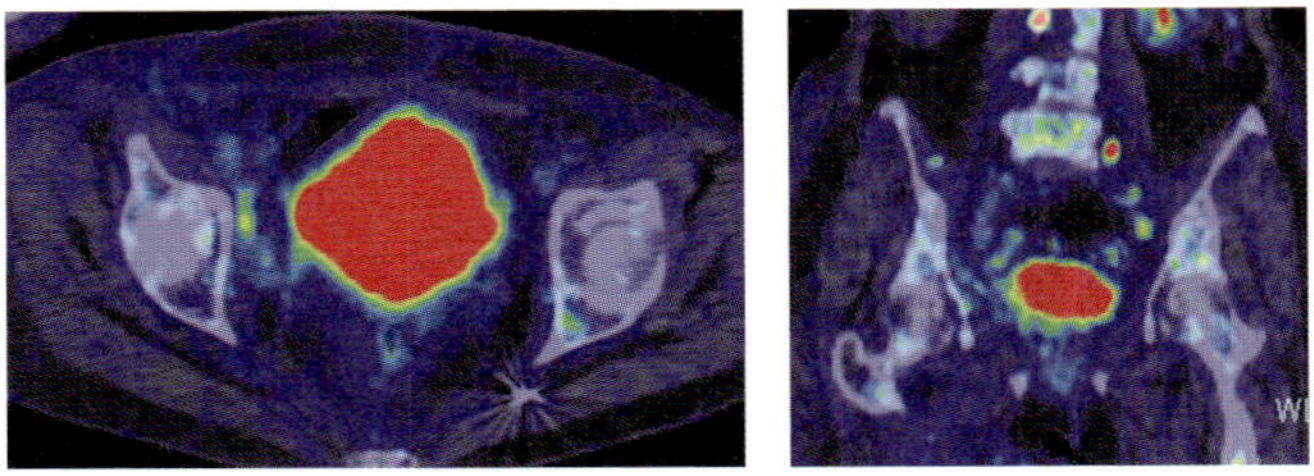

図3

子宮頸がんの右骨盤内再発腫瘍に対するCT治療計画図。軸断像、矢状断像、冠状断像。赤い線で囲まれている部位が子宮頸がんの骨盤内再発腫瘍を示す

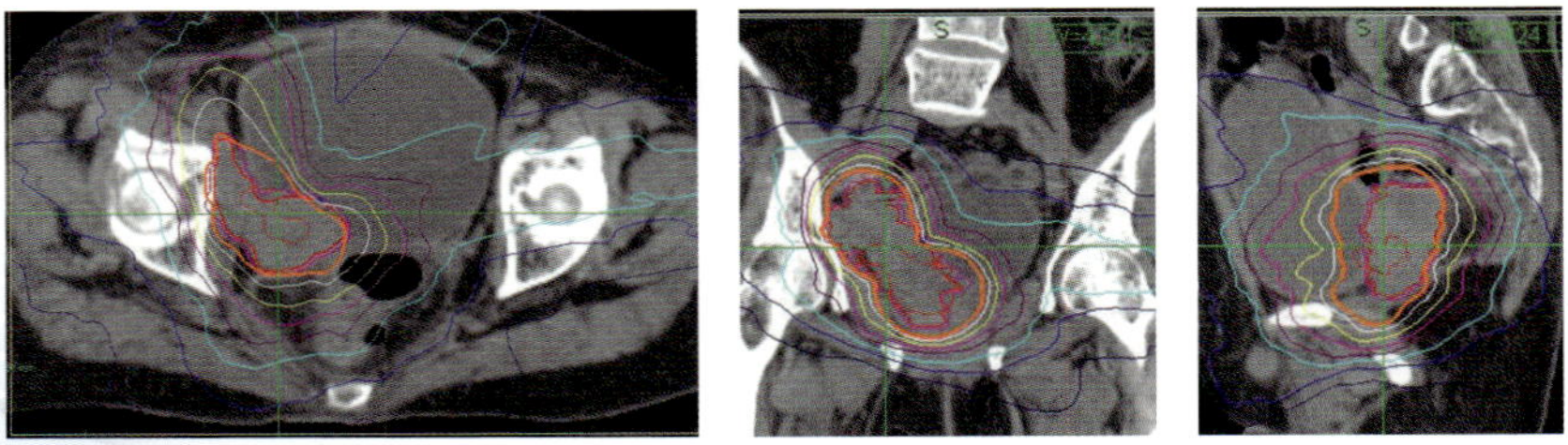

して矛盾しないと考えられました。さらに、膀胱壁、尿管、後腹膜に強い浸潤を伴っていることが想像されました。

そこで、CTによる治療計画図（図3）を作成したのち、外来通院により19日間15分割によるサイバーナイフ治療を実施しました。

治療後

治療後は、前医とともに緩和的に疼痛や出血のコントロールができるように努めましたが、これらは次第に軽快傾向をみせていきました。

治療から3ヵ月後のPETCT（図2）で確認すると、治療した子宮頸がんの骨盤内再発腫瘍は縮小・消退傾向をみせていることがわかりました。現在は引続き、経過観察をしているところです。

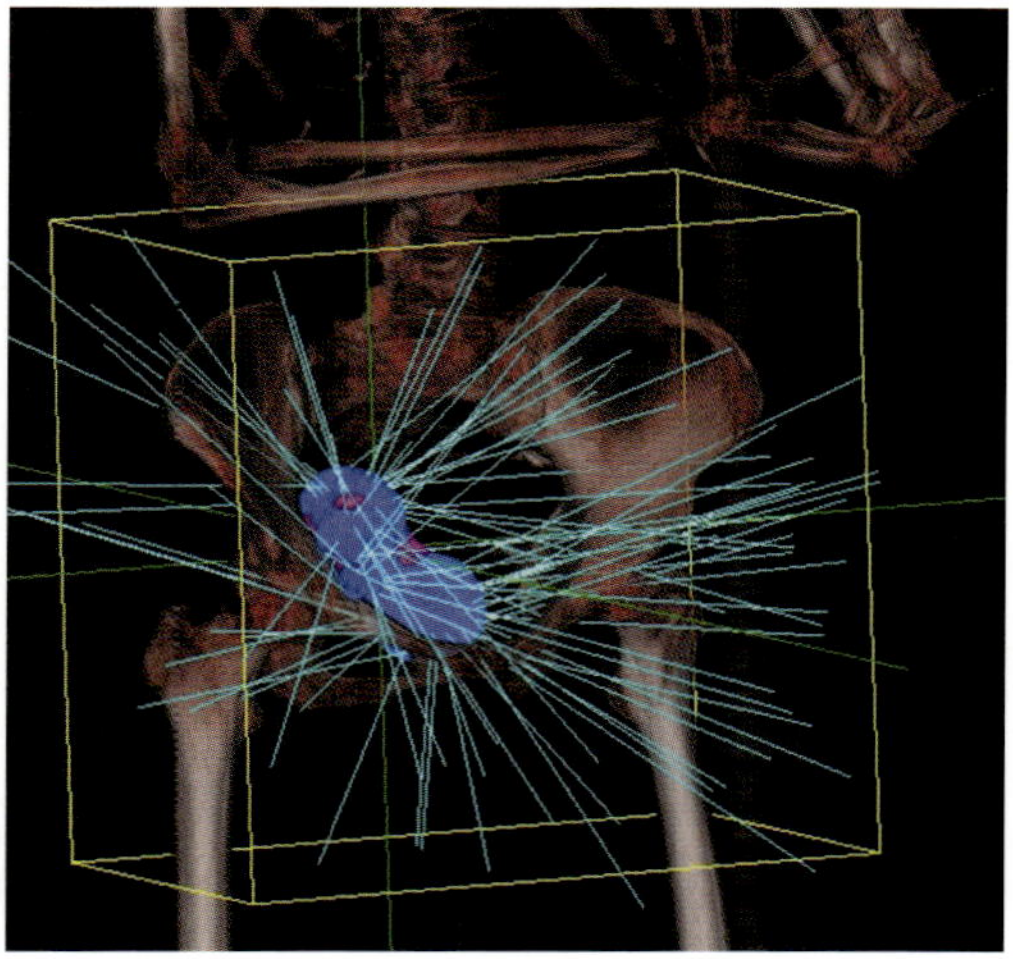

参考

サイバーナイフ治療計画図。骨盤内の右側壁に連続する大きな腫瘍に対して、細いペンシルビームが照射されるイメージ図

8 子宮頸がん、腹部大動脈傍リンパ節転移 ……… 40歳代

症状

5年前に不正出血を訴えて自宅近くの総合病院の婦人科を受診したところ、子宮頸がん〈Ⅱb期〉と診断され、同院にて広汎子宮全摘術を受けました。この手術はやや進行した子宮頸がんに対して行う方法で、子宮摘出と両側附属器摘出、両側骨盤リンパ節郭清を併せて実施する治療でした。

手術後の病理検査では、扁平上皮がんであることが確認されました。手術時には骨盤内のリンパ節に転移がみられたことから、術後4ヵ月間にわたり抗がん剤の化学療法が追加されました。

その後、しばらくは外来で経過観察を続けていましたが、術後2年を経過してPETCTで評価すると、骨盤内の左外側よりの総腸骨および外腸骨リンパ節に、いくつか転移がみられました。そこで約2ヵ月間、これらのリンパ節転移が分布する部位を対象とする放射線治療と、抗がん剤による化学療法を同時に併用実施する治療が追加されました。この治療後のCTによる評価では、リンパ節転移やその他の再発・転移を疑う所見はないと判断されました。

しかし2年後のPETCTで、前回放射線治療を行った部位の近くの腹部正中の傍大動脈リンパ節に、リンパ節転移の再発がみられることが判明しました。

そこで、同院の婦人科と放射線科の話し合いの後、追加の放射線治療は困難であるとの結論に達したことから、サイバーナイフの治療が可能かどうか、紹介状や画像を持って当院に来院されました。

治療経過

PETCT（図1）で撮影してみると、腹部の正中

を走る大動脈に沿うように、左脇に傍大動脈リンパ節転移がみられることが確認できました。そこで、CTの治療計画図（図3）を作成し、通院による8日間8分割のサイバーナイフ治療を実施しました。

治療後

治療から4ヵ月後のPETCT（図2）によると、治療部位の傍大動脈リンパ節転移病変は、縮小・消退傾向を示していることが確認されました。現在も経過観察を続けているところです。

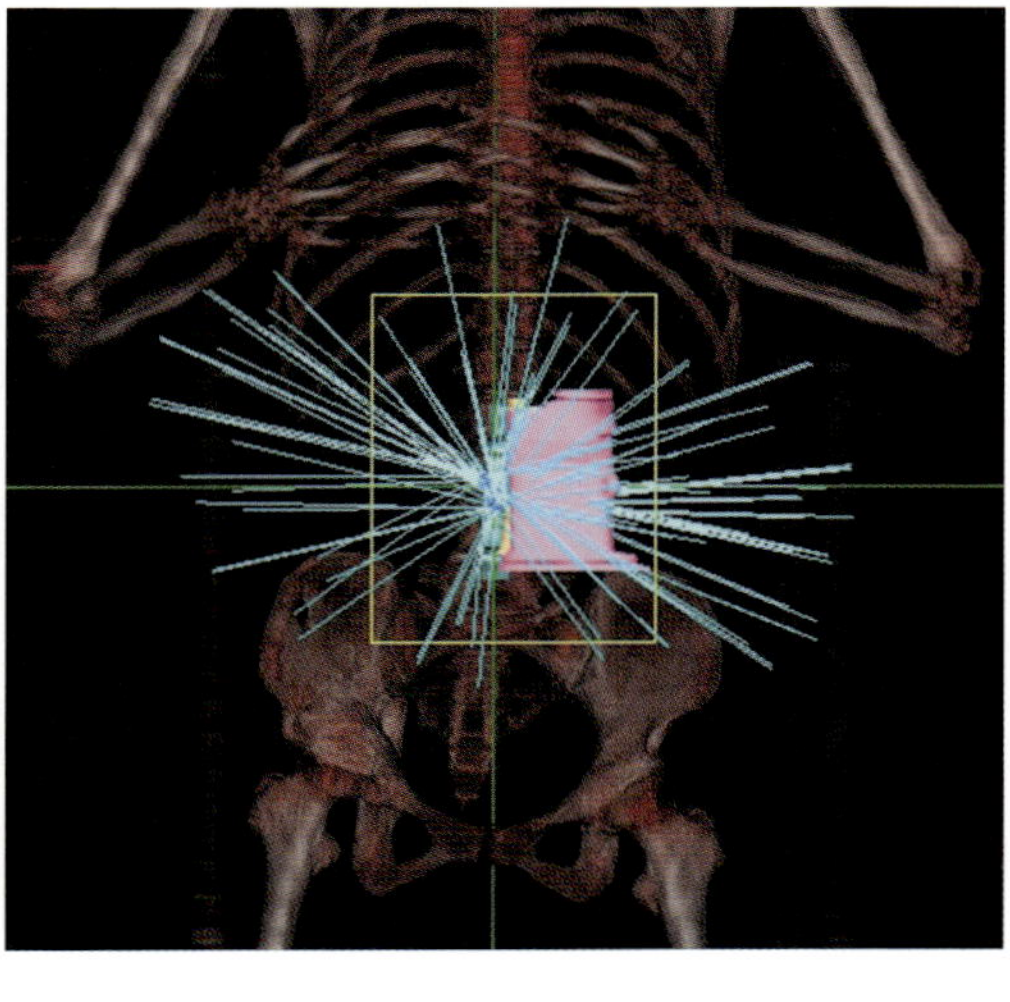

参考

サイバーナイフ治療計画図。左脇の傍大動脈リンパ節に転移した病変に対して、ペンシルビームが照射されるイメージ図

図 1

治療前のPETCT（軸断像と冠状断像）。腹部の正中左側に、傍大動脈リンパ節転移がみられる

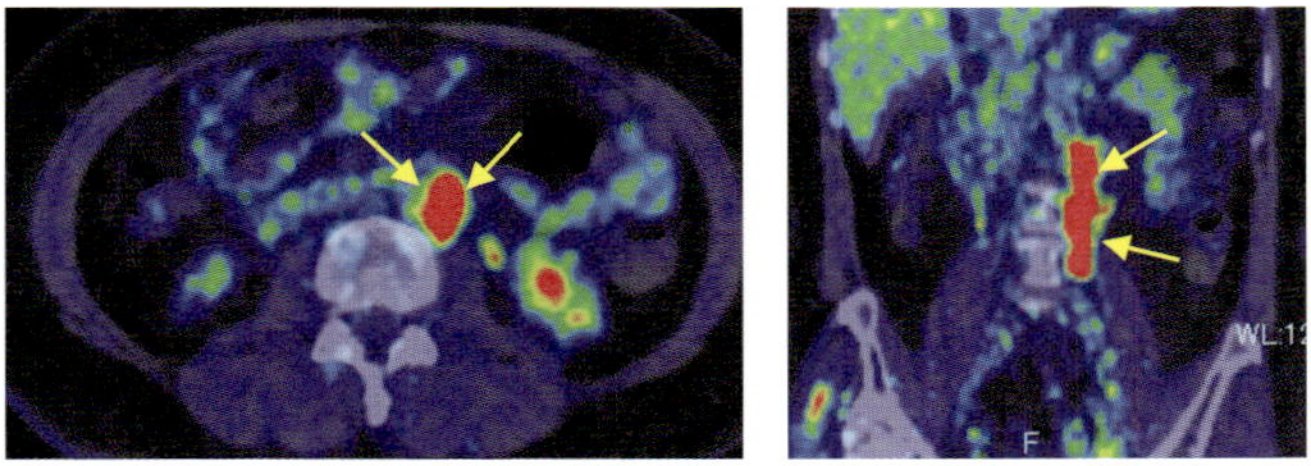

図 2

治療から４ヵ月後のPETCT（軸断像と冠状断像）。腹部の正中左側にみられた傍大動脈リンパ節転移は縮小消退を示している

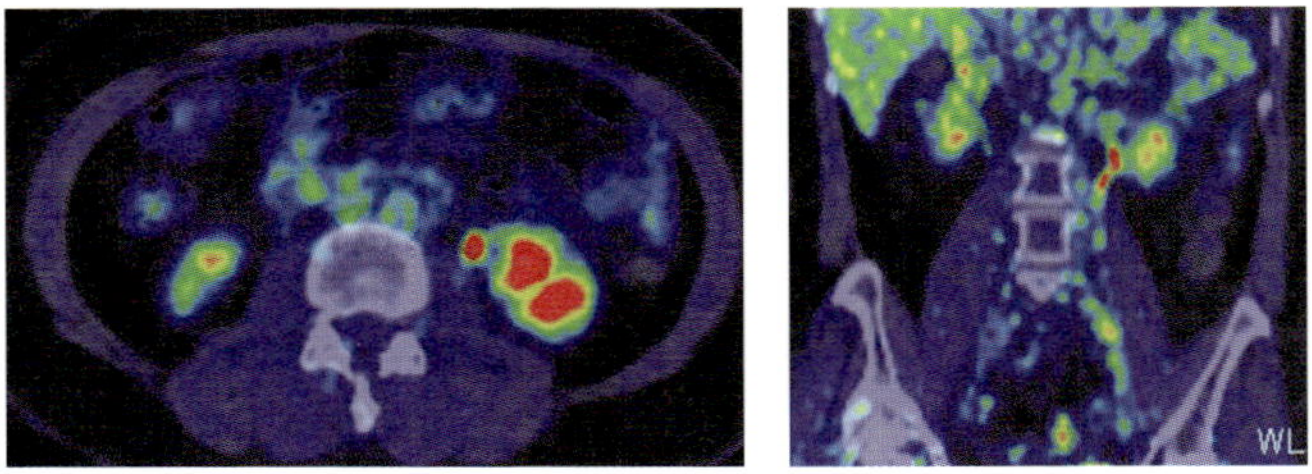

図 3

CT治療計画図（軸断像、冠状断像、矢状断像）。赤い線で囲まれている部位が大動脈の左傍の傍大動脈リンパ節転移を示す

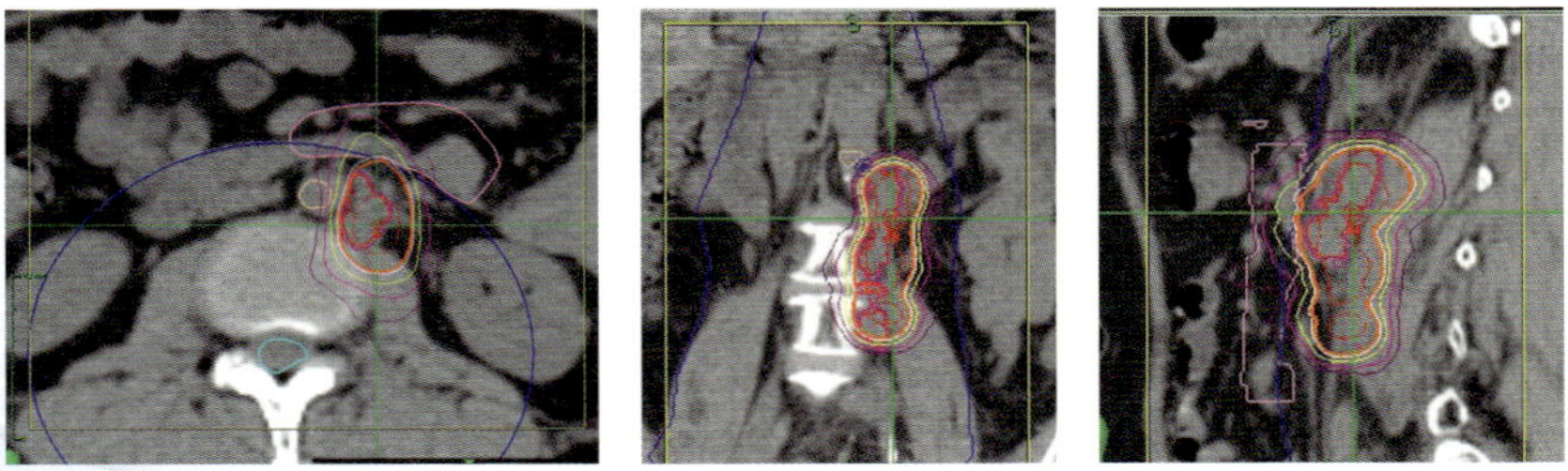

3 子宮体がんの症例

1 子宮体がん術後、腹部傍大動脈リンパ節転移、鎖骨下リンパ節転移 ……… 40歳代

症状

10年前に卵巣皮様嚢腫について腹腔鏡での卵巣切除手術を受け、その後は、近くの大学病院の婦人科で定期的に検診を受けていました。4年前に過長月経、過多月経を訴えたので子宮内膜細胞診、組織診が行われ、子宮体がんの診断を受けました。

手術は子宮全摘、両側付属器切除、骨盤内リンパ節郭清が行われました。手術では腹腔内に腹水、癒着、播種病変、リンパ節転移などはなく、術後の診断は類内膜腺がん、G2〈TⅠaN0M0〉となったことから、追加の抗がん剤による化学療法は行われず、外来で経過観察となりました。

しかし、手術から8ヵ月後に採血すると腫瘍マーカーがCA19-9(37以下)43.8と上昇してきたのでCTを撮ったところ、腹部リンパ節転移が指摘されたことから、化学療法や手術による摘出が提案されました。

そこで本人の希望もあり紹介状を持ってサイバーナイフの治療について相談のため、当院へ来院されました。

治療経過

PETCT(図1)を撮ったところ、腹部の大動脈を挟んで左右それぞれに傍大動脈リンパ節転移がみられることを確認し、CTの治療計画図(図2・3)を作成しました。治療は、右傍大動脈リンパ節転移を3日間3分割で、比較的大きめの左傍大動脈リンパ節転

図1

治療前のPETCT。腹部に大動脈を挟んで左右の傍大動脈リンパ節転移がみられる

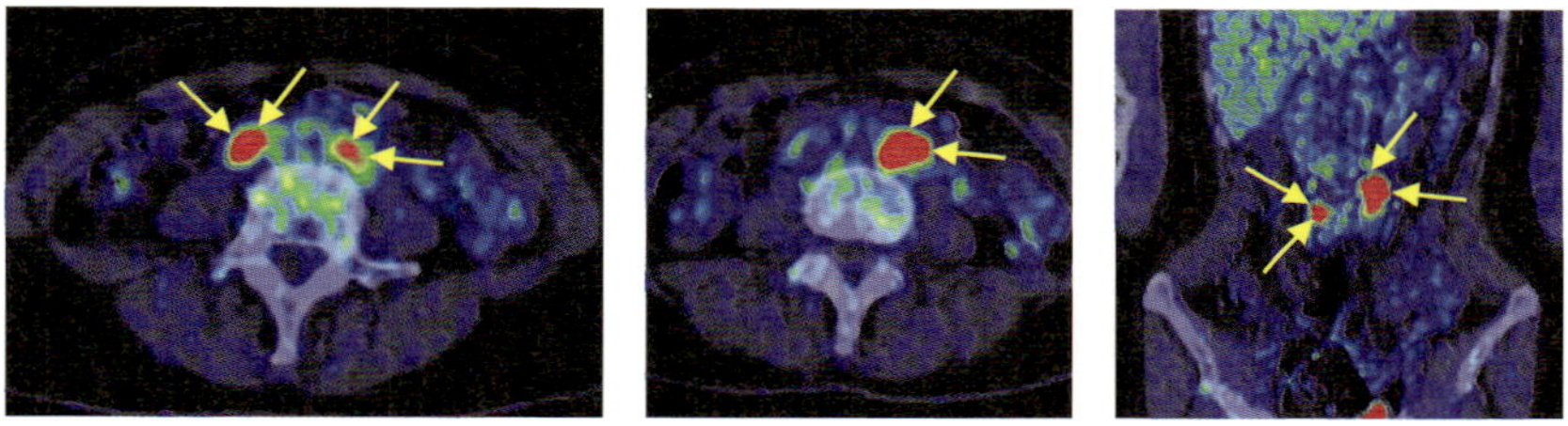

図2

CT治療計画図。赤い線で囲まれている部位が腹部大動脈の右隣の傍大動脈リンパ節転移を示す

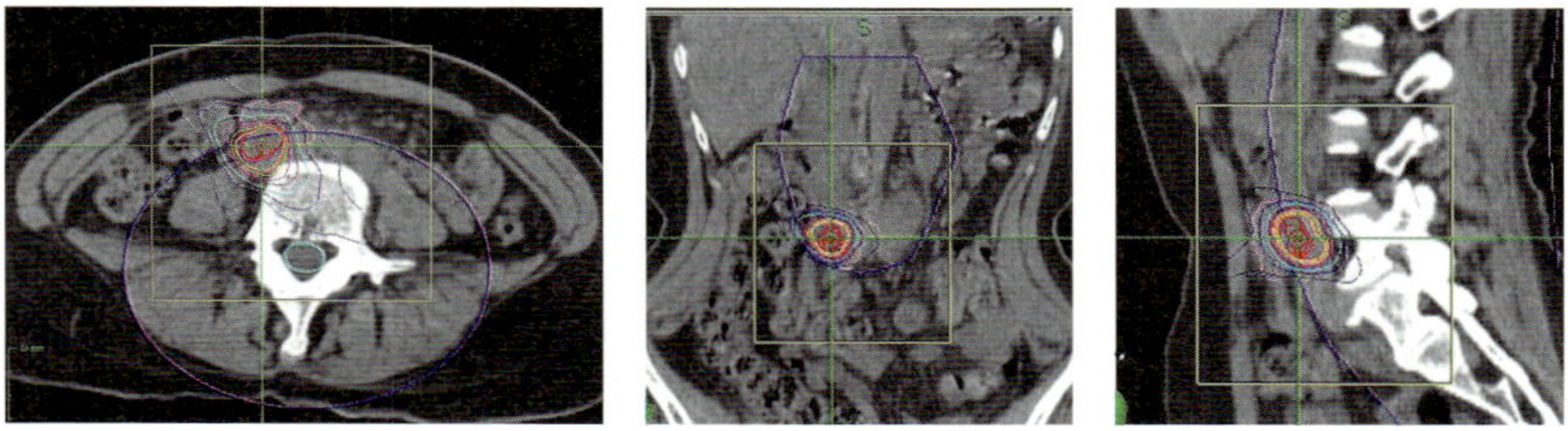

図3

CT治療計画図。赤い線で囲まれている部位が腹部大動脈の左隣の傍大動脈リンパ節転移を示す

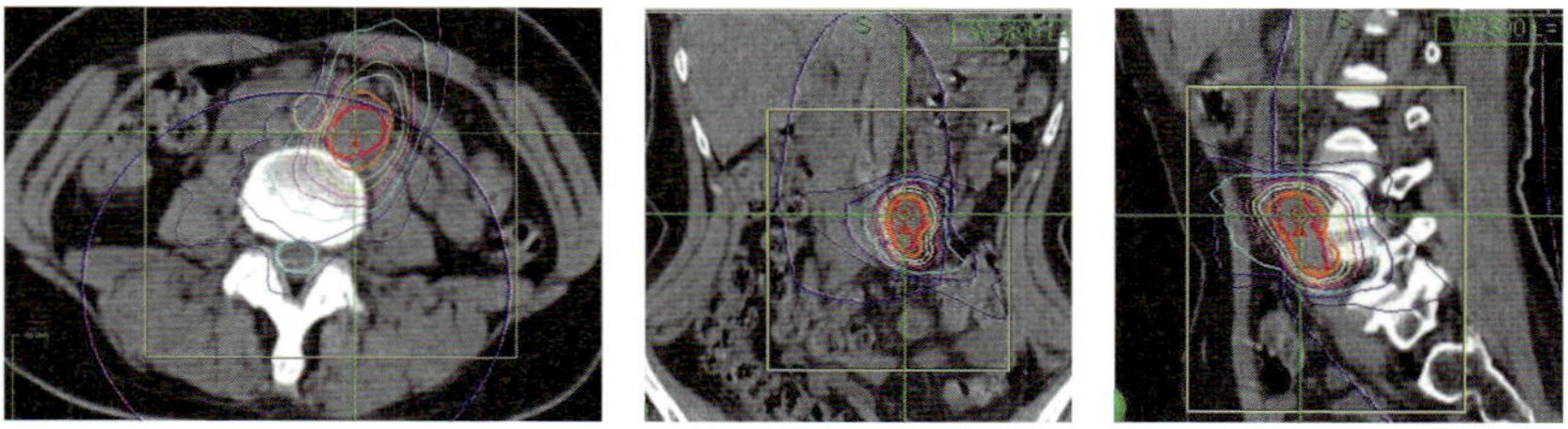

移は6日間6分割で治療しました。

治療後

この治療から、化学療法をすすめて開始しました。

サイバーナイフ治療から6ヵ月後のPETCTでは、治療した左右の傍大動脈リンパ節転移は縮小消退を示していることが確認されました（図4）。

しかし、新たに左頸部に鎖骨下リンパ節転移が出現したことから（図5）、早速、CTの治療計画図（図7）を作成して、3日間3分割でこれを実施しました。

以後も化学療法と無治療の時期を交えつつ経過観察を続けて、結局、最初の治療から2年、2度目の治療から1年6ヵ月後のPETCT（図4・6）では、新規の病変はみられず、治療病変は縮小消退していることを確認しました。

参考1

サイバーナイフ治療計画図。腹部大動脈の左隣りの傍大動脈リンパ節転移に対して照射されるイメージ図。赤がリンパ節転移、黄色が大動脈を示している

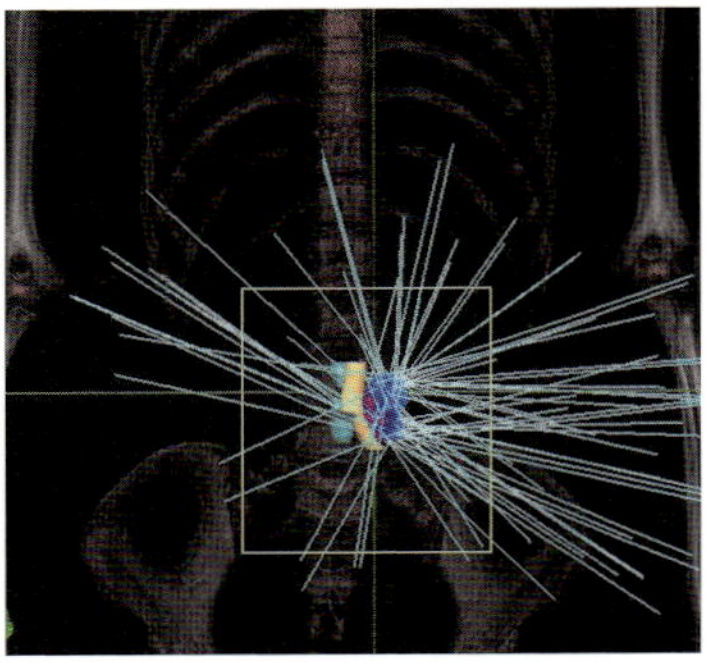

参考2

サイバーナイフ治療計画図。頸動脈そばの左鎖骨下リンパ節転移に対して照射されるイメージ図。赤がリンパ節転移、黄色が左頸動脈を示している

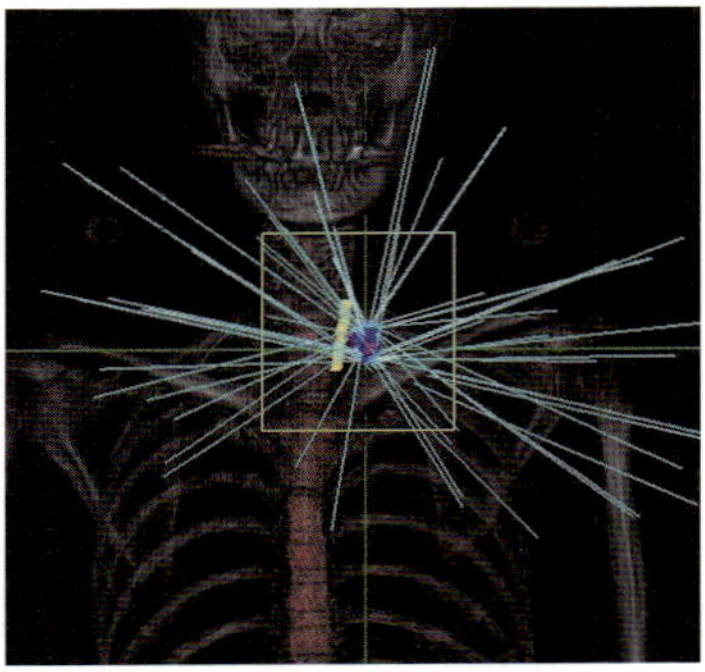

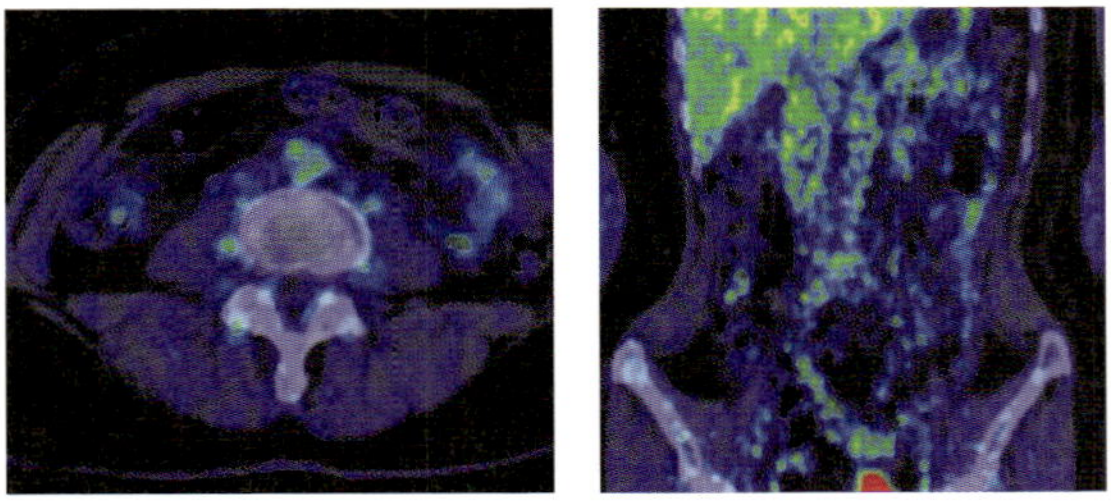

図4
治療から6ヵ月後と2年後のPETCT。左右の傍大動脈リンパ節転移が縮小消退していることが確認できる

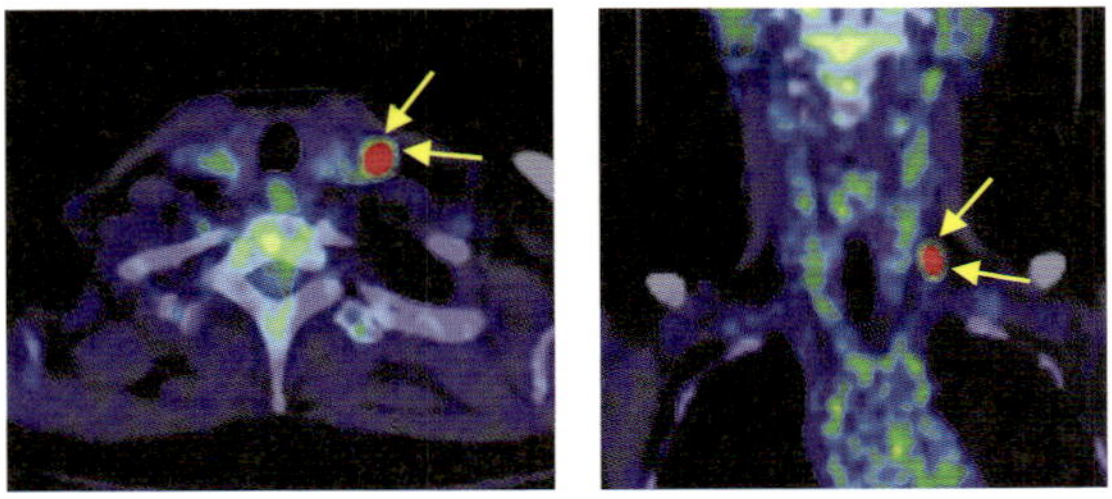

図5
最初の治療から6ヵ月後のPETCT。腹部のリンパ節は縮小消退したが、左頸動脈そばに左鎖骨下リンパ節転移がみられる

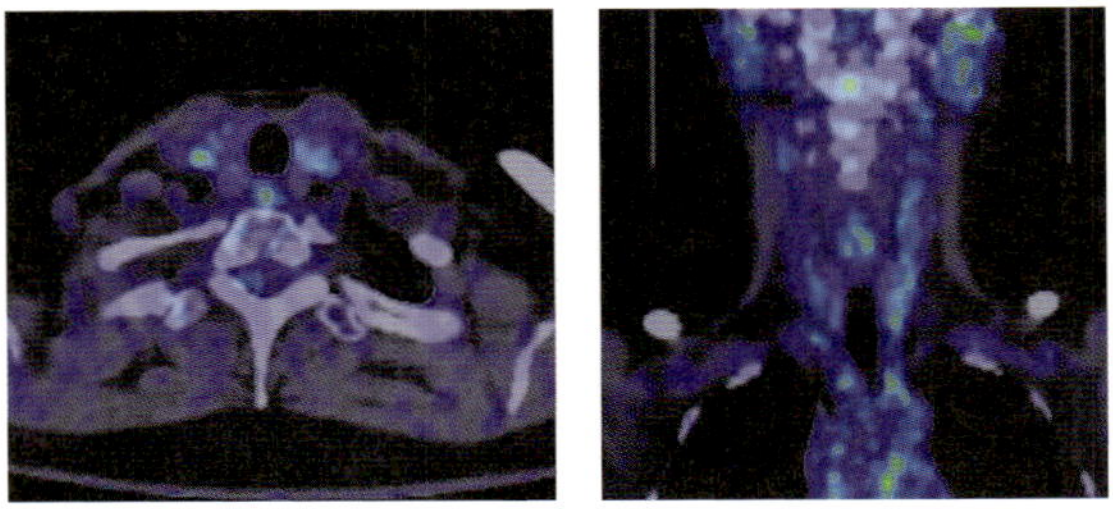

図6
治療から1年6ヵ月後のPETCT。左鎖骨下リンパ節転移が縮小消退していることが確認された

図7
CT治療計画図。赤い線で囲まれている部位が左頸動脈の左隣の鎖骨下リンパ節転移を示す

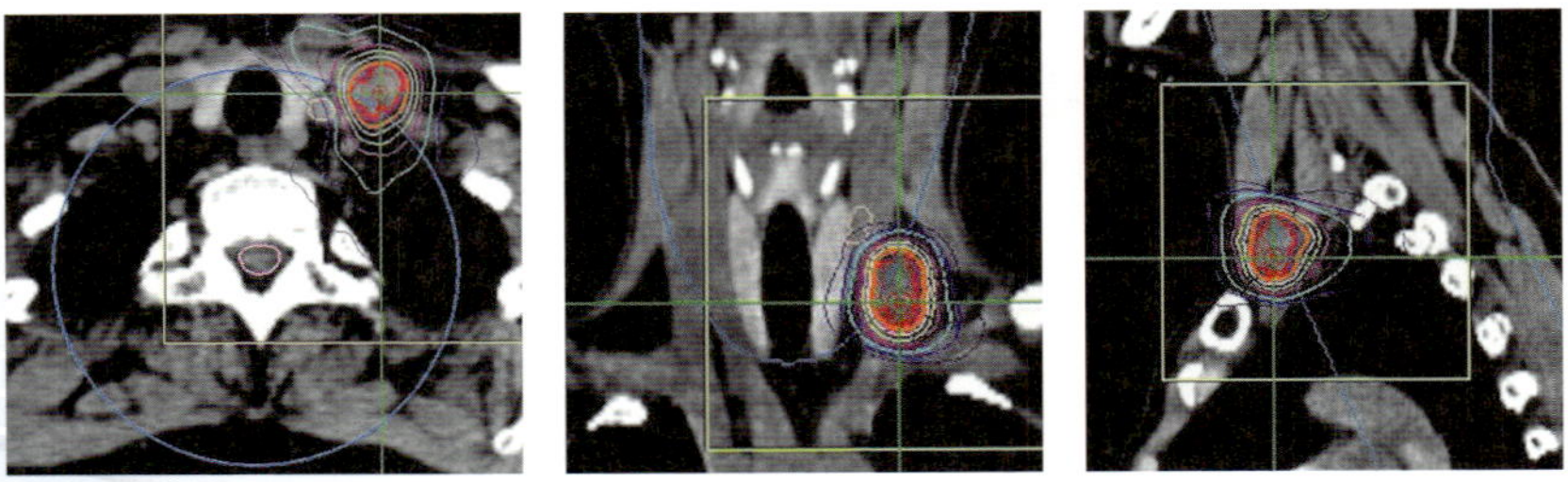

2 子宮体がん、骨盤内再発……70歳代

症状

4年前の夏、子宮体がんの診断を受けたことから、大学病院で摘出手術を受けました。

手術後は年齢などを考慮して、化学療法は控えて経過をみていました。

経過は良好でしたが、他の病院で撮ったCTで骨盤内右側に再発腫瘍がみられることを指摘されました。

PETCTではこの骨盤内再発腫瘍以外の転移病巣がみられないことから、サイバーナイフ治療の相談のため、当院を紹介されて来院されました。

治療経過

PETCT（図1）では、骨盤内の右側に子宮体がん術後の骨盤内再発腫瘍がみられました。そこでCT治療計画図（図3）を作成し、治療は12日間12分割で実施しました。

治療後

治療後は、特段の変化もなく経過しました。治療から4ヵ月後のPETCT（図2）では、腫瘍の縮小退縮が確認されました。

参考

サイバーナイフ治療計画図。骨盤内の再発腫瘍に対して、ペンシルビームが照射されるイメージ図

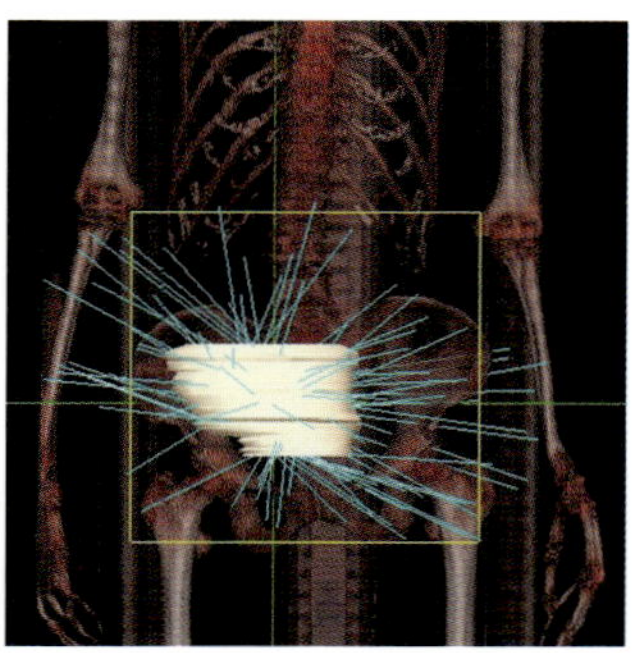

図1

治療前のPETCT。子宮体がん術後の骨盤内再発が右側にみられる

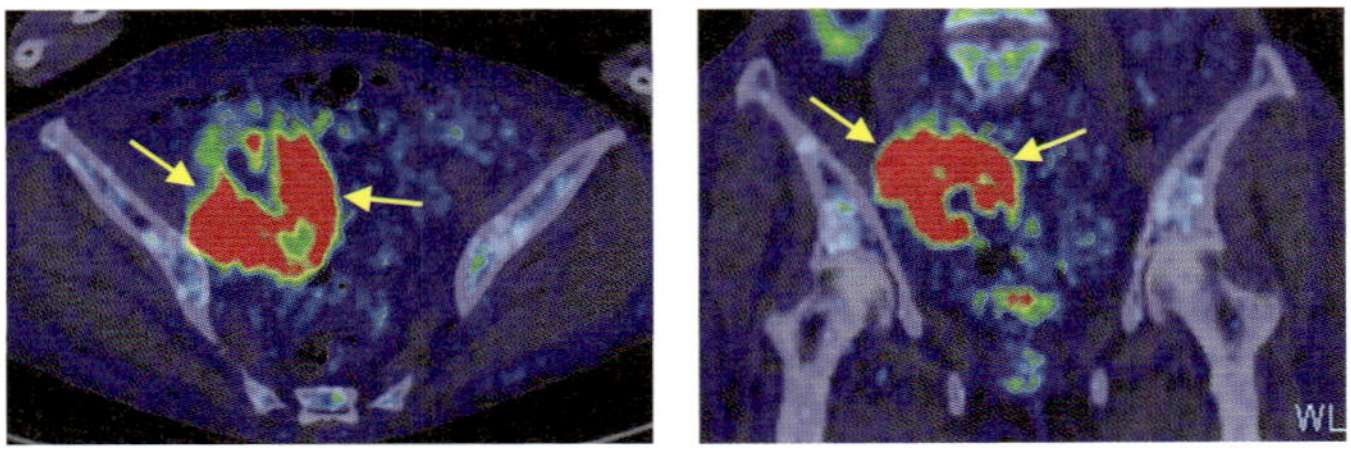

図2

治療から4ヵ月後のPETCT。再発腫瘍は縮小退縮がみられた

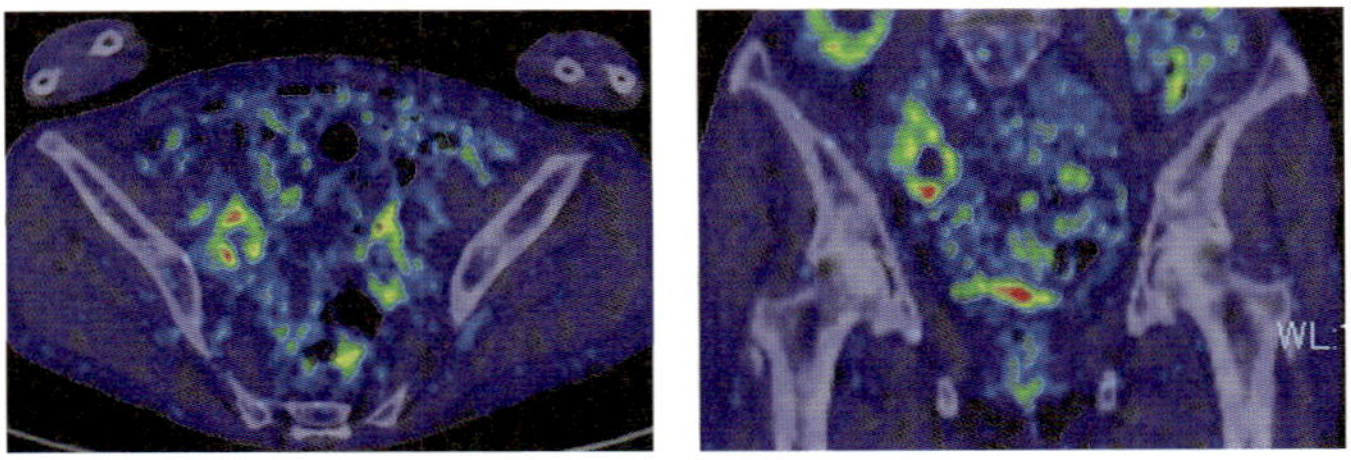

図3

CT治療計画図。赤い線で囲まれている部位が子宮体がんの再発腫瘍を示す

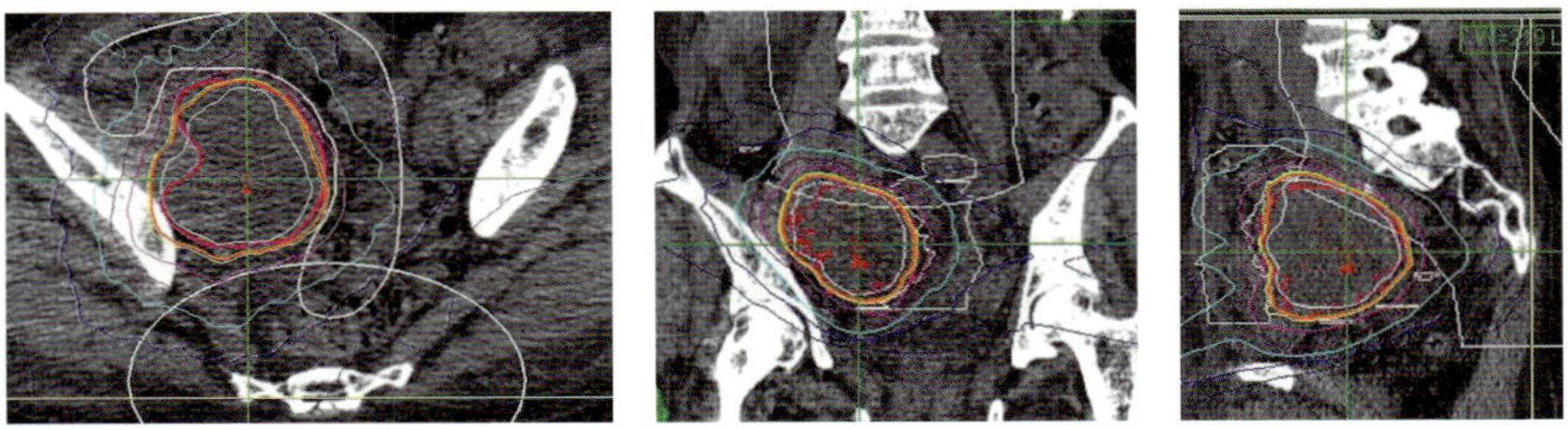

3 子宮体がん、傍大動脈リンパ節転移、鎖骨上リンパ節転移……50歳代

症状

7年前に腹痛を訴えて自宅近くの大学病院の婦人科を受診しました。そこで子宮体がん、腹部リンパ節転移の診断となり、手術を受けました。

治療前の腫瘍マーカーはＣＡ19－9が２３７、ＣＡ１２５が１５０と異常な高値を示していました。手術後の病理診断は子宮体がん類内膜腺がんＧ１（高分化型）でした。

手術後、約6ヵ月間を大学病院で抗がん剤による化学療法が追加実施されました。そして化学療法は休薬となりましたが、その10ヵ月後に再度、腹部リンパ節転移に加えて鎖骨下リンパ節転移がみられるようになり、再び化学療法を約1年間続けました。

ところが転移病巣は縮小、増大を繰り返し、なかなか消退をみせませんでした。

本人が化学療法を少し休むことを希望して　手術から3年経過したとき、当院へサイバーナイフの治療の相談に紹介状を持参して当院へ来院されました。

治療経過

ＰＥＴＣＴで、左鎖骨下リンパ節転移（図１）と腹部の左右両側の傍大動脈リンパ節転移（図３）の存在を確認しました。

そこでＣＴで治療計画図（図４・６・７）を作成し、治療は左鎖骨下リンパ節転移は３日間３分割、右の傍大動脈リンパ節転移は６日間６分割、左の傍大動脈リンパ節転移は３日間３分割で　やや遠方の自宅より電車で通院され実施しました。

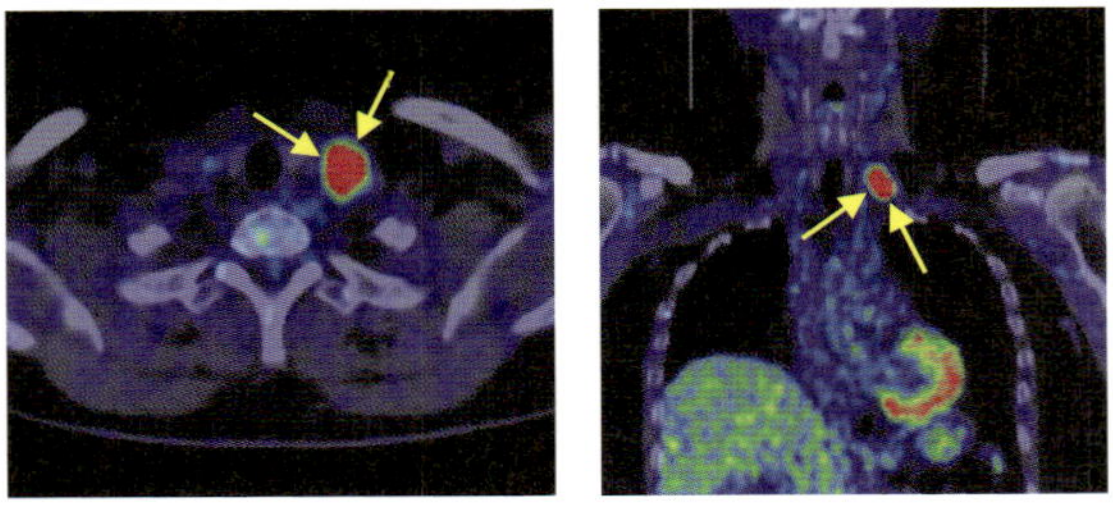

図 1
治療前のPETCT。左鎖骨下リンパ節転移を確認した

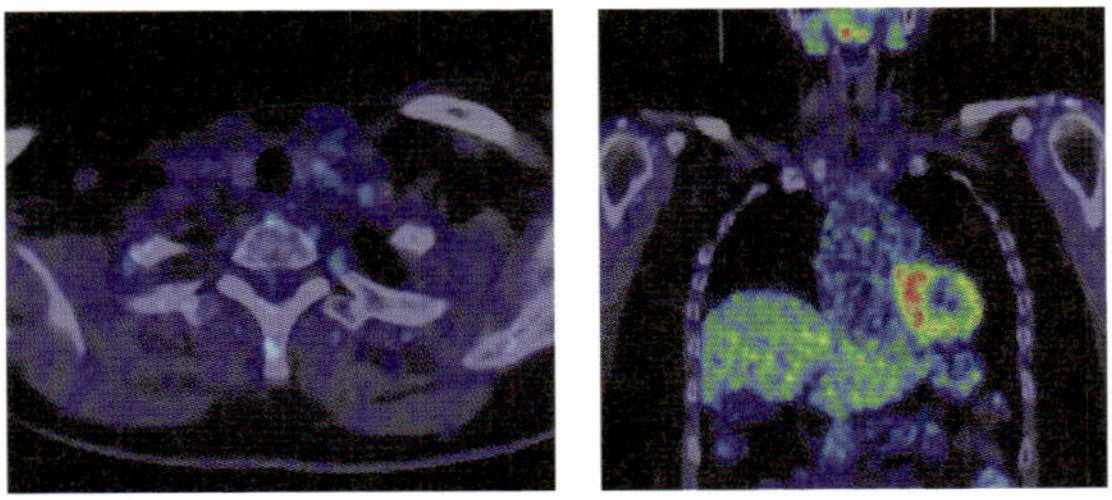

図 2
治療から 3 年後のPETCT。左鎖骨下リンパ節転移は縮小消退したのがわかる

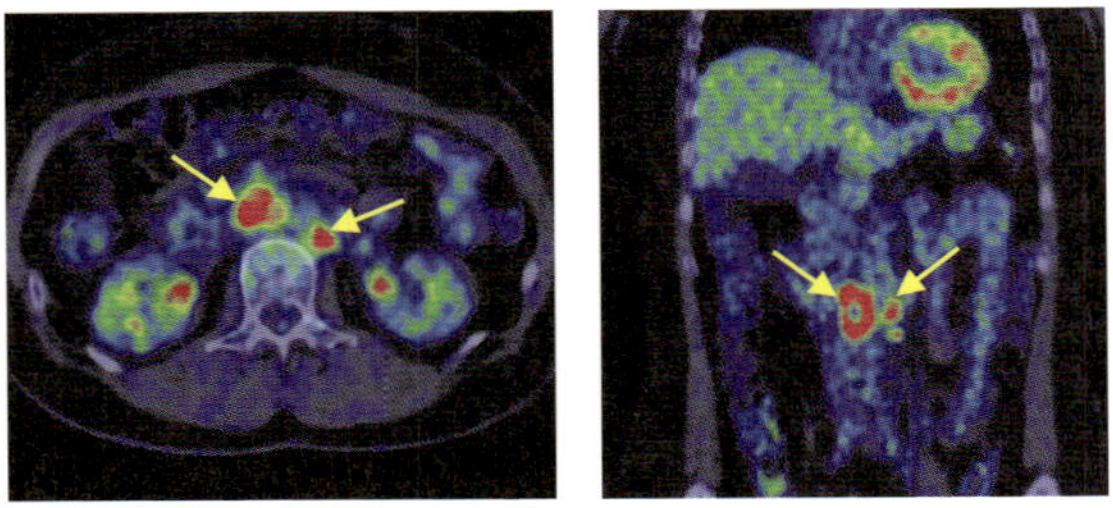

図 3
治療前のPETCT。腹部の大動脈の左、右両側に傍大動脈リンパ節転移を確認する

図 4
CT治療計画図。赤い線で囲まれている部位が左鎖骨下リンパ節転移を示す

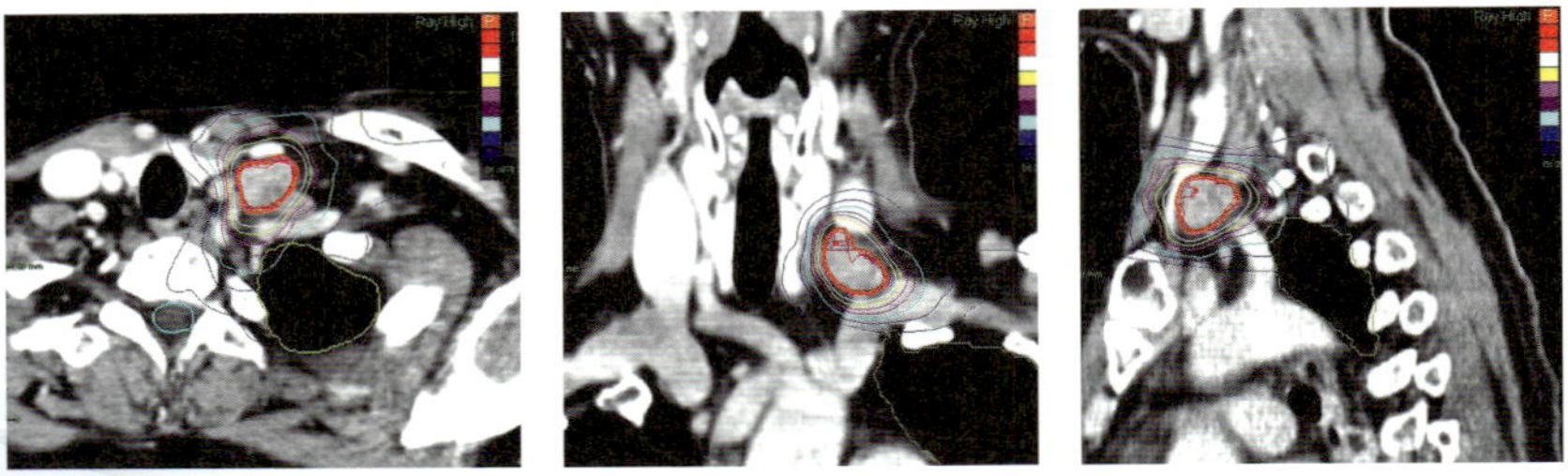

治療後

治療後は再び紹介先の大学へ戻り、経過観察を続けました。その後、化学療法は実施しませんでしたが、腫瘍マーカーCA125とCA19・9はともに正常化しました。

サイバーナイフの治療から3ヵ月後と3年後にPETCT（図2・5）を撮りましたが治療部の転移の再発はみられず、よくコントロールされていることが確認されています。

参考1

サイバーナイフ治療計画図。腹部大動脈の右傍大動脈リンパ節転移に対して、ペンシルビームが照射されるイメージ図

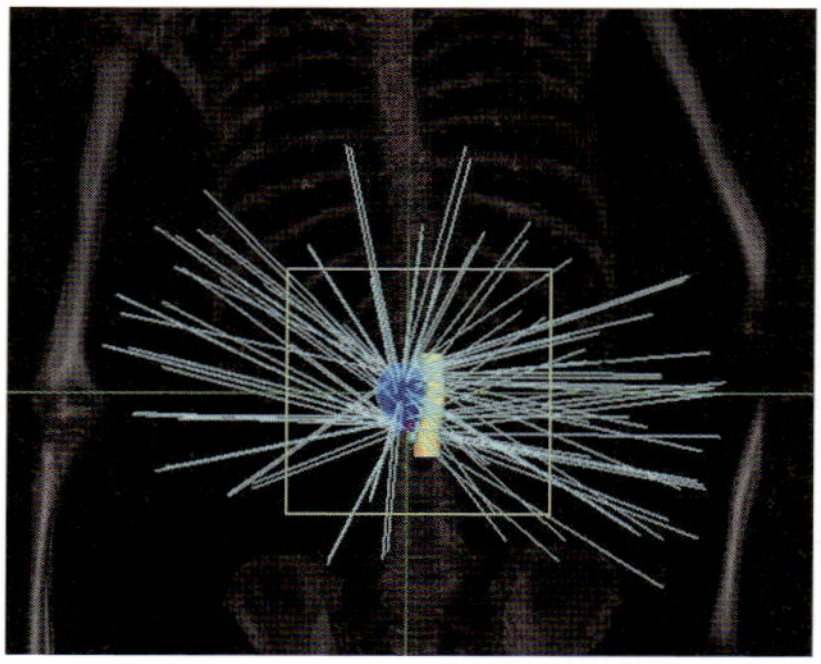

参考2

サイバーナイフ治療計画図。腹部大動脈の左傍大動脈リンパ節転移に対して、ペンシルビームが照射されるイメージ図

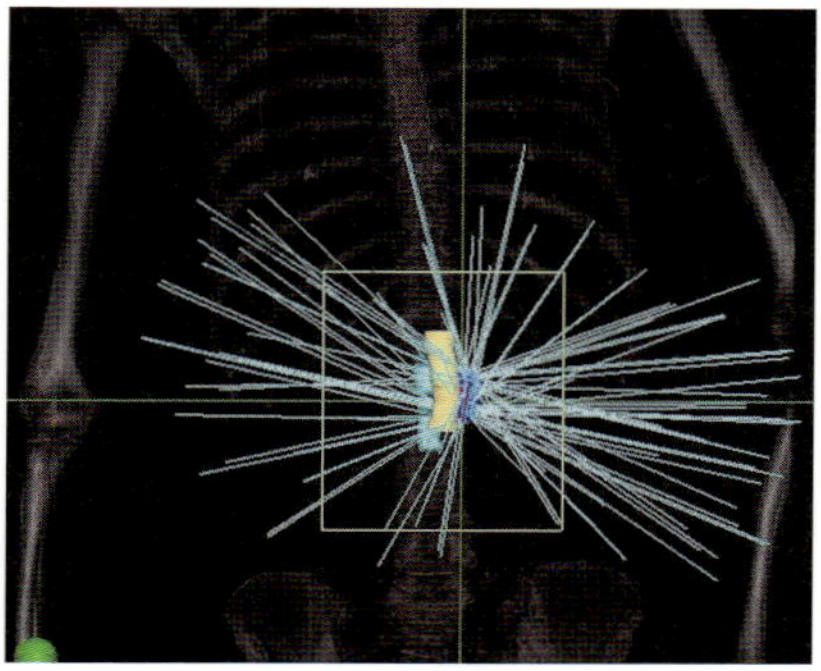

図 5

治療から 3 年後のPETCT。左、右傍大動脈リンパ節転移は縮小消退が確認できる

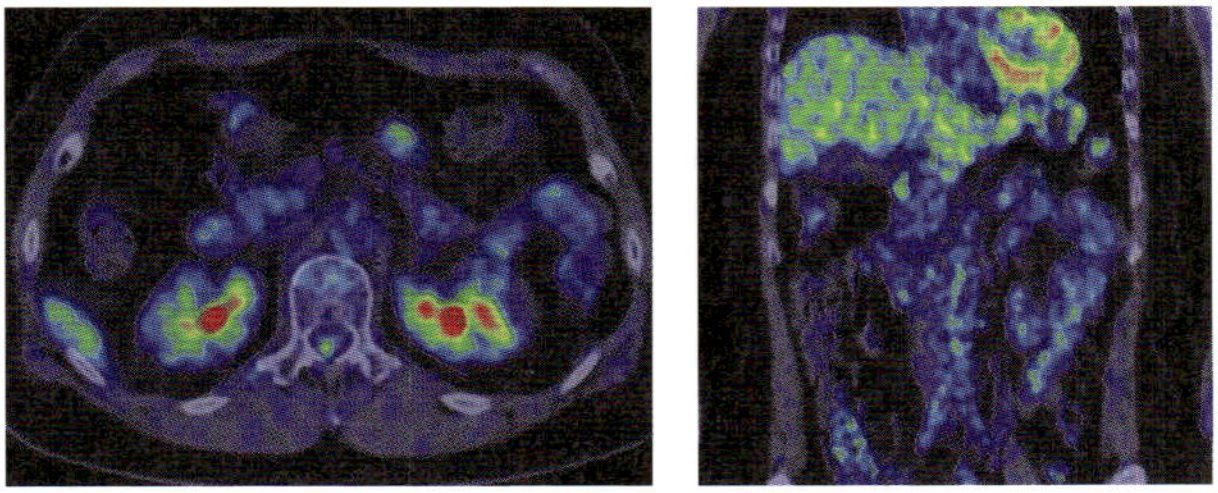

図 6

CT治療計画図。赤い線で囲まれている部位が腹部大動脈の右側、右傍大動脈リンパ節転移を示す

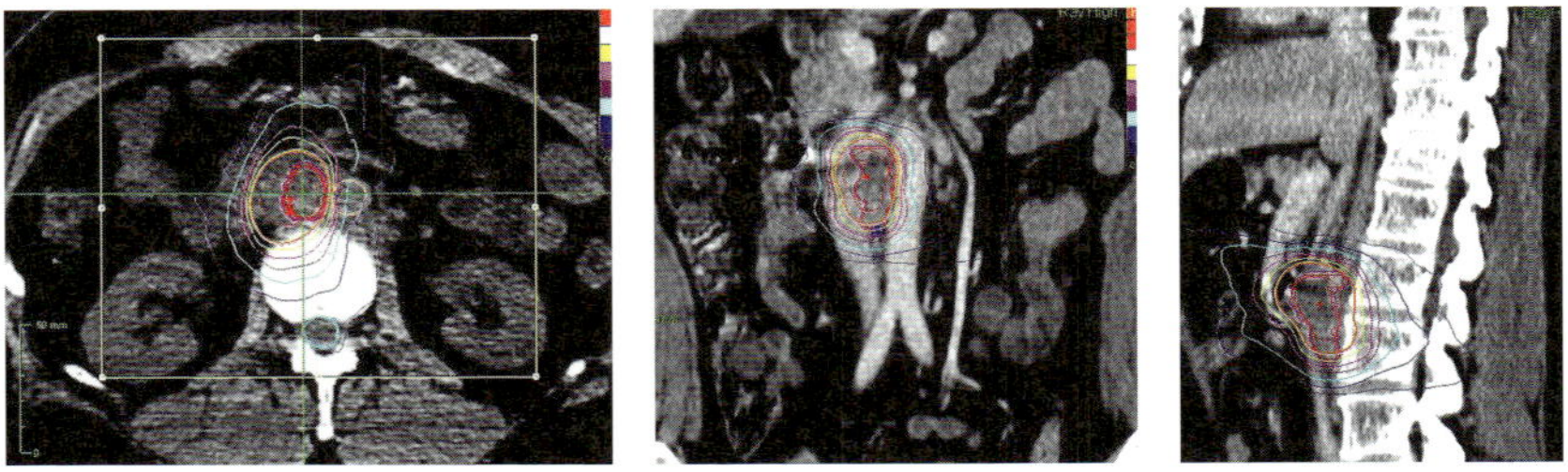

図 7

CT治療計画図。赤い線で囲まれている部位が腹部大動脈の左側、左傍大動脈リンパ節転移を示す

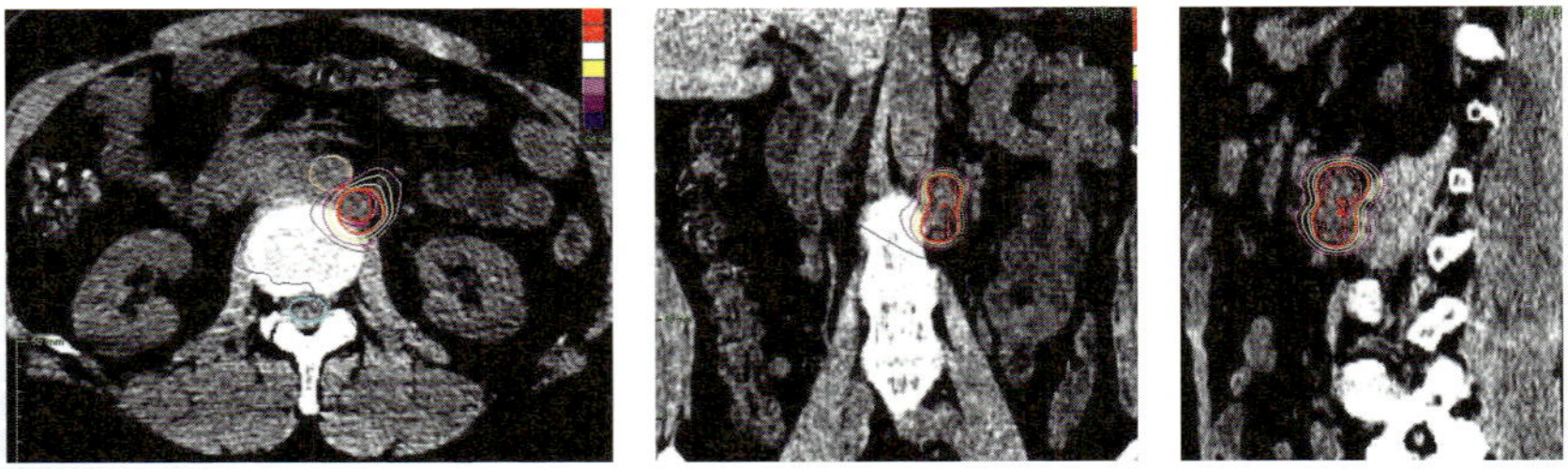

4 子宮体がん、骨盤内再発……………80歳代

症状

6年前の6月に不正性器出血のため近くの総合病院婦人科を受診し、子宮内膜組織検査で子宮体がん（腺がん）と診断されました。

その後7月に腹式単純子宮全摘、両側付属器（卵巣）切除、骨盤内リンパ節郭清を受けましたが、術後は年齢を考慮して、抗がん剤の化学療法は実施されませんでした。

手術から約1年後の6月にCT検査で骨盤内腫瘍がみつかり、再発と診断されました。

5年前の7月、家人と相談され、サイバーナイフ治療の相談のため当院へ来院されました。

治療経過

PETCT（図1）で骨盤内の左側に再発腫瘍が確認されました。CT治療計画図（図3）を作成し、10日間10分割による治療を実施しました。

治療後

治療から5ヵ月後のPETCT（図2）で腫瘍の消失傾向が確認されました。6年後の今年も再来院されましたが、PETCTで再発のないことを確認しています。

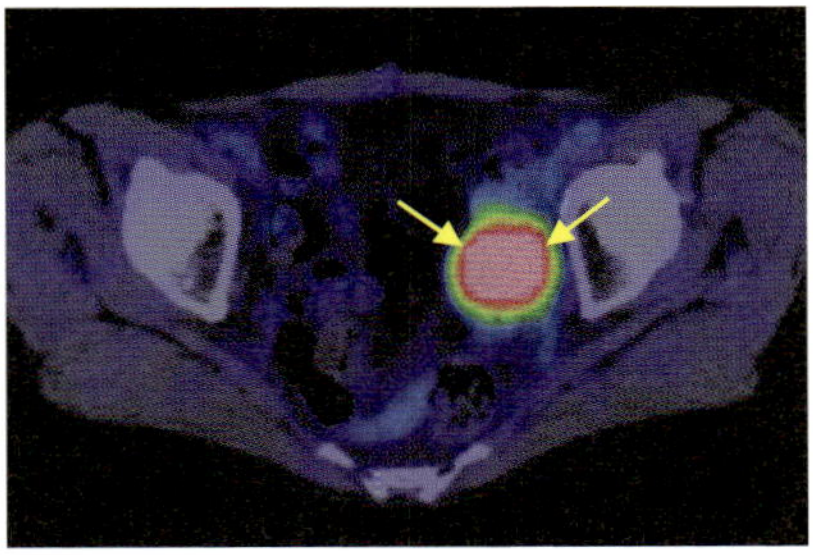

図1

治療前のPETCT。骨盤内左側部に再発腫瘍がみられる

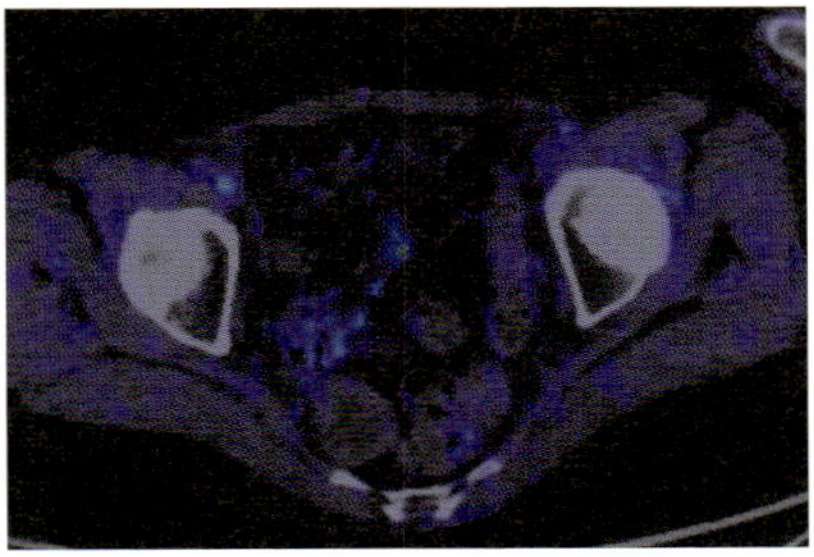

図2

治療から5ヵ月後のPETCT。骨盤内腫瘍はほぼ縮小退縮を示した

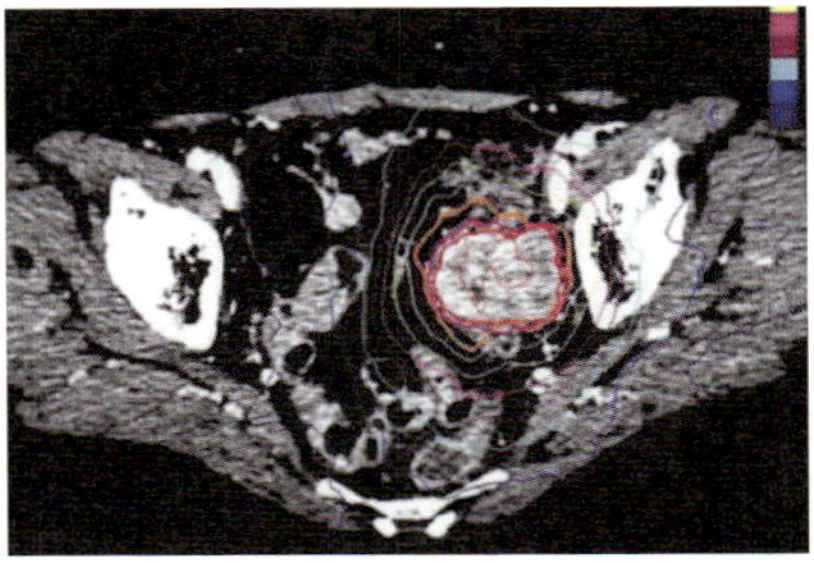

図3

CT治療計画図。赤い線で囲まれている部位が腫瘍を示す

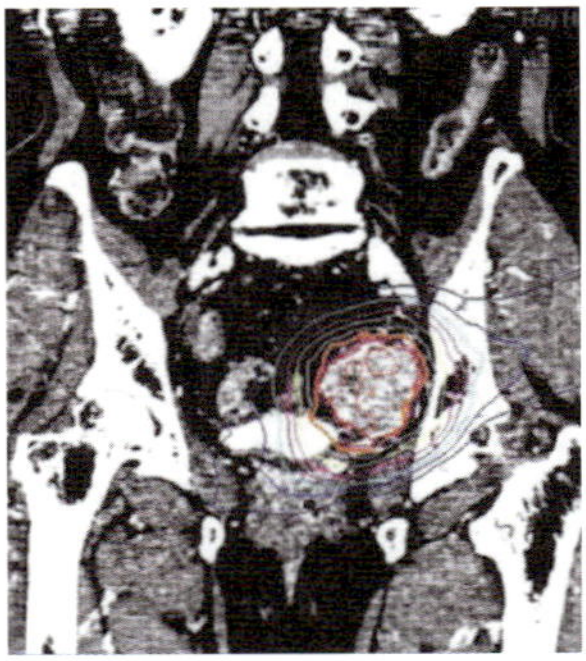

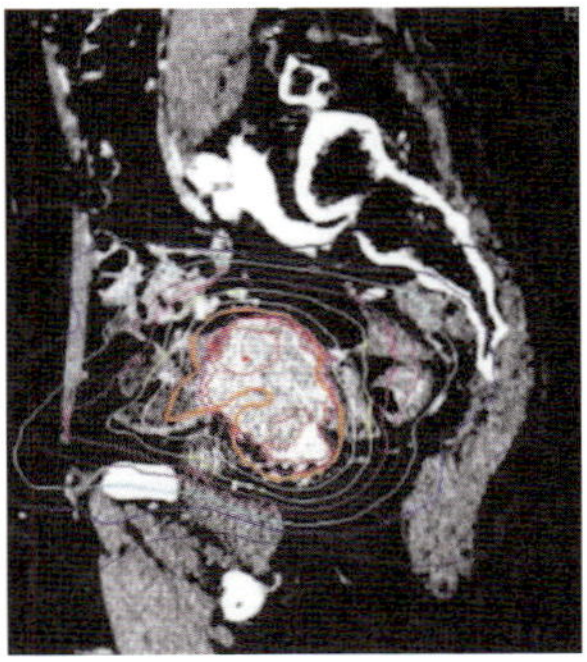

5 子宮体がん術後、頭蓋骨・頭蓋底転移、外転神経麻痺　60歳代

症状

子宮体がんの術後7年目の夏、物が二重に見えること、右の頭皮にこぶが触れることに気づきました。近くの大学病院の婦人科を受診し、大学病院より紹介されて当院へ来院されました。

治療経過

当院で診察したところ、右の外転神経麻痺がみられ、右頭蓋骨円蓋部の頭皮下に腫瘤が触れるのを確認しました。ここで頭蓋骨・頭蓋底転移を疑い、ＣＴおよびＭＲ検査したところ、これらの病変を確認しました。

ＰＥＴＣＴで全身転移の状況も確認し、頭蓋底転移（図1）、頭蓋骨円蓋部転移（図4）について、それぞれサイバーナイフの治療計画図（図3・6）を作成しました。その後、それぞれ5日間5分割による治療を実施しました。

治療後

治療から約2ヵ月を経て、物が二重に見える複視および外転神経麻痺は改善消失し、普通に本を読めるほどになりました。頭皮の膨らみも触れなくなり、改善されてきました。

治療から5ヵ月後のＰＥＴＣＴ（図2・5）で、それぞれの腫瘍が縮小消退したことを確認できました。

図 1
治療前のPETCT。右の頭蓋底に転移性腫瘍がみられる

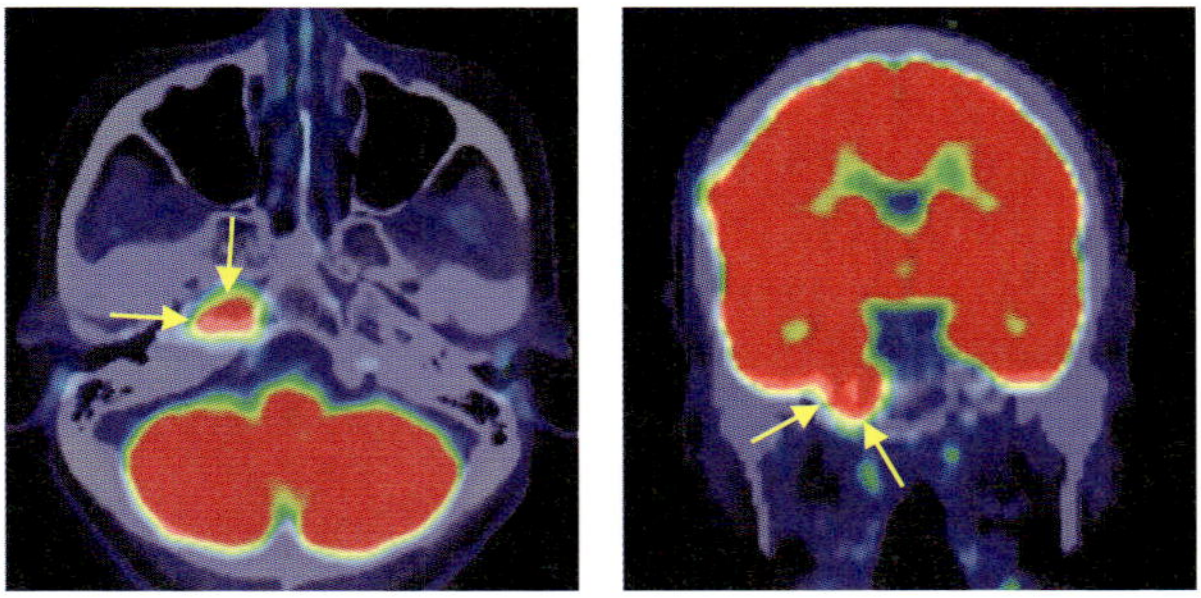

図 2
治療から５ヵ月後のPETCT。転移性腫瘍は縮小消退を示している

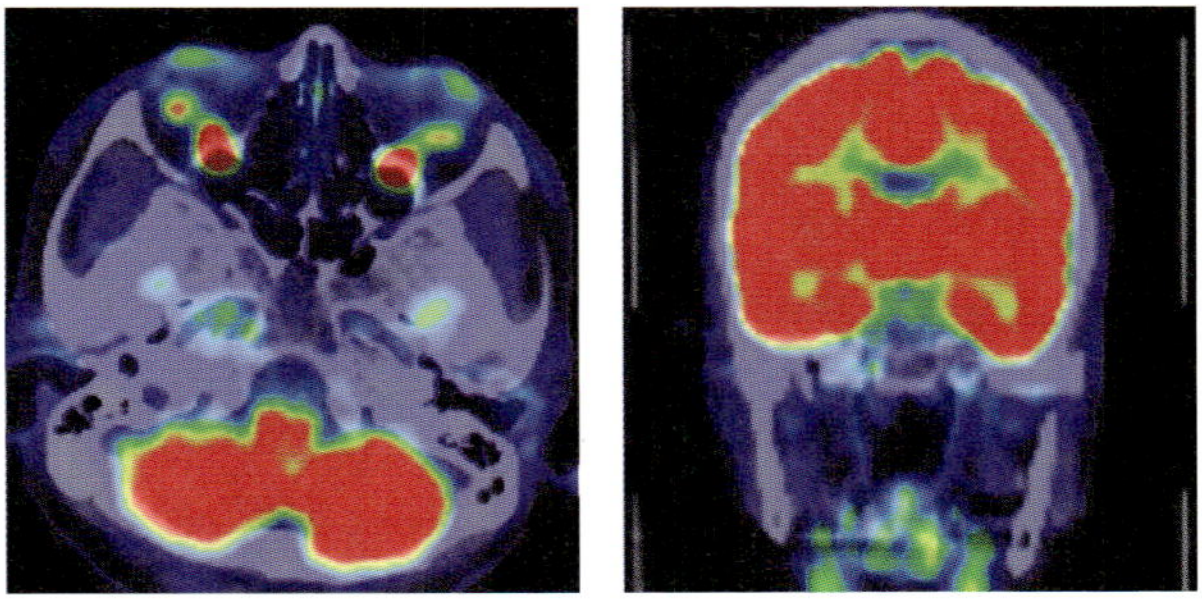

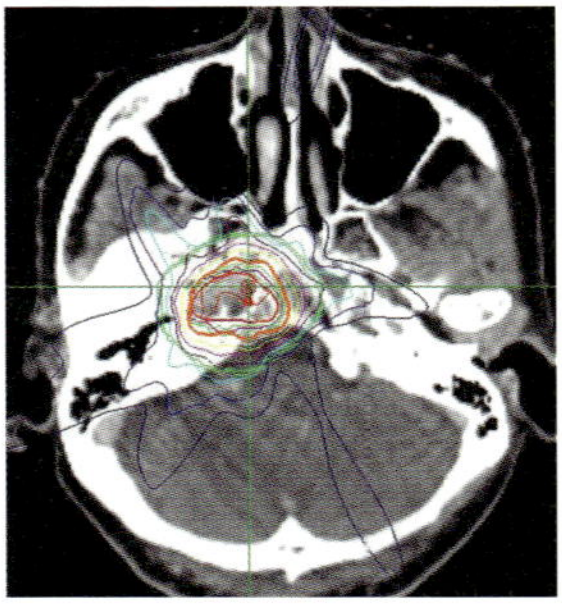

図 3
頭蓋底転移腫瘍のCT治療計画図。赤い線で囲まれている部位が腫瘍を示す

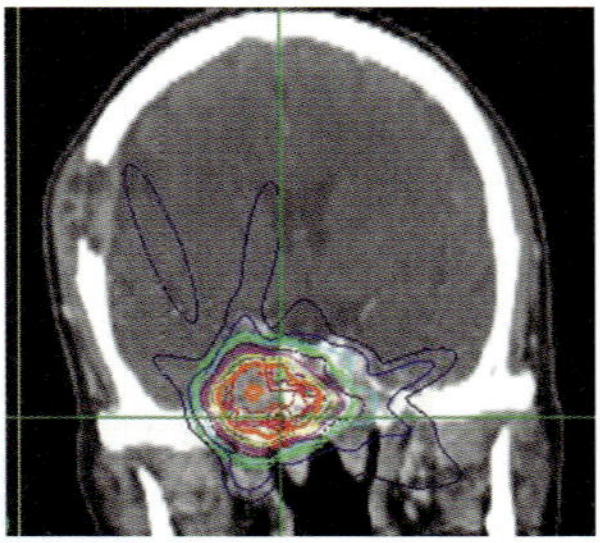

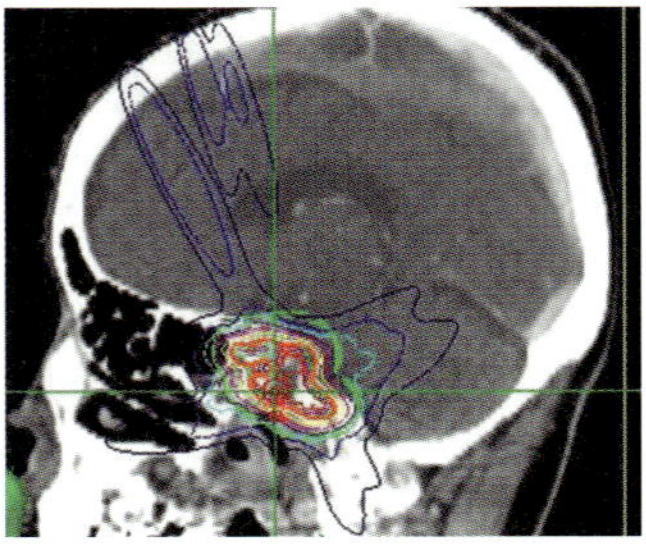

図 4

治療前のPETCT。頭蓋骨円蓋部に骨転移がみられる

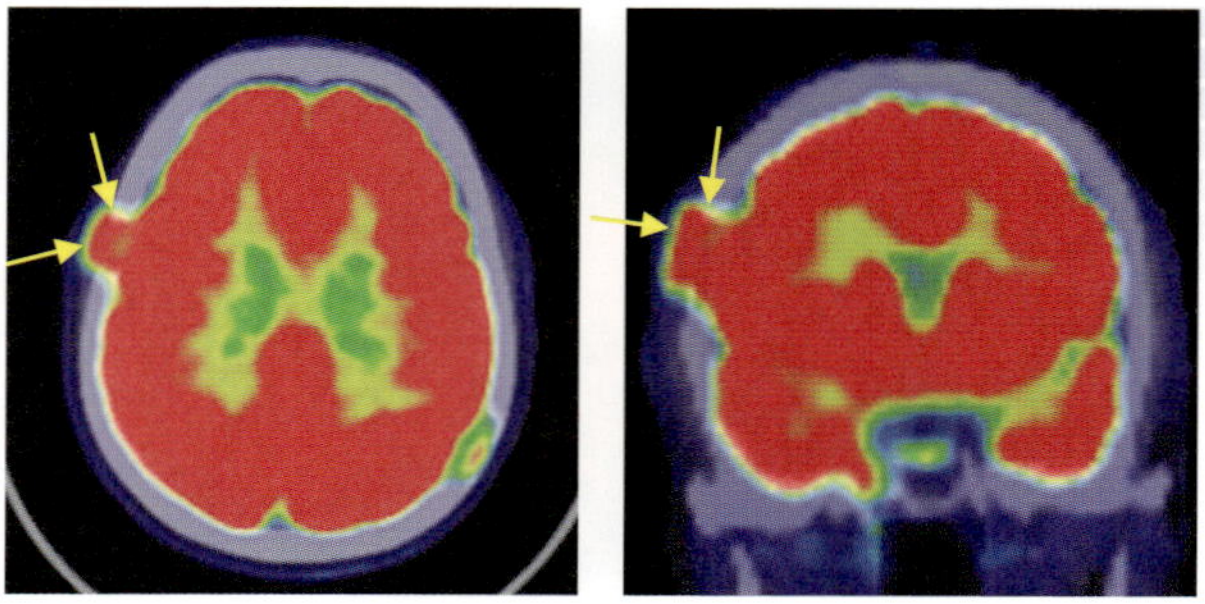

図 5

治療から 5 ヵ月後のPETCT。頭蓋骨円蓋部転移腫瘍は縮小消退を示した

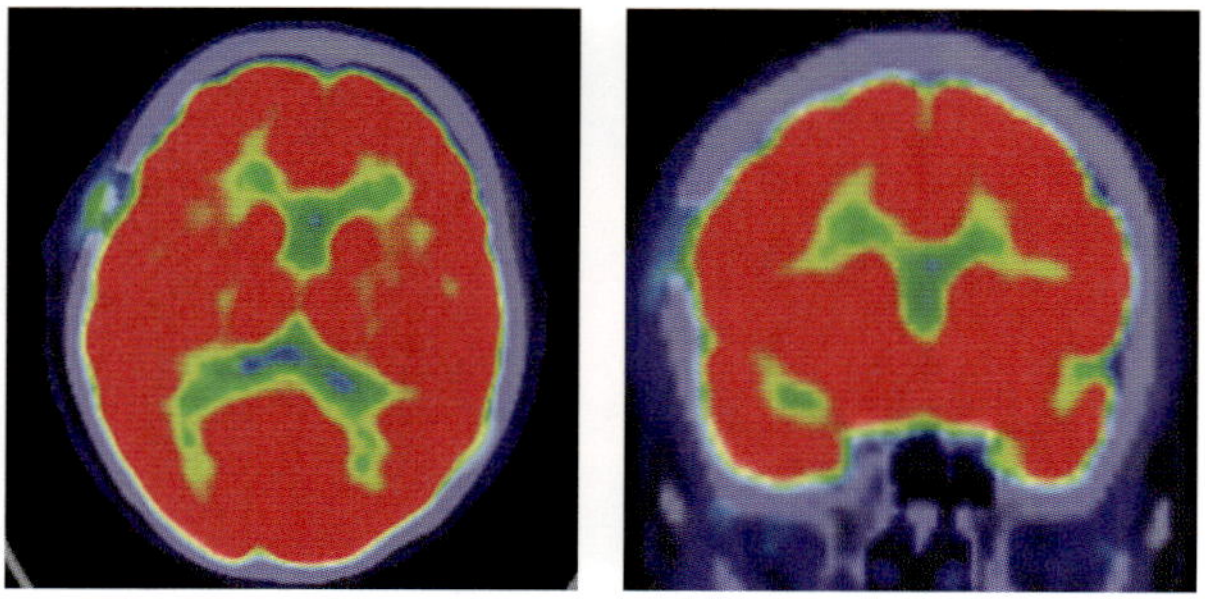

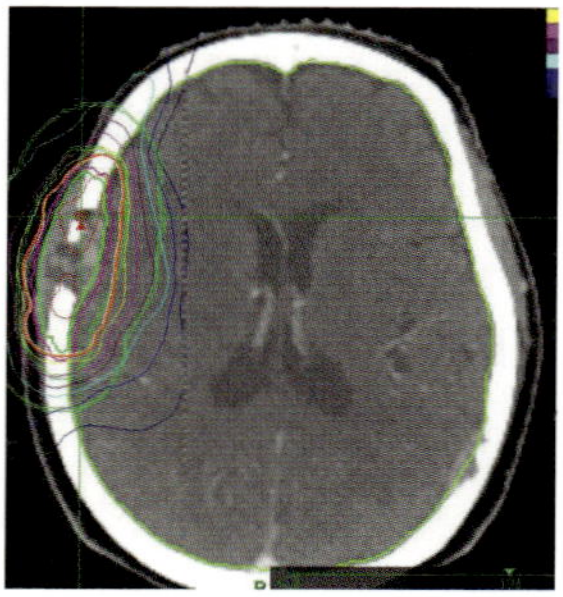

図 6

頭蓋骨円蓋部のCT治療計画図。赤い線で囲まれている部位が頭蓋骨転移を示す

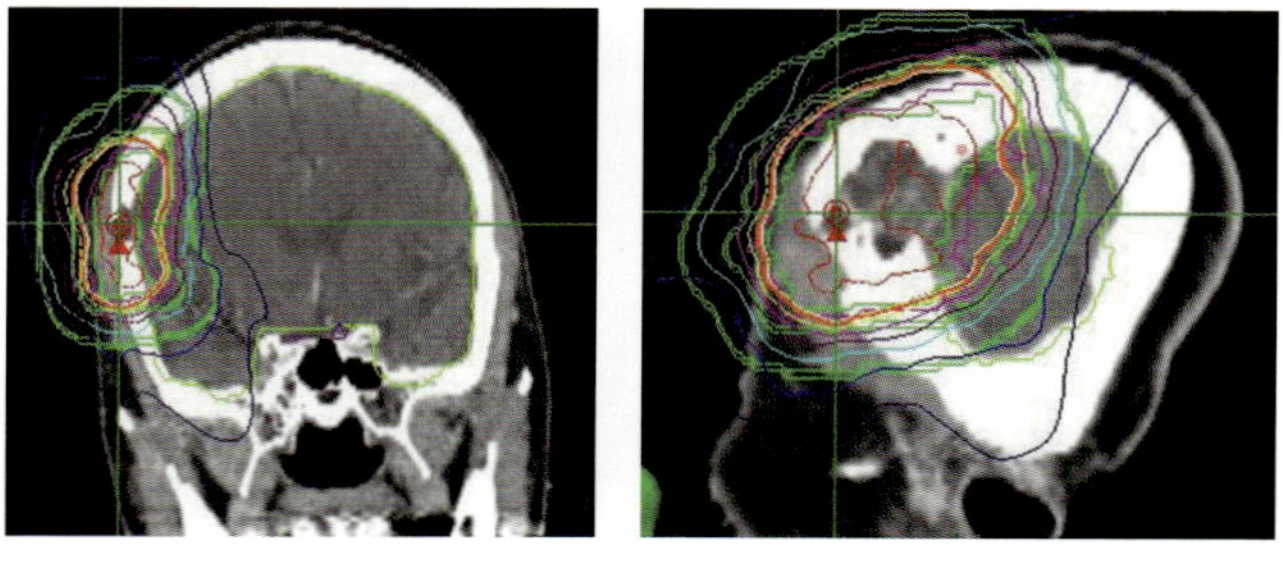

6 子宮体がん、膣断端再発、肺転移……70歳代

症状

16年前、長い経過を有する子宮体がん（腺扁平上皮がん）とその外陰部転移の診断により、大学病院において術前の化学療法の後、子宮全摘出、両側付属器切除、部分的膣摘出の手術を受けました。

化学療法や小線源治療など、いろいろと工夫した治療が必要に応じて繰り返し実施されてきましたが、生活の質はまったく落ちることなく、大変元気に生活を送ってきました。

2年前の暮れ、出血が続く膣断端再発と肺転移について、サイバーナイフの治療はどうかと紹介状を持って当院へ来院されました。

治療経過

PETCT（図1）を撮ってみると、膣断端から骨盤内左側へ増大する再発腫瘍を確認したため、CTの治療計画図（図3）を作成し、治療は7日間7分割で実施しました。

また、右肺上葉の転移性肺がん（図4）も同様に、CTの治療計画図（図6）を作成し、引続き5日間5分割で実施しました。

治療後

治療後は再び大学病院での経過観察へと戻りましたが、治療から4ヵ月後のPETCTでは骨盤内再発腫瘍（図2）と右肺上葉の転移性肺がん（図5）はともに縮小消退傾向にあることが確認されました。

図 1

治療前のPETCT。膣断端より骨盤内の左側へ増大した再発腫瘍がみられる

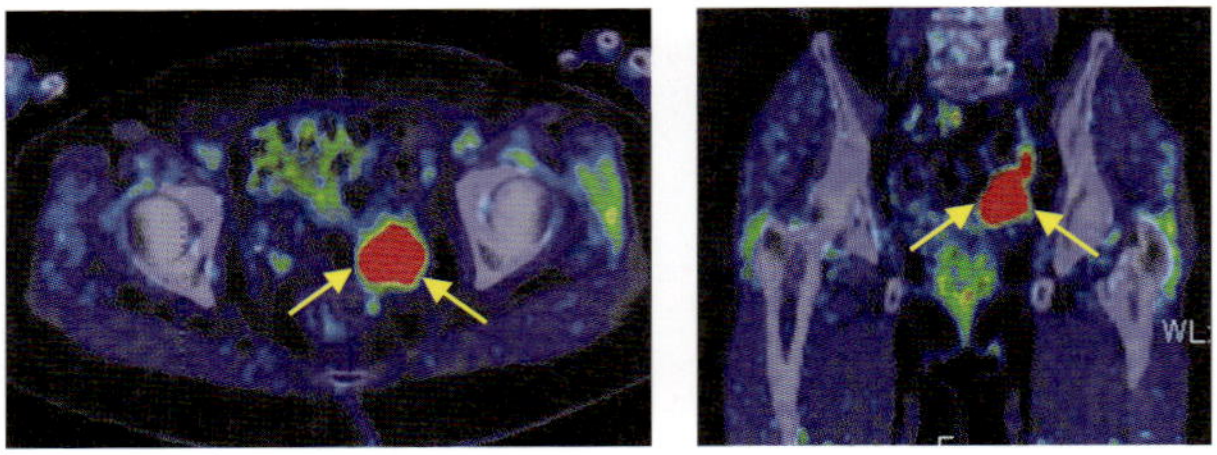

図 2

治療から 4 ヵ月後のPETCT。治療を済ませた再発腫瘍は縮小消退傾向を示した

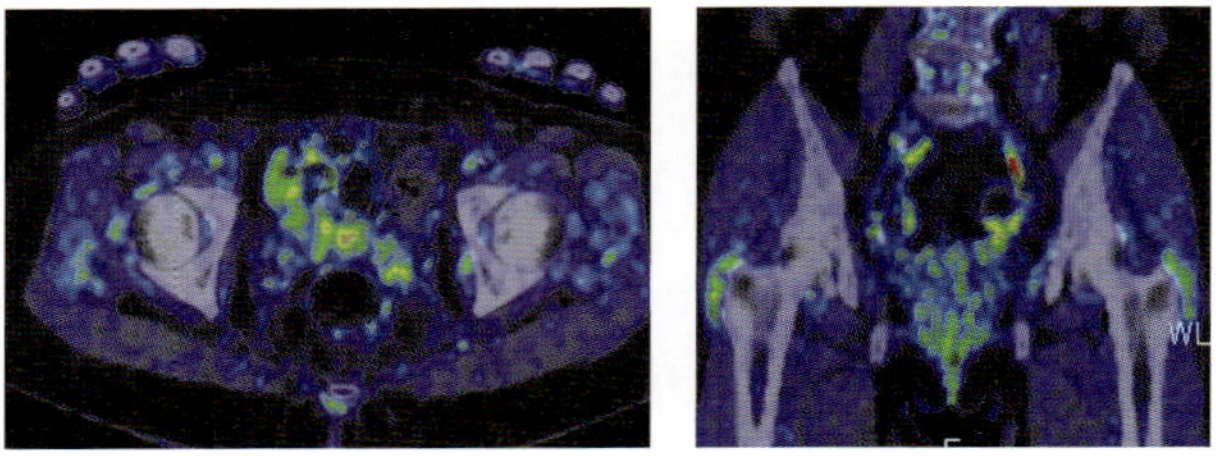

図 3

CT治療計画図。赤い線で囲まれている部位が膣断端より骨盤内左側へ増大した再発腫瘍を示す

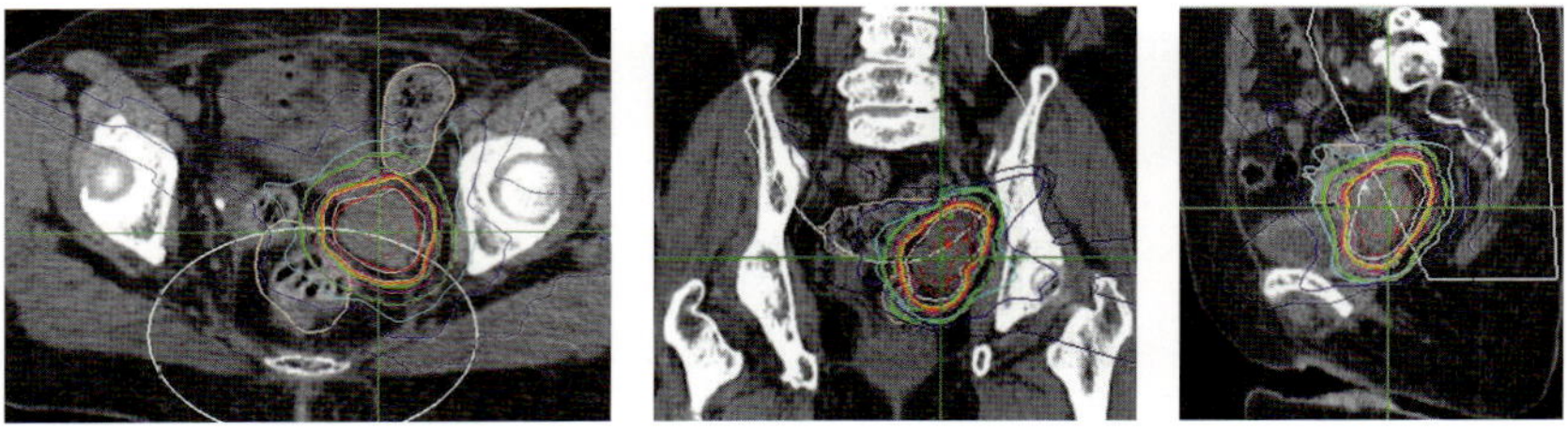

図4

治療前のPETCT。右肺上葉に転移性肺腫瘍がみられる

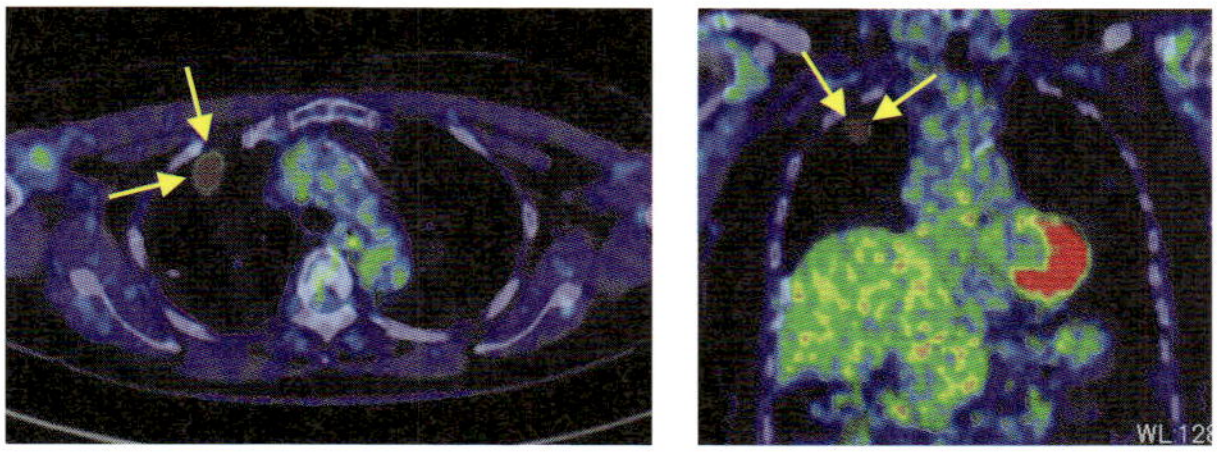

図5

治療から4ヵ月後のPETCT。右肺上葉の転移性肺腫瘍は縮小消退傾向をみせている

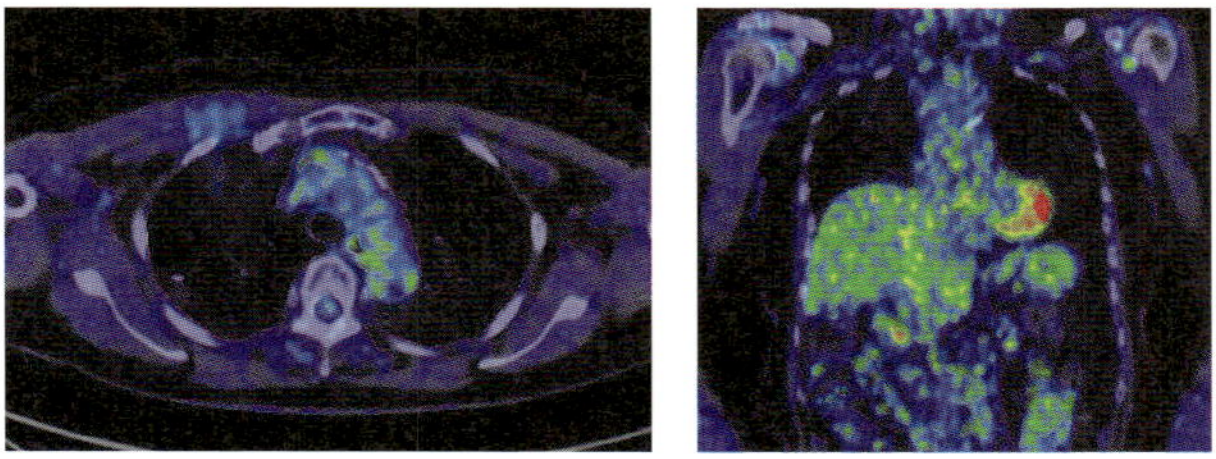

図6

CT治療計画図。赤い線で囲まれている部位が右肺上葉の転移性肺腫瘍を示す

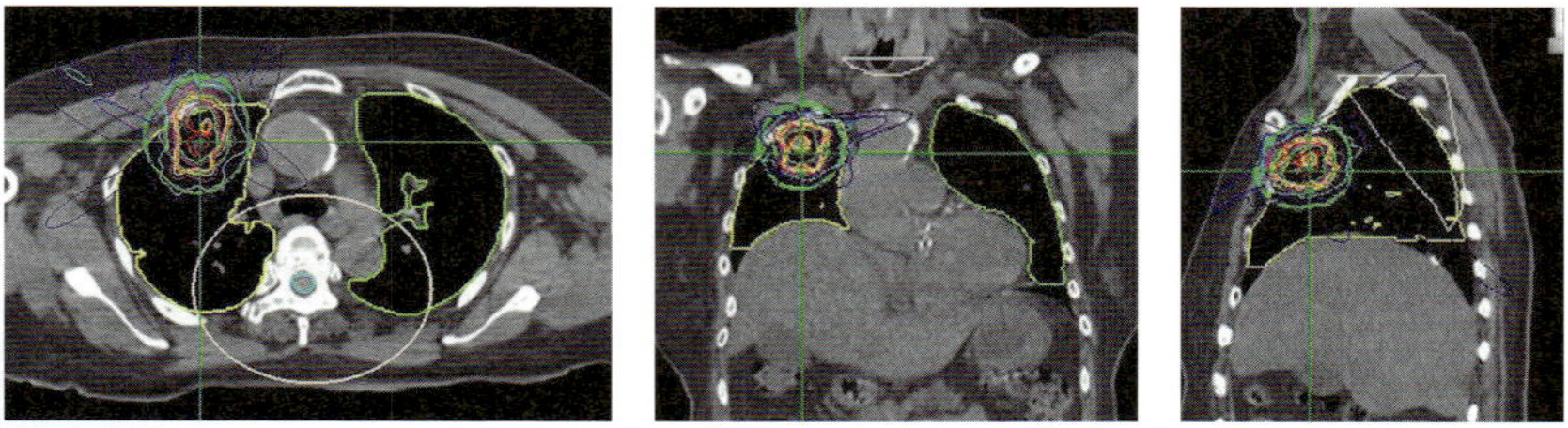

7 子宮体部がん肉腫　60歳代

症状

当院へ来院される2年前、不正出血が続くことから自宅近くの病院を受診しました。

その診察で、新生児頭大に腫大した子宮と、強い貧血Hb7・8、腫瘍マーカーCA125（35以下）が178、TAP（125以下）が601と異常な高値を示したため、10日後に精密検査と治療のため、至急地方の大学病院の婦人科に入院しました。

大学病院での診察、画像検査で巨大な子宮体部の悪性腫瘍が疑われ、周辺の小腸や膀胱への腫瘍の浸潤も強く疑われたことから、約2ヵ月間、抗がん剤による化学療法が実施されました。

この化学療法後、腫瘍や腹部のリンパ節転移などが縮小傾向をみせたため、子宮全摘出術、両側付属器摘出、腹部と骨盤内のリンパ節郭清、尿管、小腸、結腸の部分摘出が行われました。

術後、腫瘍は普通の子宮体がんではなく、子宮体部がん肉腫（T3b N0M0 Ⅲb期）という特殊な腫瘍であることが判明しました。

この手術後からさらに化学療法が追加継続されましたが、4ヵ月後と7ヵ月後に膣への腫瘍再発転移が確認され、再手術が行われました。さらに10ヵ月後に回盲部の再発による追加手術があり、12ヵ月後に骨盤内再発が確認されました。

大学病院では放射線治療をすすめましたが、本人の希望もあり紹介状を持って、当院へサイバーナイフ治療の相談のため、遠路当院へ来院されました。

治療経過

PETCT（図1）では、右骨盤壁内側に再発腫瘍

図 1

治療前のPETCT。右骨盤壁内側に腫瘍がみられる

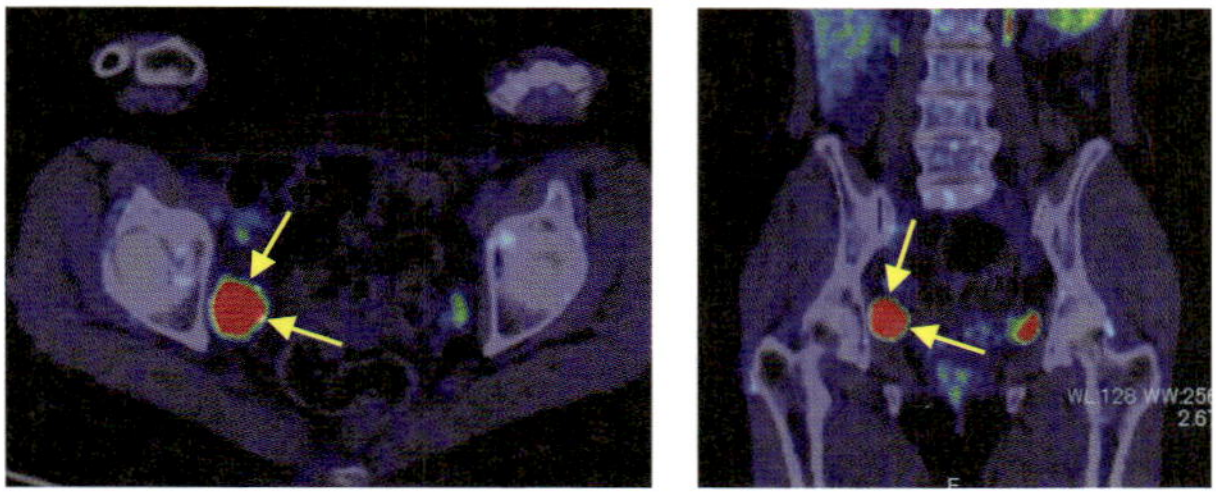

図 2

治療から 9 ヵ月後のPETCT。腫瘍は縮小消退傾向を示している

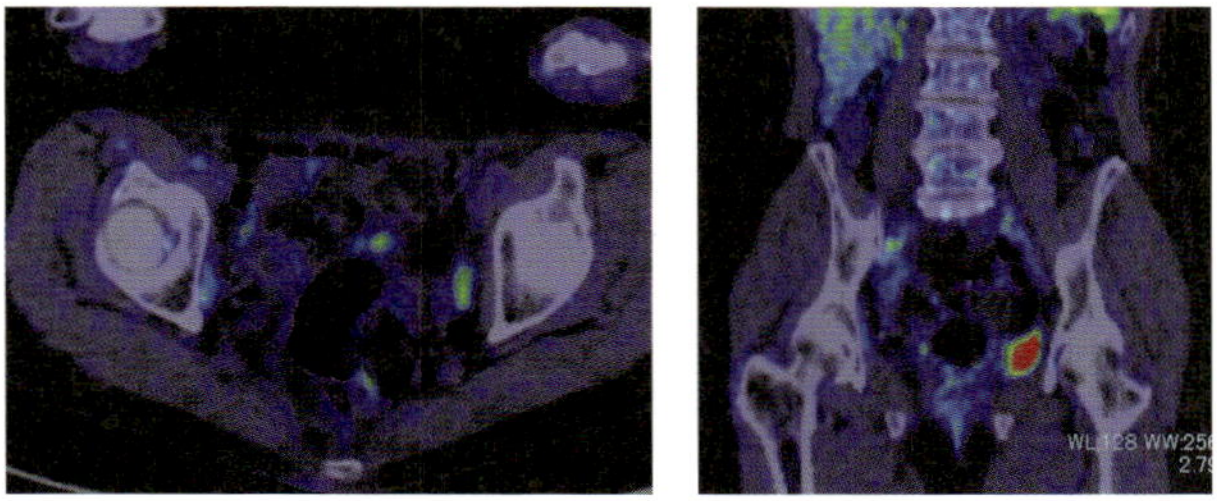

図 3

CT治療計画図。赤い線で囲まれている部位が子宮体部がん肉腫の骨盤内再発腫瘍を示す

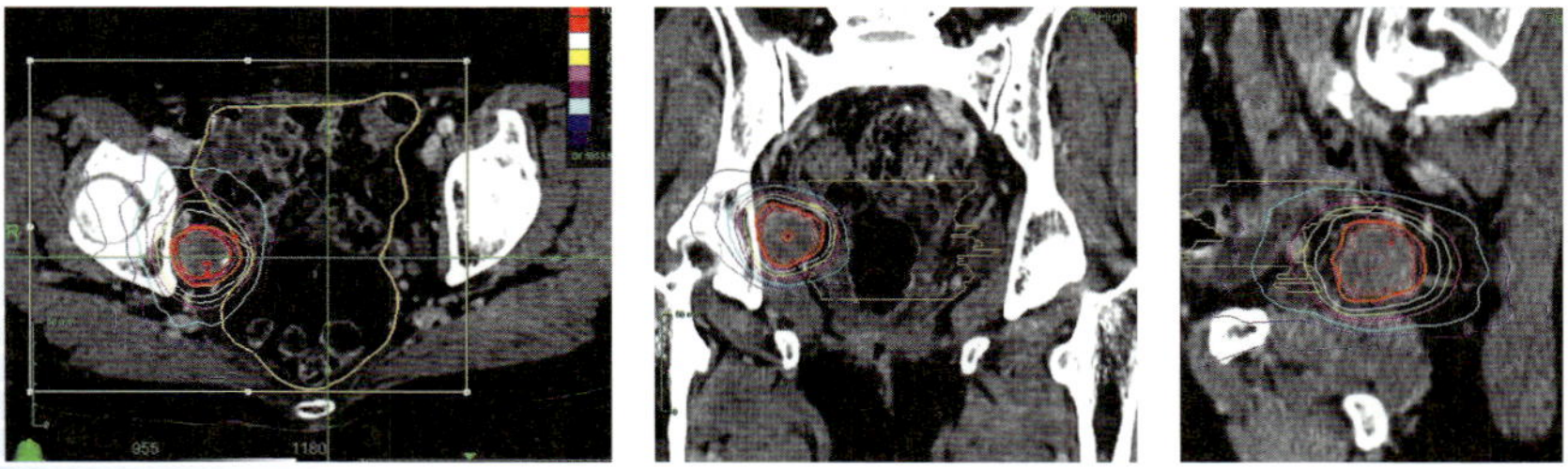

が確認されました。ＣＴで治療計画図（図３）を作成し、治療は10日間10分割で実施しました。

治療後

治療後は特に困った副作用もみられずに、大学病院へ戻りました。

治療から９ヵ月後のＰＥＴＣＴ（図２）では、腫瘍は縮小消退傾向を示していることが確認されました。

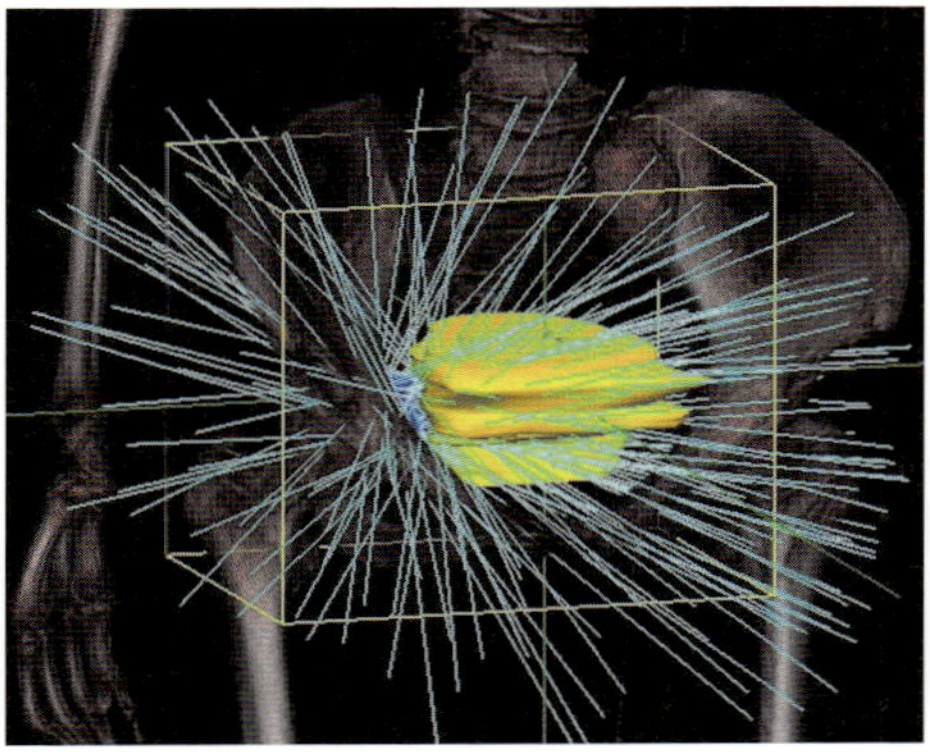

参考

サイバーナイフ治療計画図。腫瘍の周囲のいろいろな角度から集中して、指定した腸管部を避けてペンシルビームが照射されるイメージ図

8 子宮体がん、多発骨転移……50歳代

症状

2年6ヵ月前に不正出血により自宅近くの大学病院婦人科を受診したところ、子宮体がん〈3cⅠ期〉、漿液性腺がんと診断されました。

そして、大学病院において子宮全摘、両側付属器切除、骨盤リンパ節郭清の手術を受けました。

手術後の3ヵ月間は抗がん剤の化学療法が追加されましたが、4ヵ月目のPETCTでリンパ節転移、多発する骨転移が認められました。

そこで、さらに12ヵ月間、化学療法が継続実施されましたが、その評価をする時期に本人と家人の希望により、紹介状を持ってサイバーナイフ治療の相談のため、当院へ来院されました。

治療経過

PETCTを撮ってみると、左鎖骨（図1）、両側の骨盤腸骨（図4・7）、右恥骨（図10）の4ヵ所に骨転移が存在することが判明しました。

治療のためにそれぞれの骨転移病変にCTの治療計画図を作成し、左鎖骨（図3）は2日間2分割、右腸骨（図6）は2日間2分割、左腸骨（図9）は1回照射、右恥骨（図12）は1回照射をそれぞれ実施しました。

これらの治療を終えて、その後の化学療法は専門内科医へ依頼しました。

12ヵ月後のPETCT（図2・5・8・11）では、これらの治療病変は4ヵ所ともに縮小消退を示していました。しかし最初のサイバーナイフ治療から1年8ヵ月後に、化学療法を依頼していた内科医より転移病変の再発が疑われるとの連絡がありました。

PETCTで評価すると、仙骨（図13）、左腸骨（図16）、左肋骨（図19）、胸骨（図22）、左恥骨（図25）、胸膜（図28）、傍大動脈リンパ節〜左総腸骨動脈リンパ節（図31）など、転移病巣が多発していることが確認されました。

そこで再びCTの治療計画図（図15・18・21・24・27・30・33）をそれぞれに作成して、新規転移病変を一つひとつ治療しました。

仙骨、左腸骨、左肋骨、胸骨、左恥骨、そして胸膜はそれぞれ3日間3分割で、傍大動脈リンパ節〜左総腸骨動脈リンパ節は8日間8分割で治療を実施しました。

治療後

サイバーナイフ治療から6ヵ月再び化学療法が継続され、再度PETCT（図14・17・20・23・26・29・32）で評価しました。

その結果、治療を済ませたすべての転移病巣の局所で、腫瘍は縮小消退傾向をみせていることが確認できました。今後も慎重に経過観察を続ける予定です。

参考

サイバーナイフ治療計画図。左腸骨への骨転移に対して、ペンシルビームが照射されるイメージ図

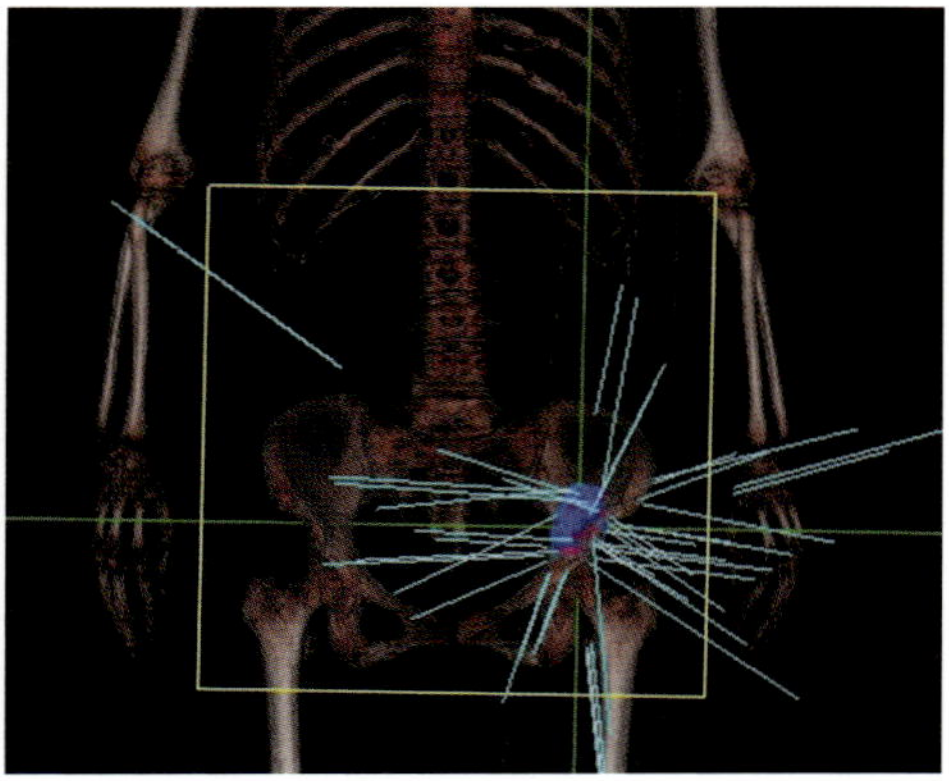

図 1

治療前のPETCT。子宮体がん術後、化学療法後で左鎖骨への骨転移がみられる

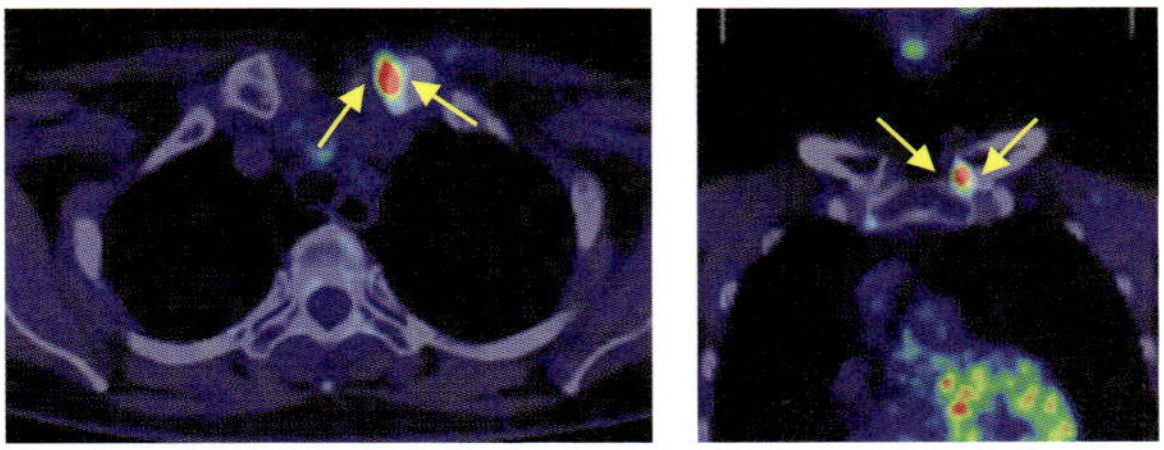

図 2

治療から12ヵ月後のPETCT。治療後、左鎖骨への骨転移は縮小消退をみせた

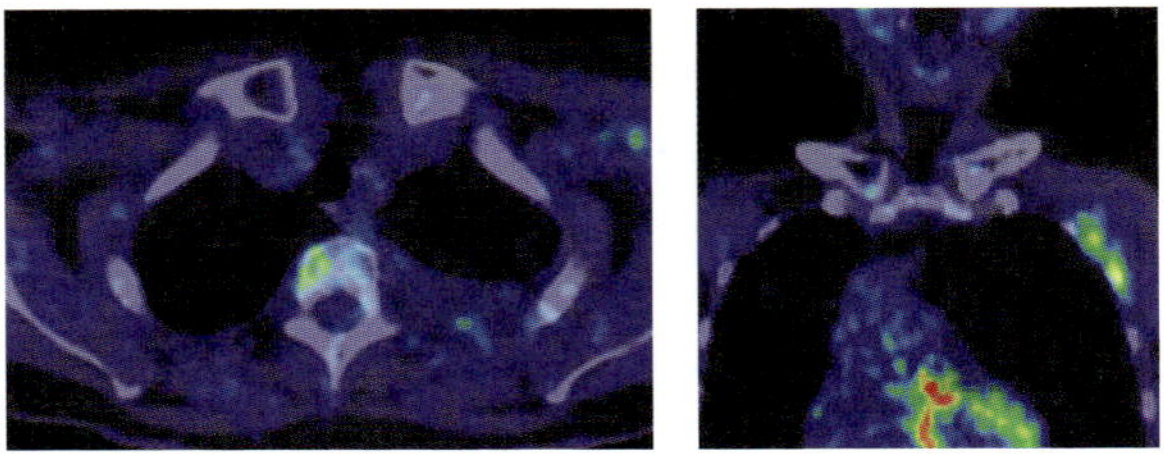

図 3

CT治療計画図。赤い線で囲まれている部位が子宮体がんの左鎖骨への骨転移を示す

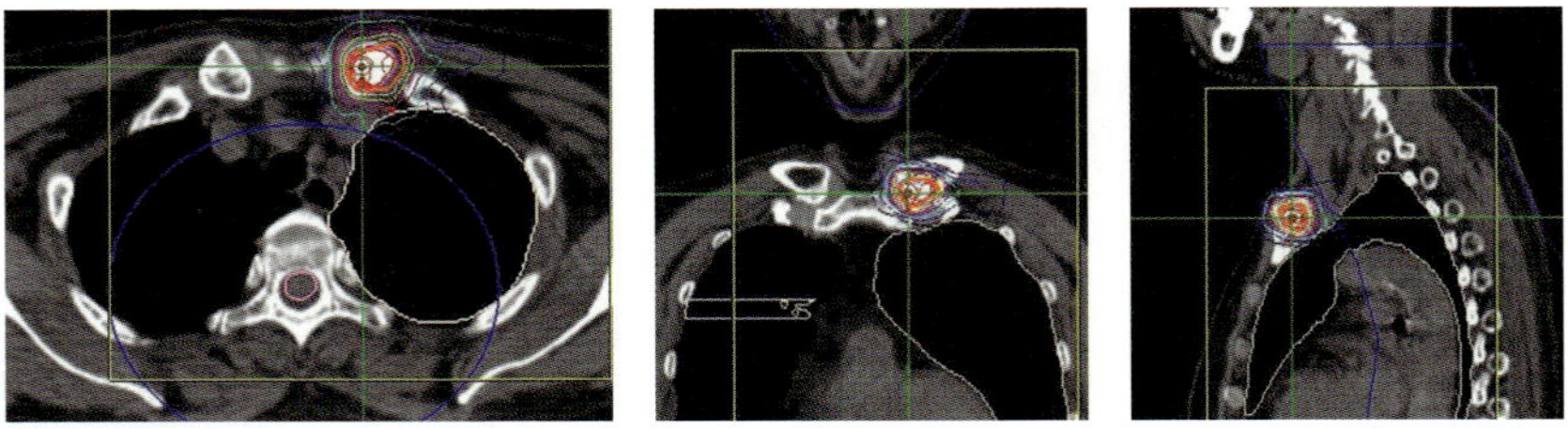

図4

治療前のPETCT。子宮体がん術後、化学療法後で右腸骨への骨転移がみられる

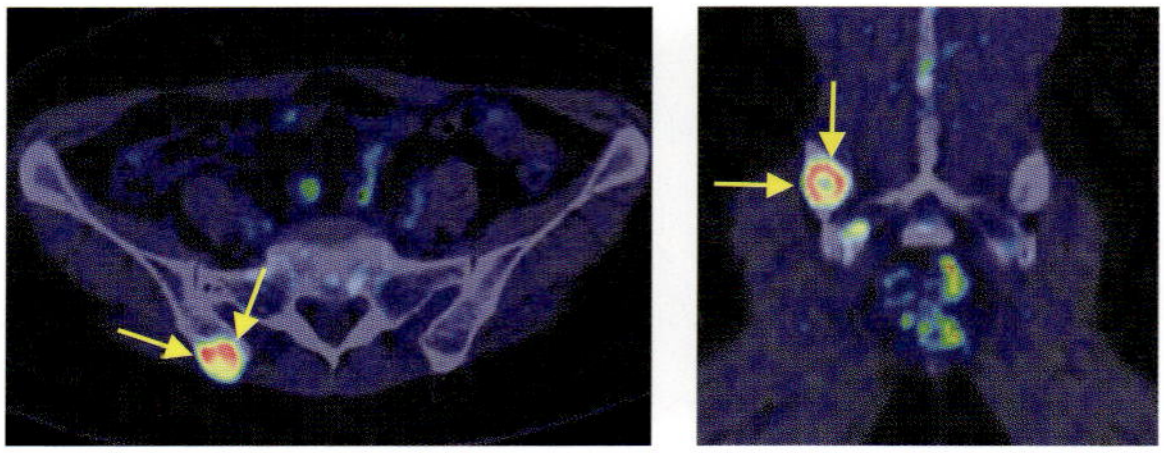

図5

治療から12ヵ月後のPETCT。治療後、右腸骨への骨転移は縮小消退をみせた

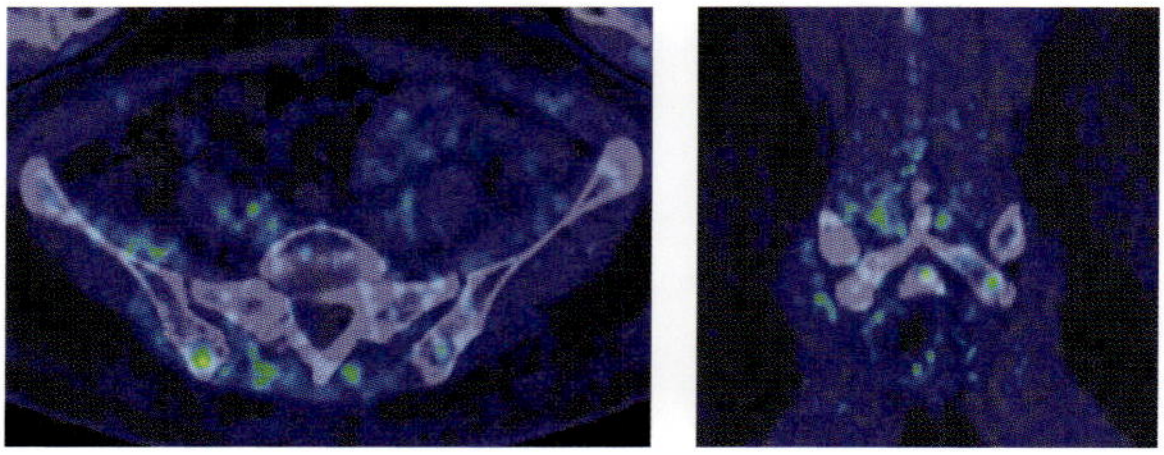

図6

CT治療計画図。赤い線で囲まれている部位が子宮体がんの右腸骨への骨転移を示す

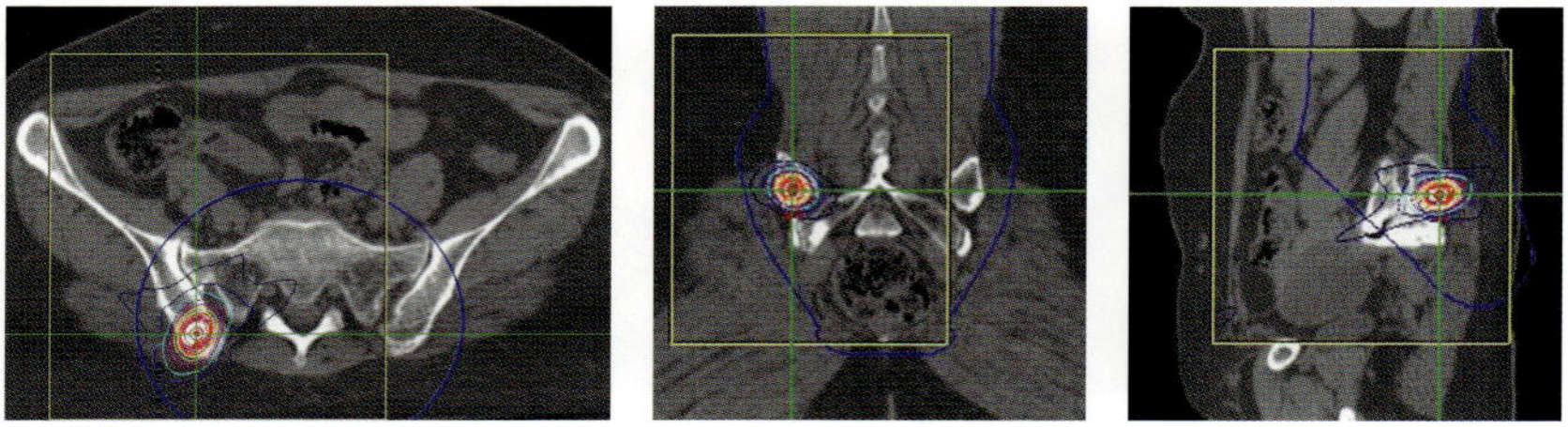

図7

治療前のPETCT。子宮体がん術後、化学療法後で左腸骨への骨転移がみられる

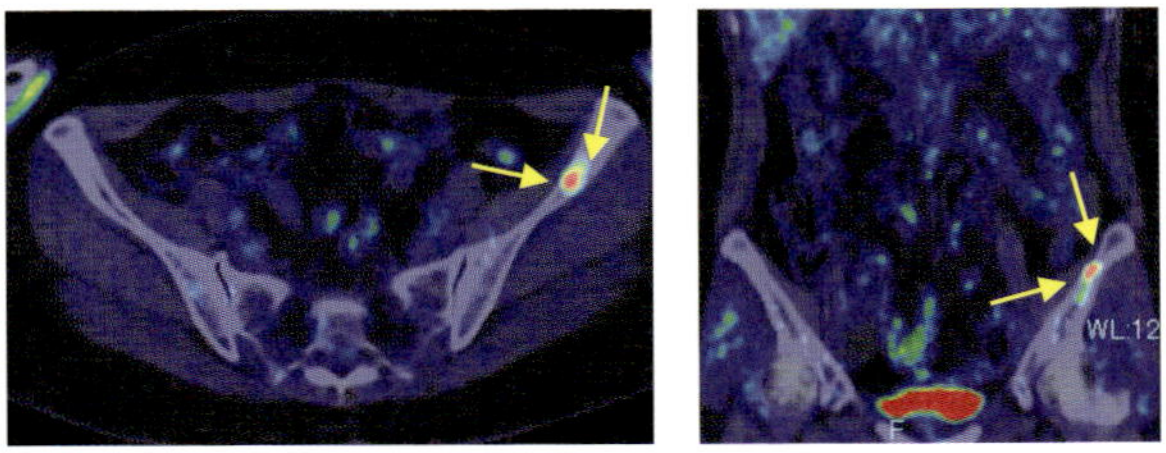

図8

治療から12ヵ月後のPETCT。治療後、左腸骨への骨転移は縮小消退をみせた

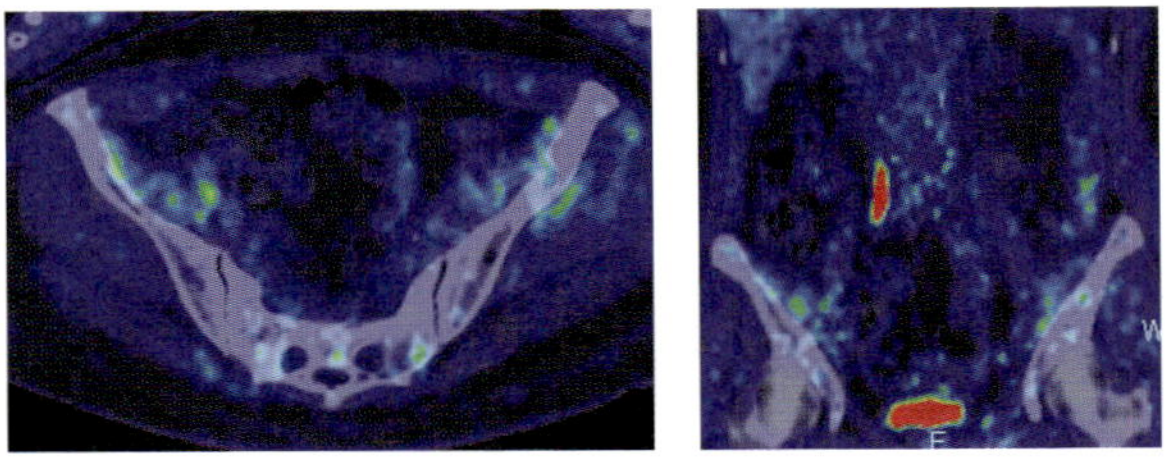

図9

CT治療計画図。赤い線で囲まれている部位が子宮体がんの左腸骨への骨転移を示す

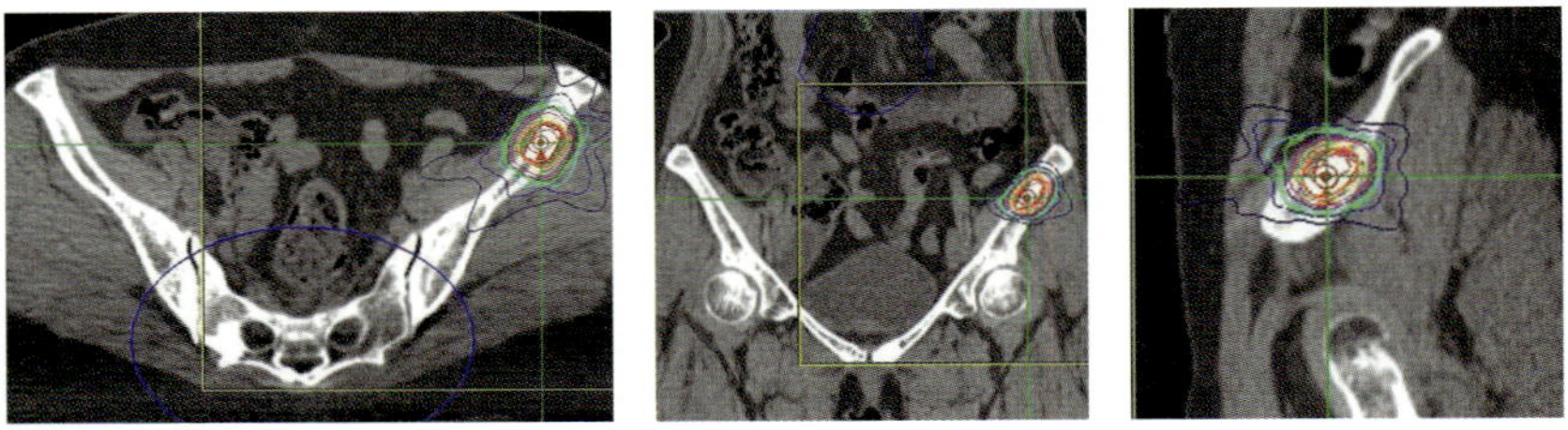

図10

治療前のPETCT。子宮体がん術後、化学療法後で右恥骨への骨転移がみられる

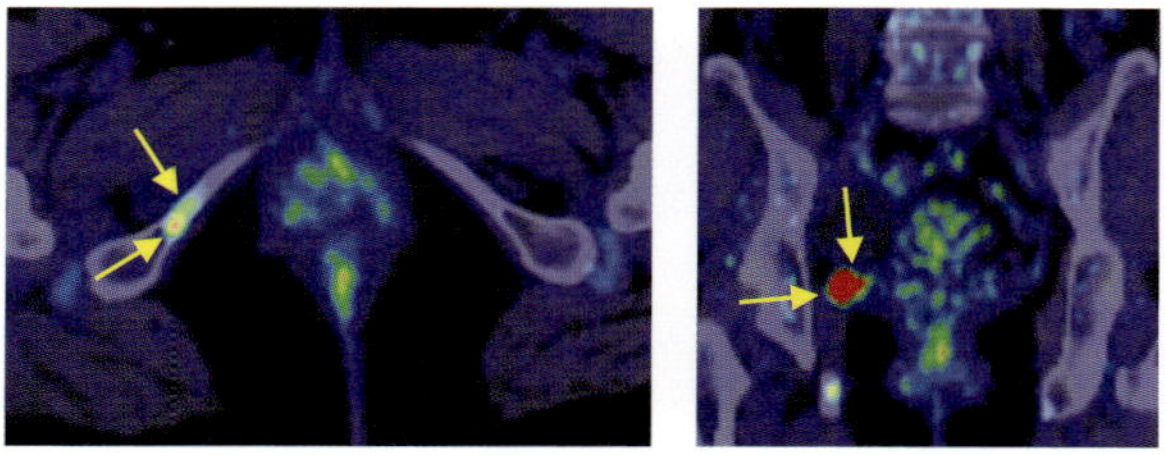

図11

治療から12ヵ月後のPETCT。治療後、右恥骨への骨転移は縮小消退をみせた

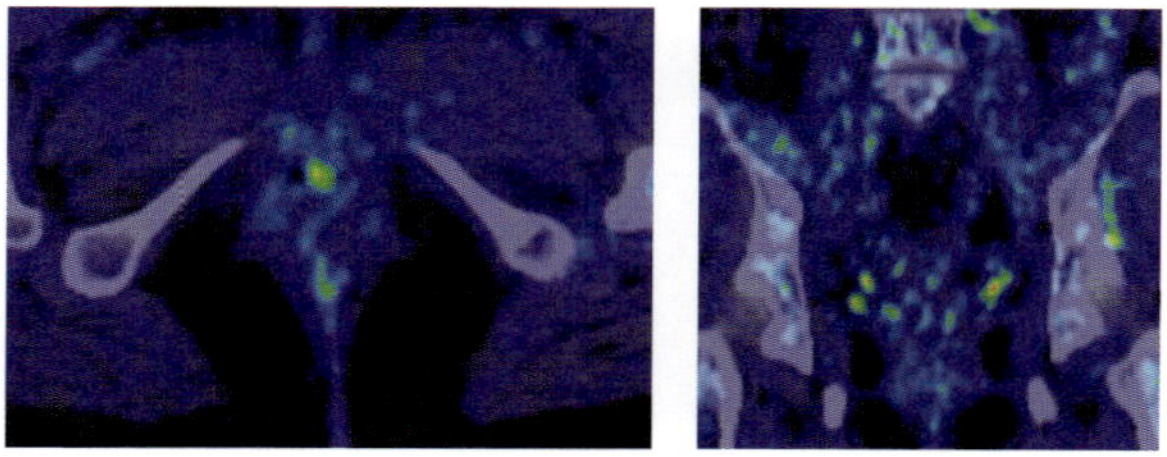

図12

CT治療計画図。赤い線で囲まれている部位が子宮体がんの右恥骨への骨転移を示す

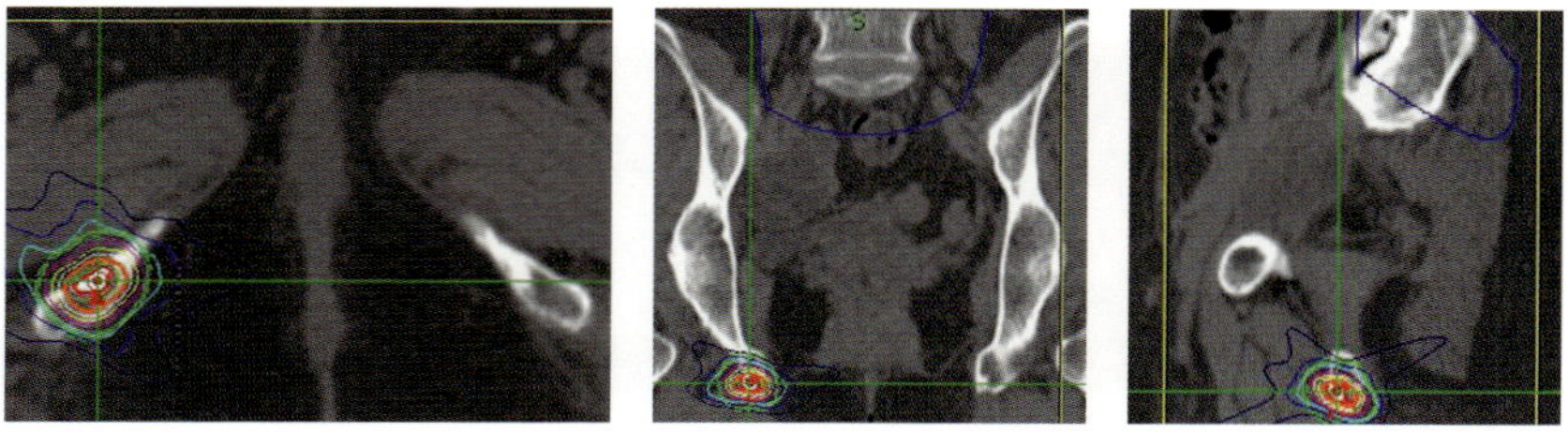

図13

2度目の治療前のPETCT。子宮体がん術後、化学療法後で仙骨への骨転移がみられる

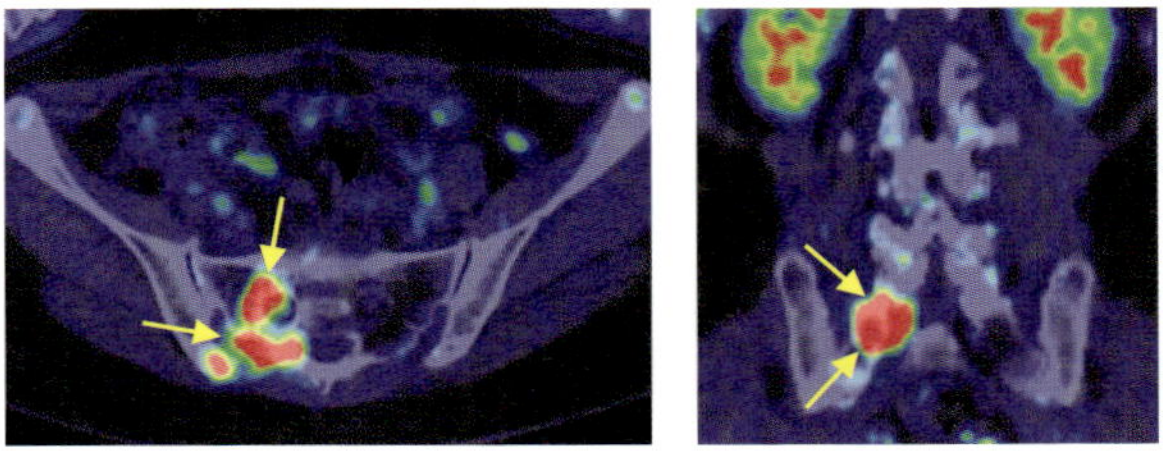

図14

治療から12ヵ月後のPETCT。治療後、仙骨への骨転移は縮小消退をみせた

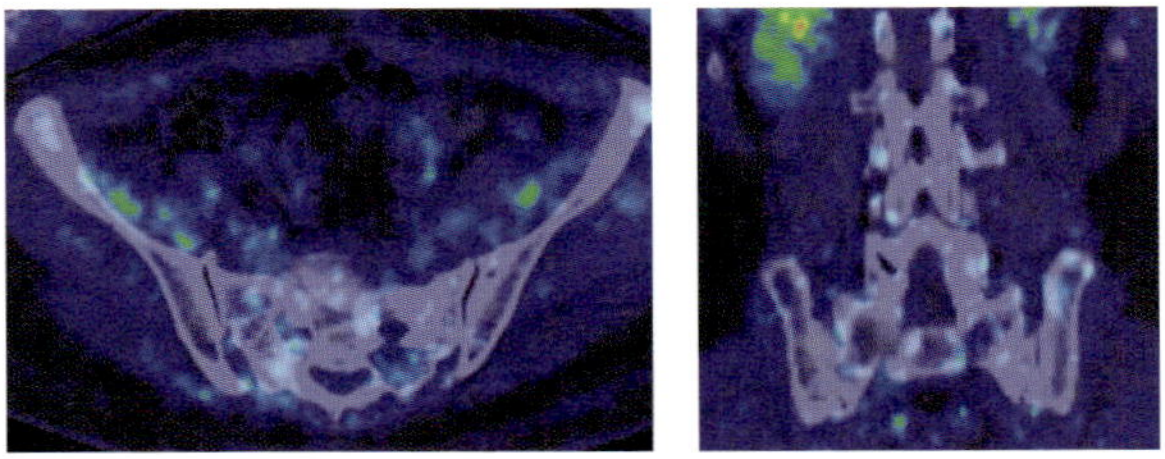

図15

CT治療計画図。赤い線で囲まれている部位が子宮体がんの仙骨への骨転移を示す

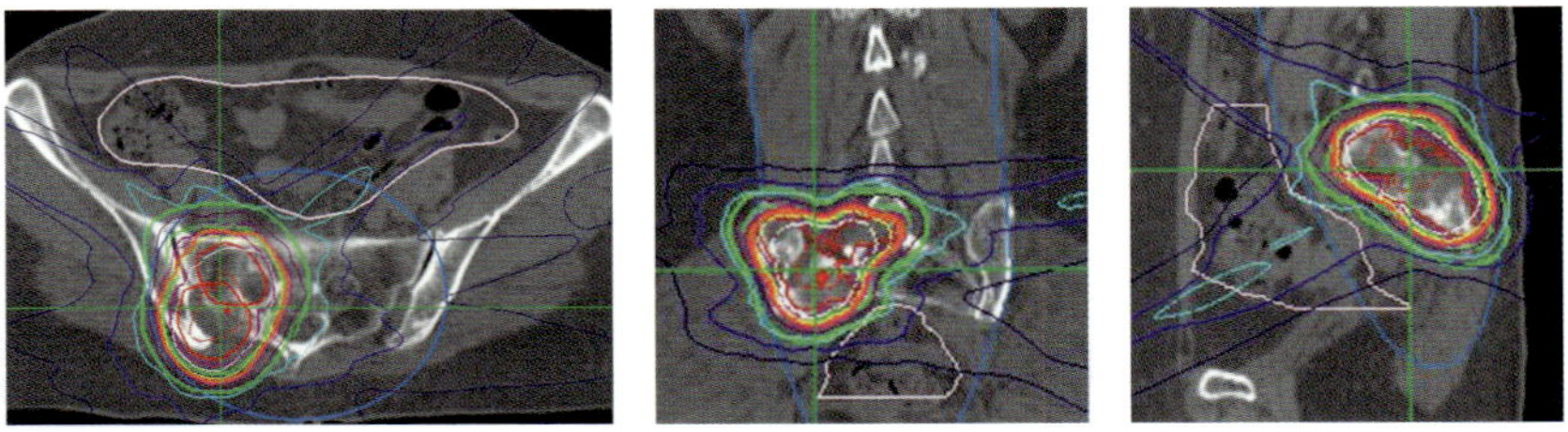

図16

2 度目の治療前のPETCT。子宮体がん術後、化学療法後で左腸骨への骨転移がみられる

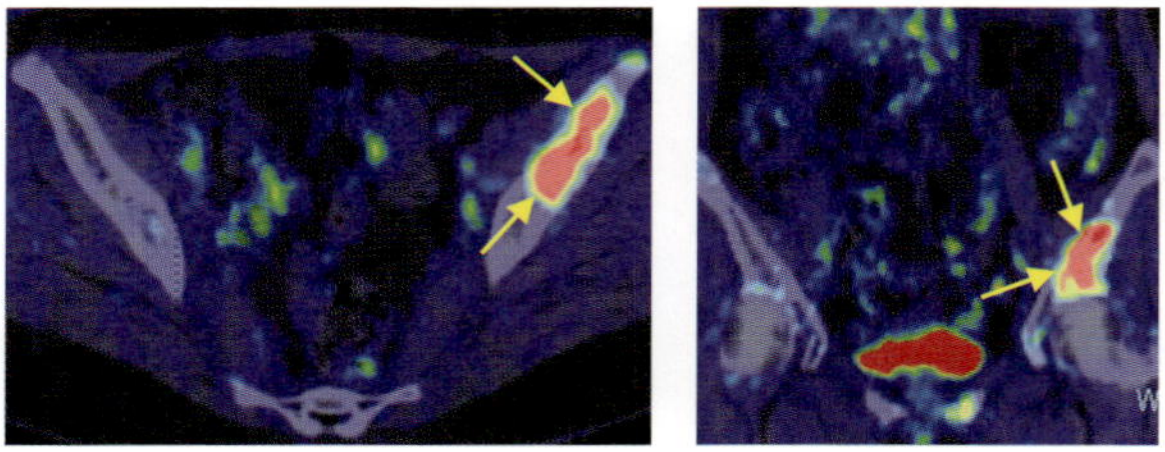

図17

治療から12ヵ月後のPETCT。治療後、左腸骨への骨転移は縮小消退をみせた

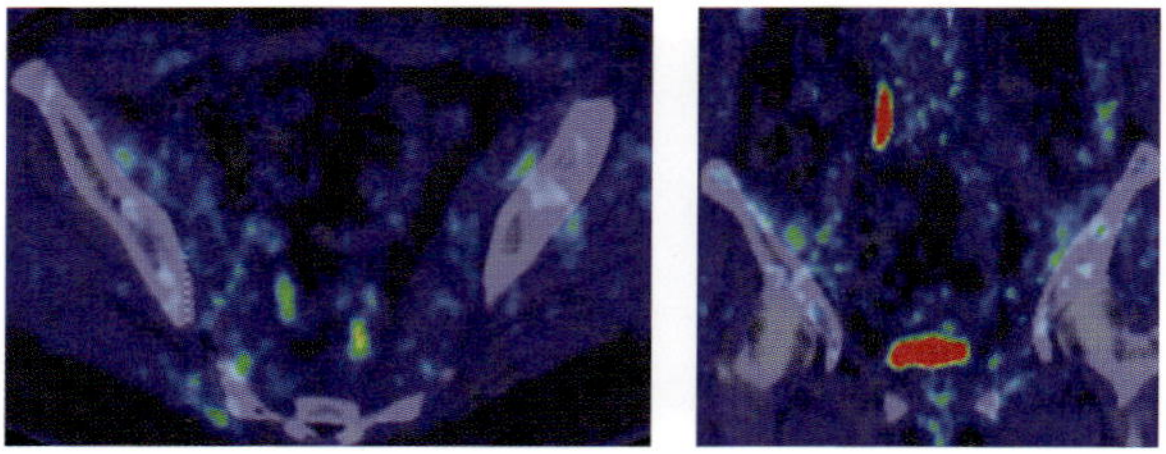

図18

CT治療計画図。赤い線で囲まれている部位が子宮体がんの左腸骨への骨転移を示す

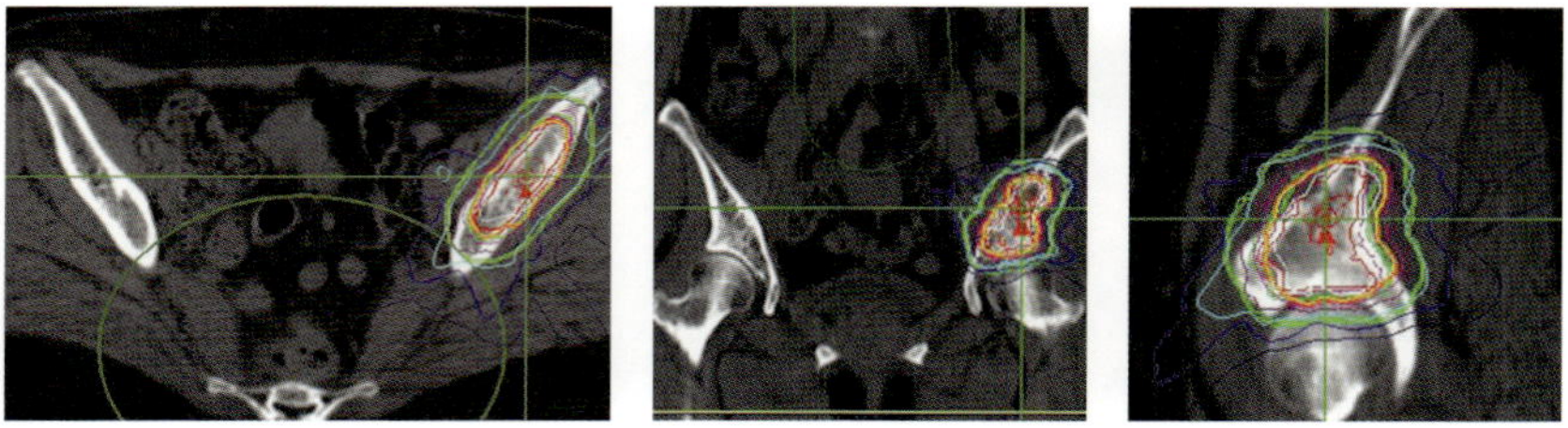

図19

2度目の治療前のPETCT。子宮体がん術後、化学療法後で左肋骨への骨転移がみられる

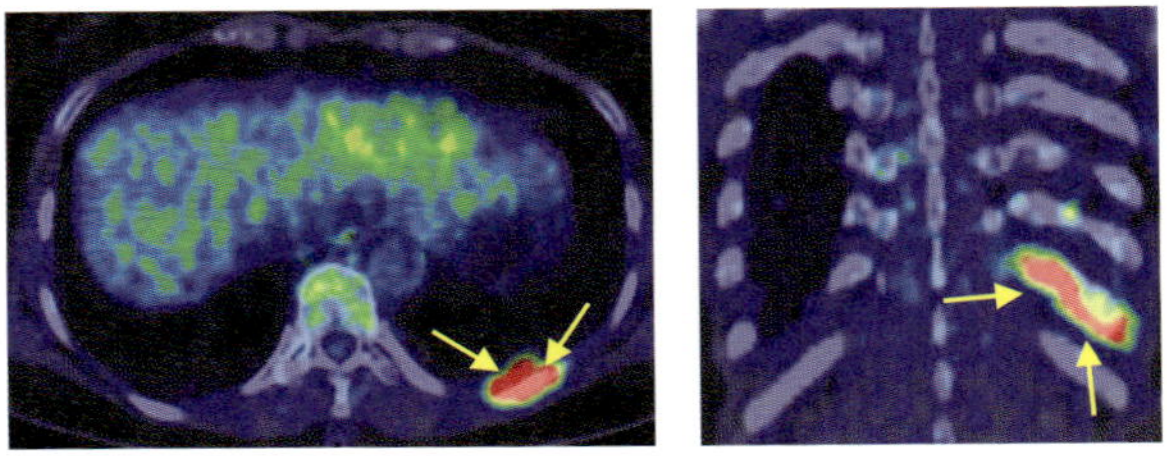

図20

治療から12ヵ月後のPETCT。治療後、左肋骨への骨転移は縮小消退をみせた

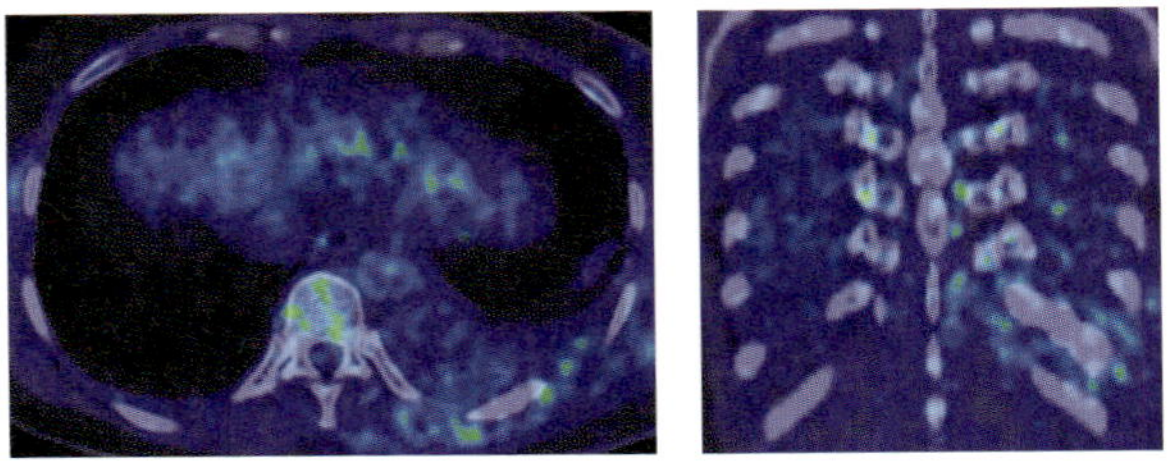

図21

CT治療計画図。赤い線で囲まれている部位が子宮体がんの左肋骨への骨転移を示す

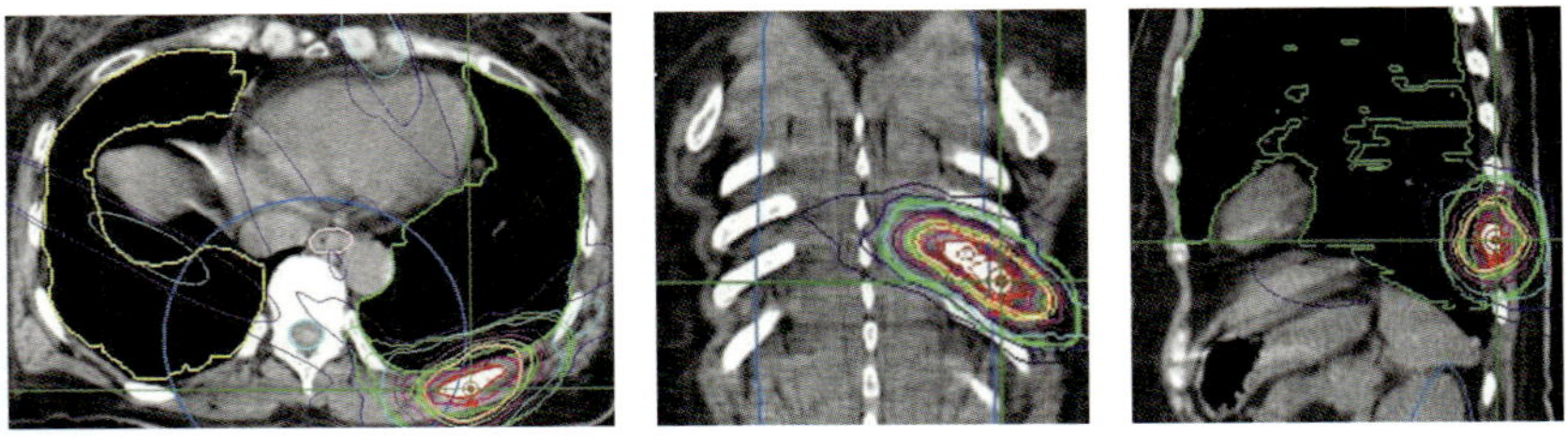

図22

2 度目の治療前のPETCT。子宮体がん術後、化学療法後で胸骨への骨転移がみられる

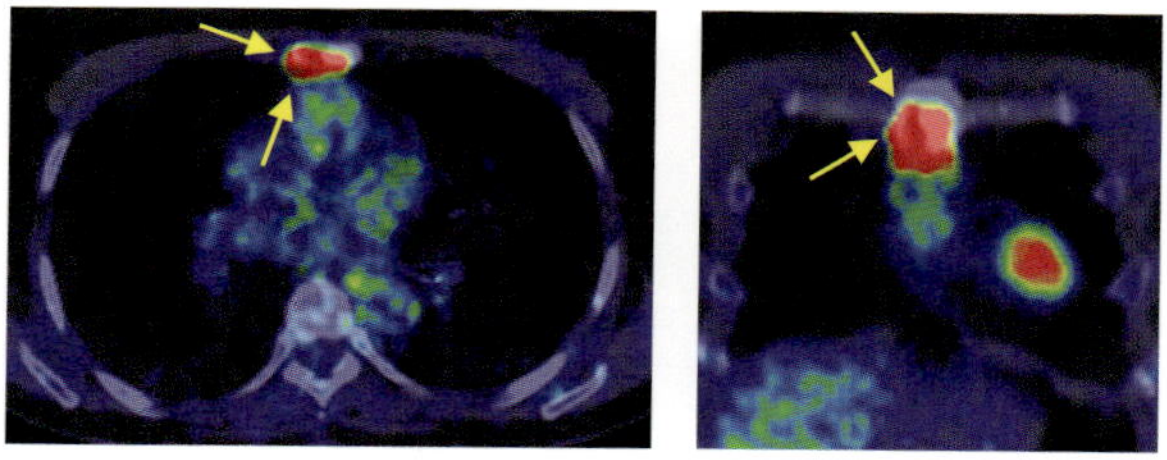

図23

治療から12ヵ月後のPETCT。治療後、胸骨への骨転移は縮小消退をみせた

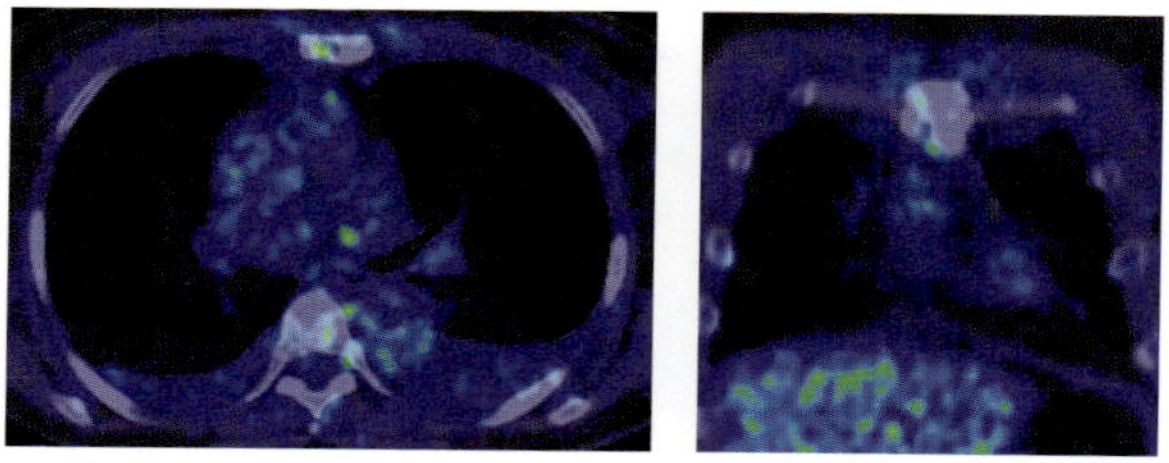

図24

CT治療計画図。赤い線で囲まれている部位が子宮体がんの胸骨への骨転移を示す

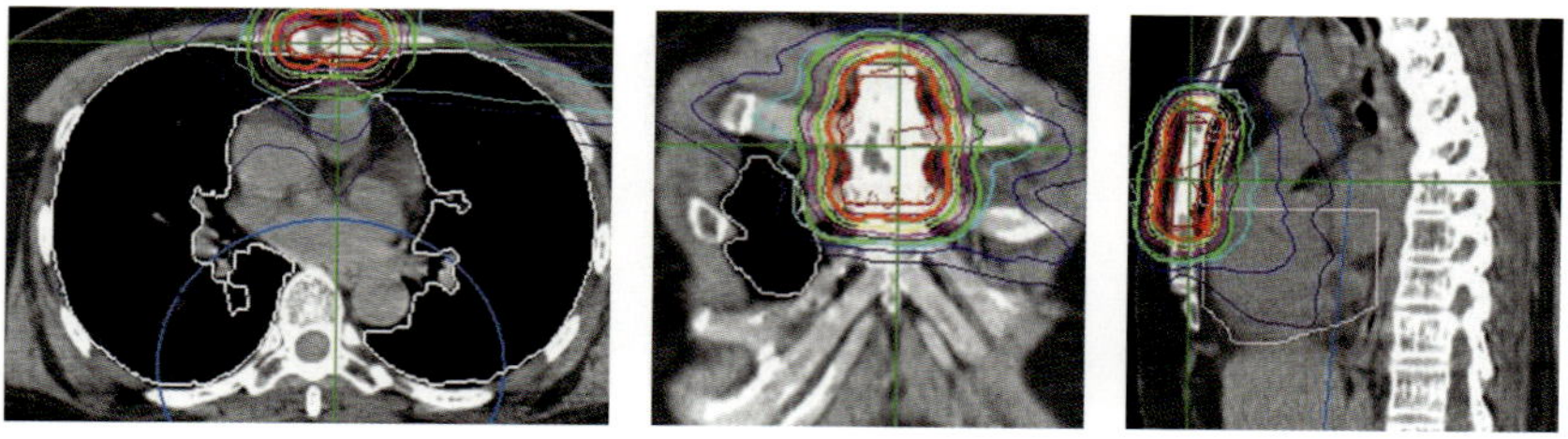

図25

2度目の治療前のPETCT。子宮体がん術後、化学療法後で左恥骨への骨転移がみられる

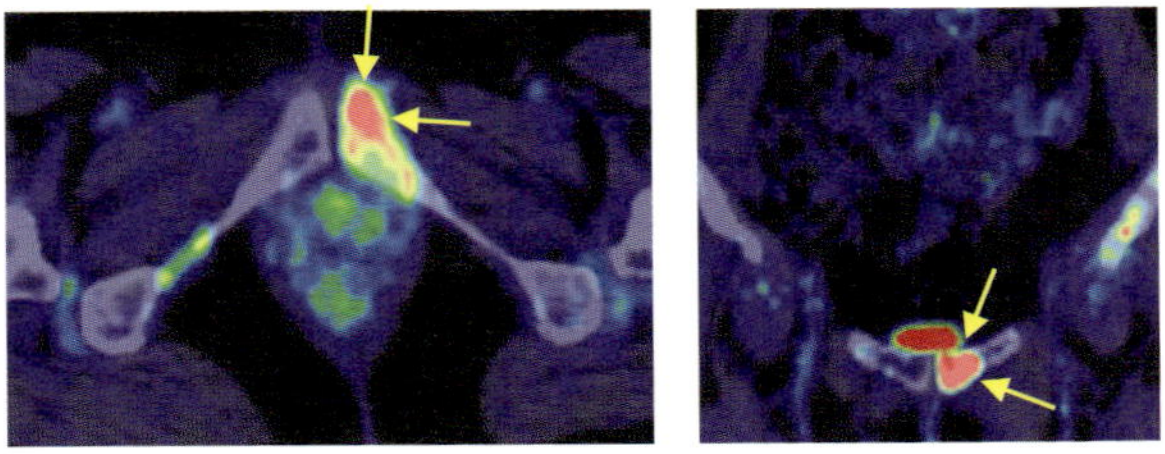

図26

治療から12ヵ月後のPETCT。治療後、左恥骨への骨転移は縮小消退をみせた

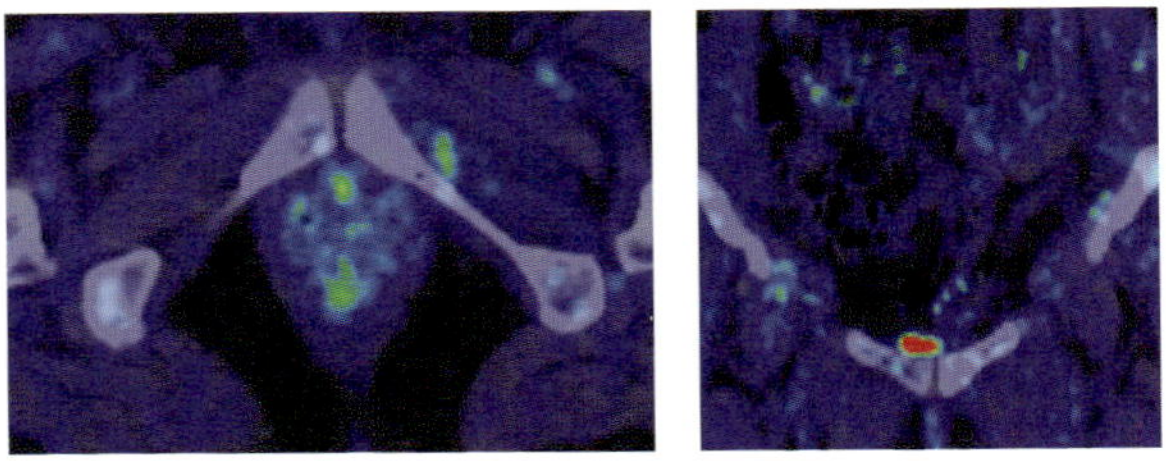

図27

CT治療計画図。赤い線で囲まれている部位が子宮体がんの左恥骨への骨転移を示す

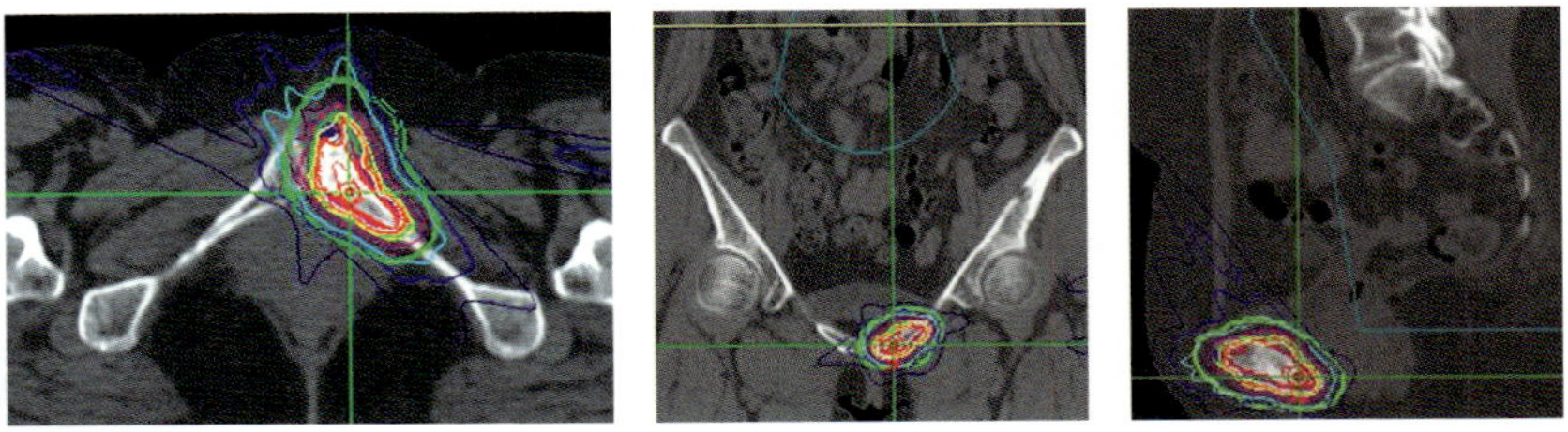

図28

2 度目の治療前のPETCT。子宮体がん術後、化学療法後で胸膜転移がみられる

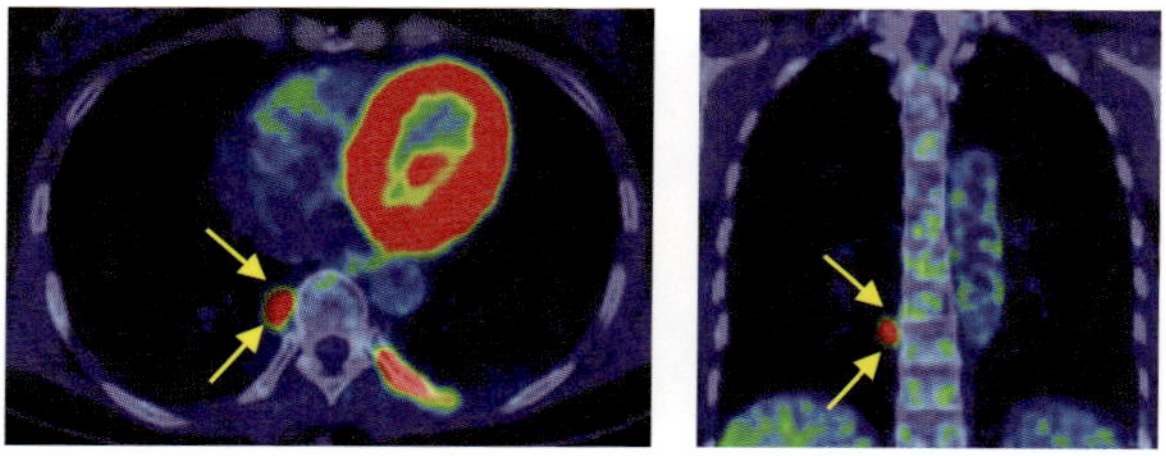

図29

治療から12ヵ月後のPETCT。治療後、胸膜転移は縮小消退をみせた

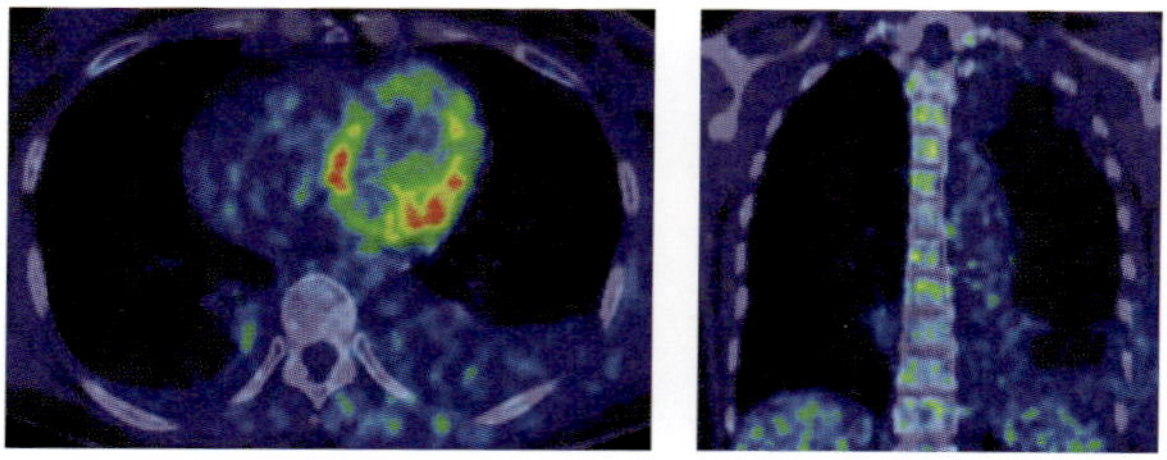

図30

CT治療計画図。赤い線で囲まれている部位が子宮体がんの胸膜転移を示す

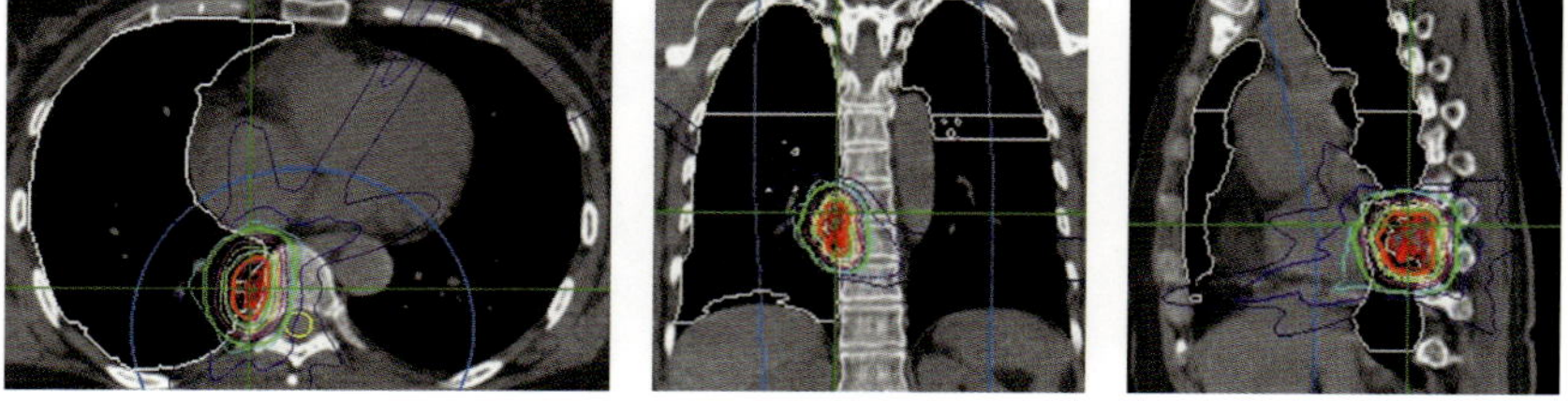

図31

2度目の治療前のPETCT。子宮体がん術後、化学療法後で傍大動脈リンパ節転移～左総腸骨動脈リンパ節転移がみられる

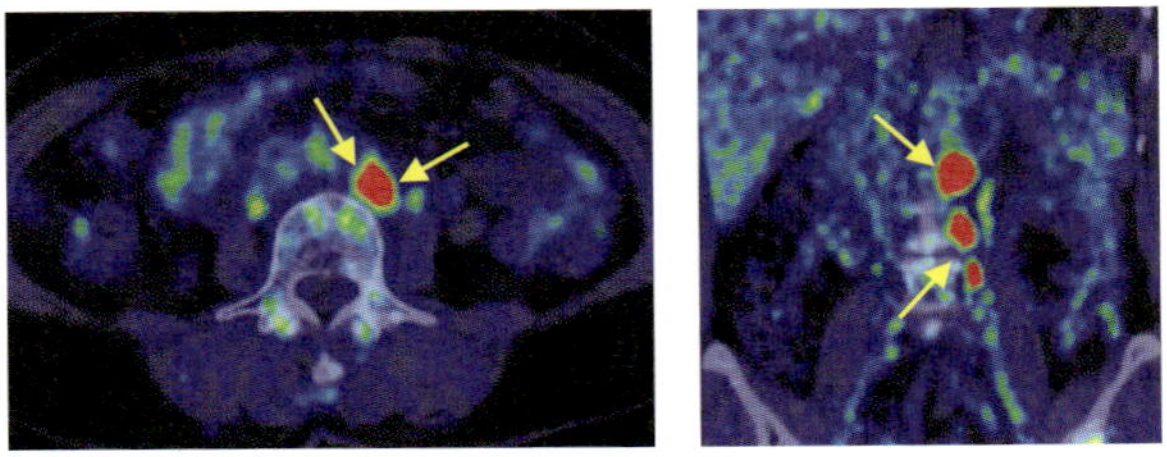

図32

治療から12ヵ月後のPETCT。治療後、傍大動脈リンパ節転移～左総腸骨動脈リンパ節転移は縮小消退をみせた

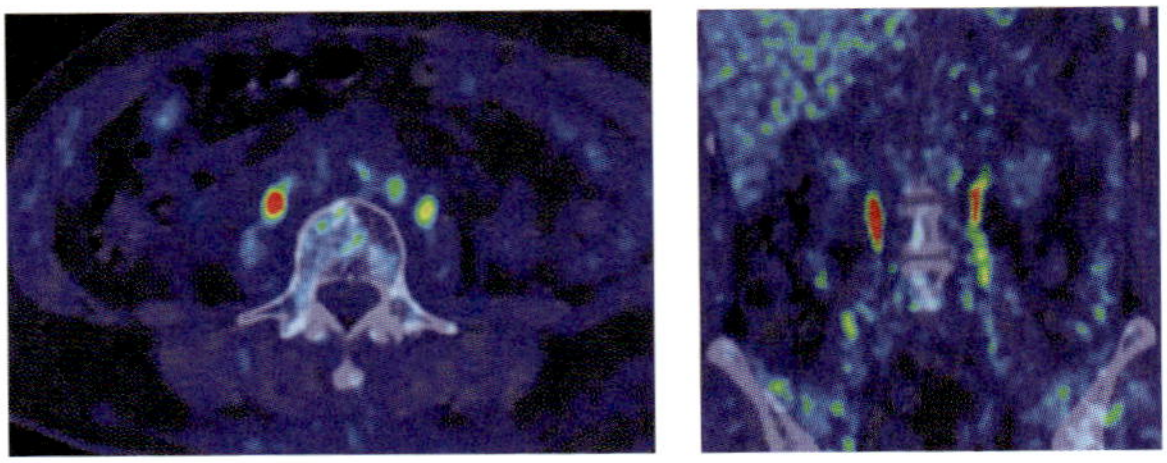

図33

CT治療計画図。赤い線で囲まれている部位が子宮体がんの傍大動脈リンパ節転移～左総腸骨動脈リンパ節転移を示す

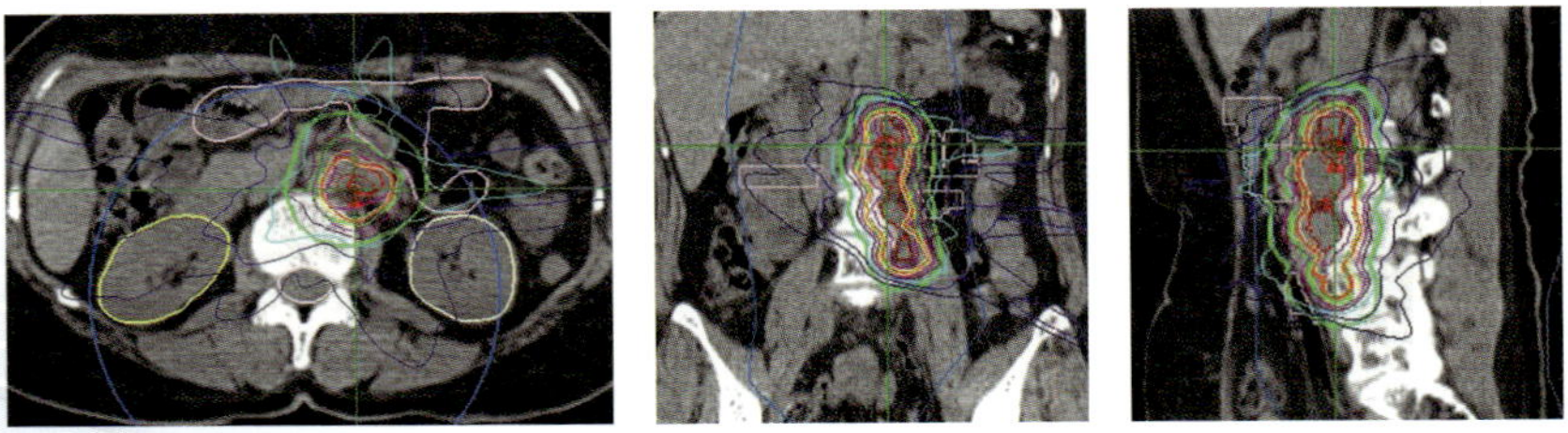

図 3

CT治療計画図(左)。赤い線で囲まれた部位が前立腺がんを示す。隣接する膀胱や直腸も白や黄で正常組織として囲まれている。右は、前立腺を標的にして1本1本は細い弱い放射線がいろいろな角度より集中して照射される様子を示した図

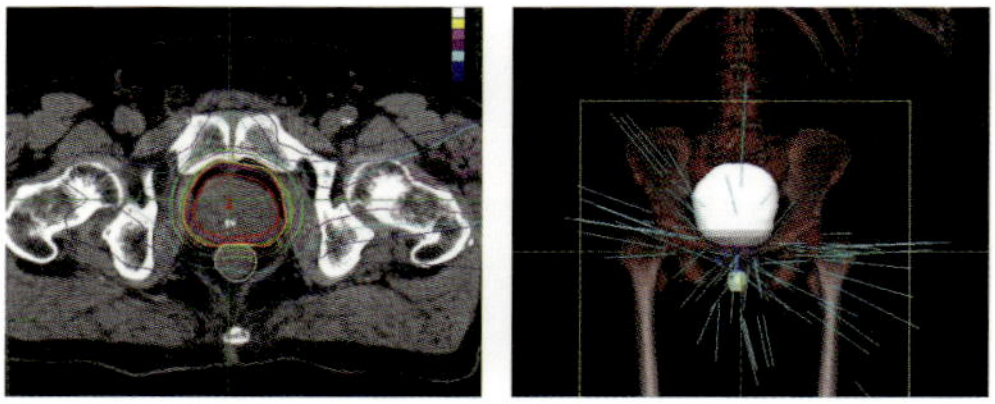

治療例2　前立腺がん (60歳代)

治療前の生検でグリソンスコア3＋4＝7、前立腺がんの中リスク群と診断されました。PSAは、治療1年前は4.3〜5.6ng/ml、治療時8.9ng/mlでした。治療は前立腺の左右に金マーカーを留置して、サイバーナイフの定位放射線治療を8分割で実施しました。治療から6ヵ月後のPSAは1.17ng/mlと正常値になりました。

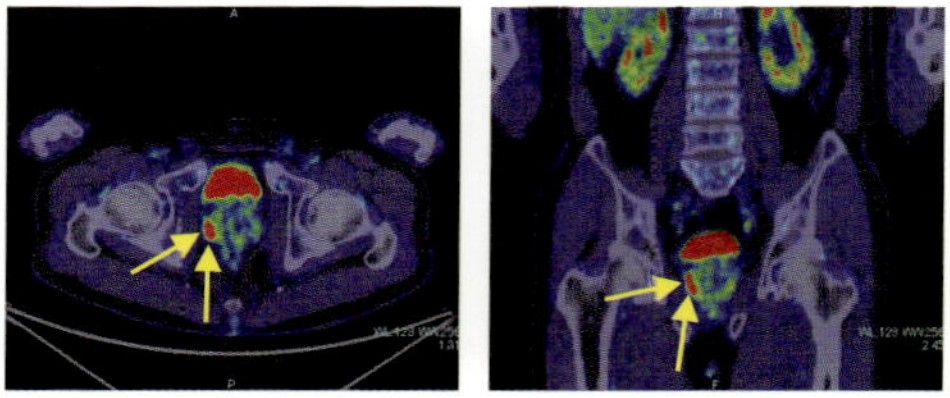

図 1

治療前のPETCT。前立腺の右辺縁域〜神経血管束に異常な集積がみられる

図 2

治療から5ヵ月後のPETCT。治療前にみられた前立腺の右辺縁域〜神経血管束に異常な集積が縮小消退しているのが確認できる

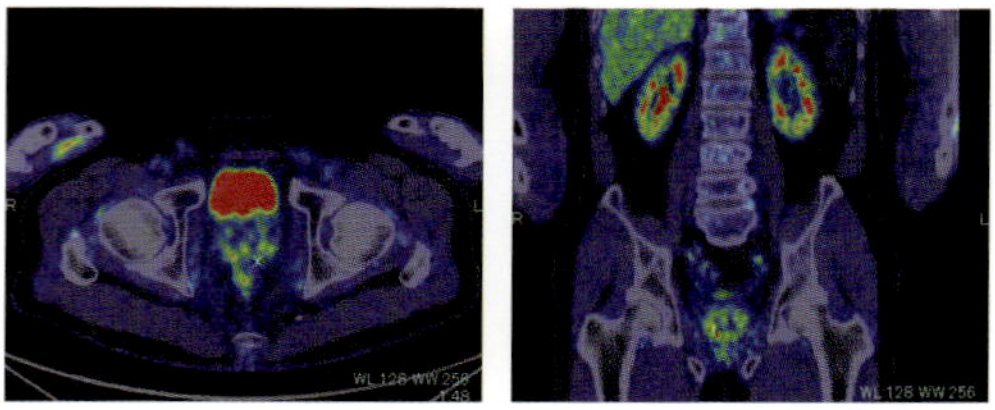

図 3

CT治療計画図(左)。赤い線で囲まれた部位が前立腺を示している。前立腺内に留置された金マーカーがみられる。右は、細い弱い放射線がいろいろな角度より集中して照射される様子を示した図

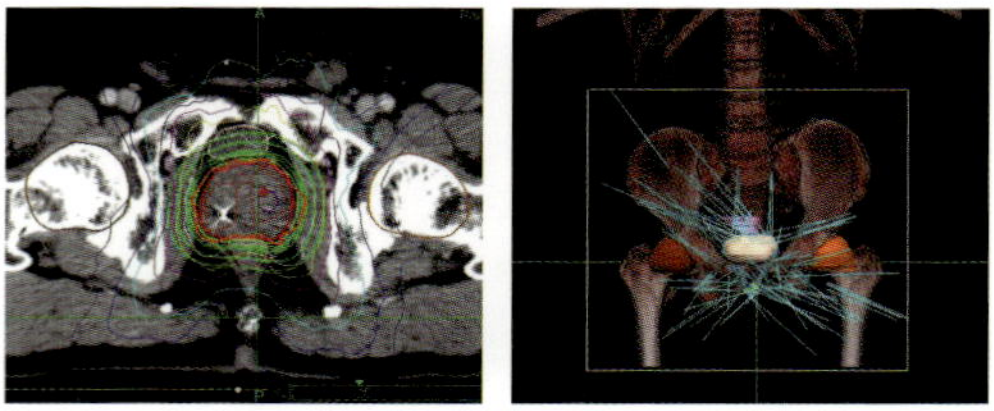

COLUMN

前立腺がんの定位放射線治療とPETCT

子宮がんと同じ骨盤の領域にできるがんの中で、圧倒的に多くの治療が実施されてきているのが前立腺がんです。前立腺がんはもちろん男性だけにできるがんで、比較的その予後が良好なことが多く、治療法は以前より手術が第一選択とされきました。

放射線治療も次第に治療法が工夫されて、安全に治療を実施するべく強度変調放射線治療（IMRT）や小線源治療と呼ばれる治療が登場してきました。この前立腺がんの治療についても、2016年４月より欧米での治療実績なども評価・勘案されて、この本で触れてきました定位放射線治療の方法で治療することが、我が国でも保険診療で適応、認可されました。その後、この定位放射線治療は従来までの治療法と比較して、短期間に、しかも安価でその治療が遂行できるようになり、より安全な治療法であることが次第に明らかになってきているようです。

未だあまり触れられることも少ないPETCT画像も含めて、治療例を２例、参考までにここで紹介します。PETCTは前立腺がんの局所の治療前診断と全身転移の評価に、やはり極めて有用であることがわかります。

治療例１　前立腺がん（60歳代）

治療前の生検でグリソンスコアは５＋４＝９、前立腺がんの高リスク群と診断されました。PSAは、治療２年前は66ng/ml、治療１年前は77ng/ml、治療時は101ng/mlでした。治療は前立腺の左右に金マーカーを留置して、サイバーナイフによる定位放射線治療を12分割で実施しました。治療から６ヵ月後のPSAは0.7ng/mlと正常値になりました。

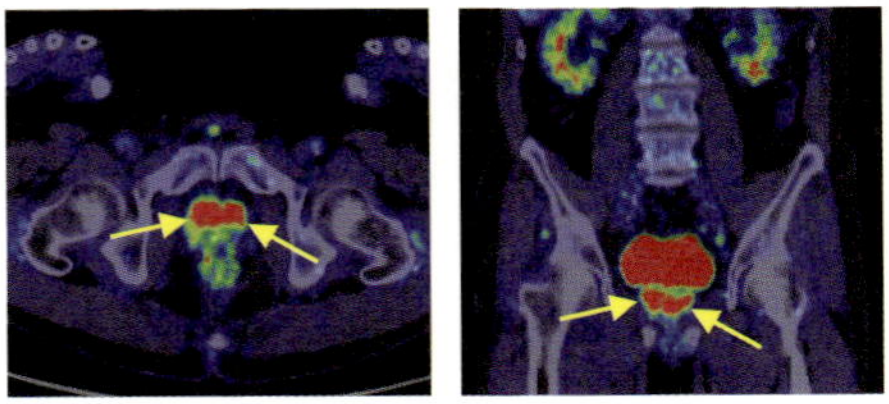

図１

治療前のPETCT。前立腺全体に腫瘍を示す集積がみられる

図２

治療から３ヵ月後のPETCT。前立腺の異常集積はほぼ縮小消退傾向を示した

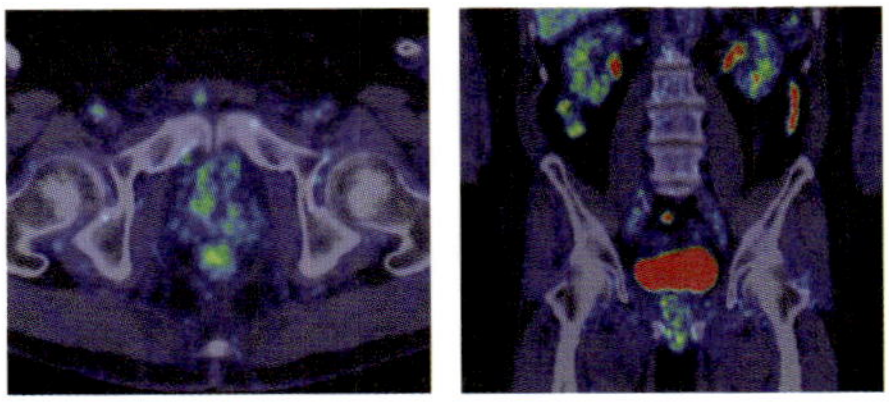

著者あとがき

最近は、非常に多くの乳がんの患者さんを治療している実績ある病院や、大学病院の乳腺外科部門からも紹介状を持った患者さんが、それぞれの病状に応じてサイバーナイフの治療の相談に来られるようになってきました。

また、7~8年前までは、すでに治療法に困窮した子宮体がんや子宮頸がんの骨盤内再発の例が、稀に相談のため来院することがあるくらいの頻度でしたが、最近は子宮がん、卵巣がんといった患者さんを多く治療している病院の婦人科や、がん専門部門の充実した大学病院婦人科からも、紹介状を持った患者さんがそれぞれの病状に応じてサイバーナイフの治療の相談に来られるようになってきています。

こうした変化の大きな理由の一つは、乳がんや子宮がんの治療中などに生じてくる、いくつかの特別な、あるいは独特の病状が、その治療部門や治療施設だけでの対応では、やや難しいことがあることが判明してきているからなのか、とも想像しています。

今までの標準的な手術、化学療法、通常の放射線治療だけで対応するには、少し難しい、あるいは得策ではないかもしれないと、患者さんあるいは治療側の立場で意識されてきているのではないだろうかとも想像します。

そして、この病状については、局所のそこだけはサイバーナイフの治療によって、少しは解決の方向に導けるのではないか、と思う人が出てきているためなのかな、と考えている次第です。

特に2016年春頃からは、骨盤領域にある前立腺がんへの定位放射線治療が健康保険による治療の適応を受けましたので、今までよりも骨盤領域のがんに対する、この定位放射線治療の応用は関心を呼んでいるのかもしれません。

今回は、今まであまり触れられる機会が決して多くはなかったと思われる乳がん、子宮頸がん、子宮体がんというご婦人にみられるがんについて、それぞれのがんにみられる独特の病態に注目し、それら一例一例への治療経験を記載してこれら全般を見返してみることになりました。

使い慣れた治療道具〝サイバーナイフ・システム〟を用いて、少なからぬ治療経験に基づいて工夫を重ねつつ治療が実施されていることが、本稿より何とかご理解いただければと願っています。

一方、これらの治療のいくつかは、現在進行形の新しい概念による治療の範疇にあるのかもしれず、特に臨床現場での治療の判断や決断に多くご尽力いただいている乳腺外科、婦人科の先生方には、ご迷惑の可能性を考えて所属・名称を控えさせていただいていますが、この場にて心よりの感謝を述べさせていただきたいと思います。

今回も、監修の労をいただきました渡邉一夫先生、堀智勝先生、また変わらず共著の栄をいただきました福島孝徳先生に、この場を借りて改めて感謝申し上げます。

新百合ケ丘総合病院放射線治療科
サイバーナイフ診療部部長　宮﨑紳一郎

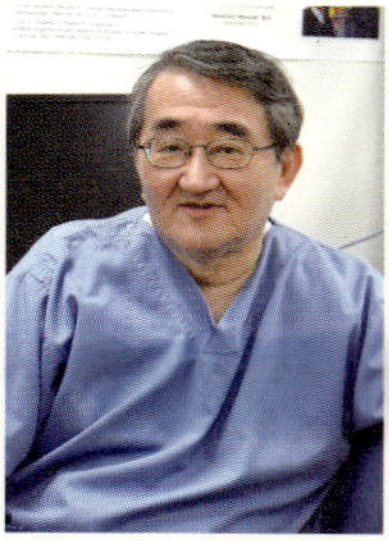

乳がん・子宮がんに負けないために

手術できない・再発・転移がんをどうするか

2017年11月15日　初版発行

監修者――――渡邉一夫　堀 智勝
著　者――――宮﨑紳一郎　福島孝徳
発行者――――楠 真一郎
発　行――――株式会社近代セールス社
〒164－8640　東京都中野区中央 1－13－9
電　話　03－3366－5701
ＦＡＸ　03－3366－2706

編集協力―――金田雄一
装　丁――――樋口たまみ
取材協力―――新百合ケ丘総合病院
印刷・製本――株式会社アド・ティーエフ

ISBN978-4-7650-2086-2

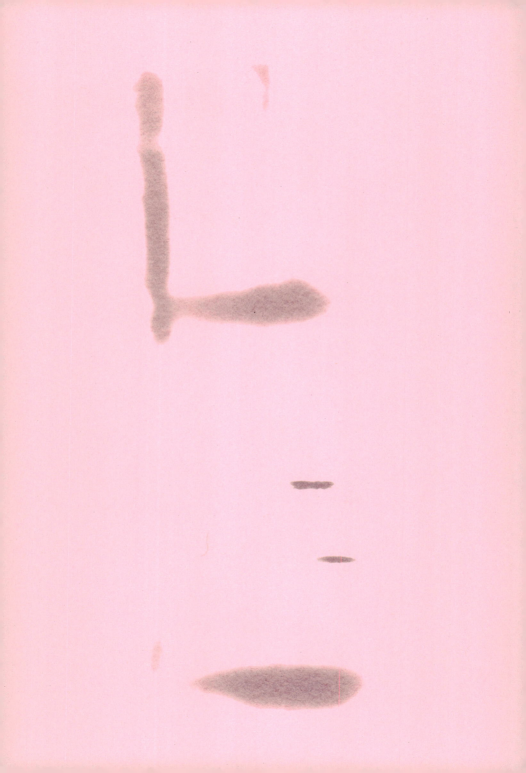

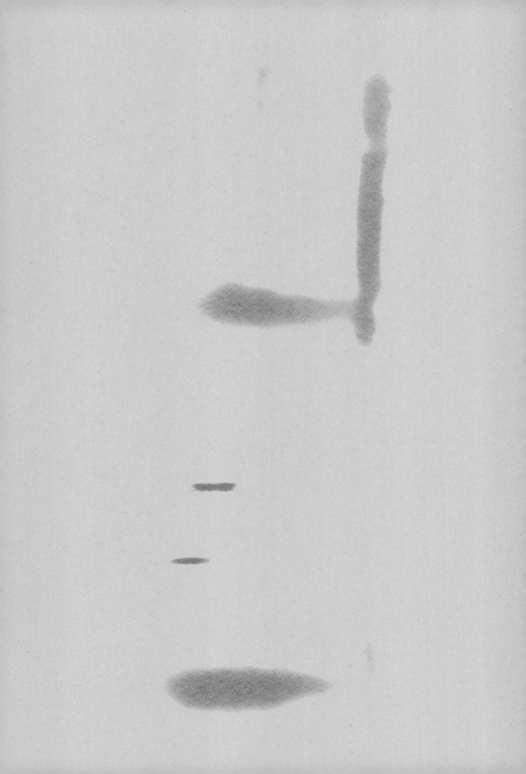